Friedrich Schorb

Dick, doof und arm?

W0073871

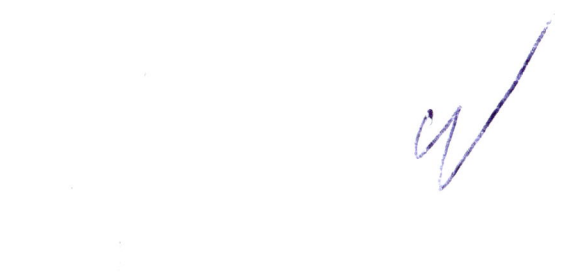

Friedrich Schorb

DICK
DOOF
UND ARM?

Die große Lüge vom Übergewicht
und wer von ihr profitiert

DROEMER

Besuchen Sie uns im Internet
www.droemer.de

Die Folie des Schutzumschlags sowie die Einschweißfolie
sind PE-Folien und biologisch abbaubar.
Dieses Buch wurde auf chlor- und säurefreiem Papier gedruckt.

Originalausgabe Oktober 2009
Copyright © 2009 by Droemer Verlag
Ein Unternehmen der Droemerschen Verlagsanstalt
Th. Knaur Nachf. GmbH & Co. KG, München.
Alle Rechte vorbehalten. Das Werk darf – auch teilweise –
nur mit Genehmigung des Verlags wiedergegeben werden.
Umschlaggestaltung: ZERO Werbeagentur, München
Satz: Adobe InDesign im Verlag
Druck und Bindung: CPI – Ebner & Spiegel, Ulm
Printed in Germany
ISBN 978-3-426-27499-6

2   4   5   3   1

Inhalt

Die Fett-Panik und ihre fatalen Folgen

»Was darf's denn sein?«, fragt der Kellner. – »Ich hätte gerne das argentinische Riesensteak mit Bratkartoffeln, dazu eine Flasche Rotwein bitte.« Der Kellner mustert mich prüfend. »Dann müsste ich laut Gesetz zum Schutze vor Übergewicht kurz einen Blick auf ihren Fitness-Ausweis werfen«, entgegnet er mir streng. »Das Steak darf ich Ihnen nur verkaufen, wenn Ihr Body-Mass-Index im grünen Bereich liegt. Oder Sie legen mir eine Bescheinigung vom kommunalen Fitnessstudio vor.« – »Oje, beides vergessen«, gestehe ich. »Dann also Sommersalat mit Knäckebrot, gerne«, befindet der Kellner mit schmalem Lächeln. »Die hausärztliche Unbedenklichkeitsbescheinigung über ihre Leberwerte haben Sie aber dabei?« – »Leider auch nicht …« – »Gut, dann bringe ich Ihnen ein stilles Wasser – ist ja auch gesünder.«[1]

Diese Zukunftsvision – aufgeschrieben von Sascha Hammes, nachzulesen in der *ZEIT* – scheint uns als zwar amüsante, doch zugleich maßlos übertriebene Glosse. Wir lesen sie, schmunzeln und denken uns: So weit wird es schon nicht kommen. Doch ein Blick ins Ausland belehrt uns eines Besseren.

Als der britische Staatsbürger Richard Trezise, Spezialist für Unterwasserverkabelung, ein lukratives Jobangebot von einer neuseeländischen Firma erhielt, beschlossen er und seine Frau Rowan Trezise, sich den Traum vom Leben im fernen Ausland zu erfüllen. Dem Antrag auf Erteilung einer Aufenthaltsgenehmigung legt Richard vorschriftsgemäß die medizinische Untersuchung durch seinen Hausarzt bei. Reine Routine, glaubt er, schließlich ist er kerngesund. Bei der Ankunft am Flughafen in Auckland kam die böse Überraschung. Zu seinem Entsetzen erfuhr er, dass die Ausländerbehörde des Landes jedem ausländischen Staatsbürger, der nach den Kriterien der neuseeländischen Gesundheitsbehörde krankhaft übergewichtig ist, die Aufenthaltsgenehmigung verweigert. Richard Trezise wurde mitgeteilt, dass er mindestens fünf Zentimeter seines Bauchumfangs abspecken müsse, bevor er ein Arbeitsvisum erhalten könne. Gemessen werden in Neuseeland nicht wie andernorts das Gewicht und die Körpergröße, sondern der Umfang des Unterleibs. Der Brite wurde zurück in seine Heimat geschickt. Trezises Hausarzt zeigte sich in der britischen Tageszeitung *The Independent* überrascht, dass dem Freizeitsportler, der regelmäßig Rugby gespielt hatte, aus gesundheitlichen Gründen die Einreise verweigert wurde. Allein, es nützte nichts, die neuseeländischen Behörden blieben stur. Richard beschloss abzunehmen. Nach einer qualvollen Crash-Diät hatte er es schließlich geschafft, er erhielt das begehrte Visum. Doch nun drohte neues Ungemach. Richard durfte zwar einreisen, aber er musste alleine bleiben. Denn jetzt wurde seiner Frau Rowan die Einreise verweigert – ebenfalls wegen Übergewicht.

Im US-Bundesstaat Mississippi starteten etwa zur selben Zeit drei Abgeordnete einen parteiübergreifenden Gesetzentwurf, der den Betreibern von Restaurants mit mindestens fünf Sitzplätzen verbieten sollte, in »Amerikas dickstem Bundesstaat« offensichtlich übergewichtigen Kunden Essen zu servieren. Dass es in Mississippi bislang noch keinen Fitnessausweis gibt, in dem der aktuelle Body-Mass-Index festgehalten wird, schreckte die Abgeordneten nicht. Umfangreiches Informationsmaterial sollte Restaurantbesitzer und -angestellte in die Lage versetzen, unter ihren potentiellen Gästen treffsicher die krankhaft Übergewichtigen herauszufiltern. Ob es den Kellnern zuzumuten sei, ihre Gäste öffentlich zu wiegen und zu messen, wurde im Gesetzentwurf nicht festgelegt, wohl aber, dass ein widerrechtliches Servieren von Speisen an offensichtlich übergewichtige Kunden im Wiederholungsfall zum Entzug der Gaststättenlizenz führen könne. Das Gesetz sollte am 1. Juli 2008 in Kraft treten. Doch die House Bill No. 282 stieß auf große Proteste und wurde dem Parlament nicht zur Abstimmung vorgelegt. Der zuständige Minister erklärte gegenüber dem Nachrichtensender »Fox News«: »Sobald das Gesetz bei mir auf dem Schreibtisch liegt, ist es tot.« Die Autoren des Gesetzes behaupteten anschließend, sie hätten gar nicht mit einer Verabschiedung gerechnet. Ihnen wäre es lediglich darum gegangen, die öffentliche Aufmerksamkeit auf das Thema Übergewicht zu lenken.

Ein halbes Jahr später erklärte der Gemeinderat von Los Angeles ein Fast-Food-Verbot für den armen Süden der Stadt. Zunächst für ein Jahr dürften im Stadtteil South LA keine neuen Schnell-Restaurants mehr eröffnet werden. Ginge es nach den Vorstellungen der Stadträte, sollten sich dort, wo einst *Wendy's, BURGER KING* und *McDonald's* die Kunden lockten, Restaurants mit Sitzgelegenheiten, Supermärkte mit Frischtheken und Obst-, Gemüse und Bioläden ansiedeln. Auf diese Weise hoffte man die Zahl der Übergewichtigen in South LA zu senken und so Kosten im Gesundheitswesen einzusparen. Woher die Bewohner des verarmten Stadtteils das Geld nehmen sollten, um in den vielen neuen Restaurants, Bistros, Feinkost- und Bioläden, die dort anstelle von Burger-Bratern wie Pilze aus dem Boden sprießen würden, einzukehren und zu kaufen, ließen die Stadträte allerdings unbeantwortet.

US-amerikanische Fluggesellschaften wie United Airlines, Southwest Airlines, Continental und Delta lassen adipöse Fluggäste, die sich in den engen Sitzen der Economy Class nicht anschnallen bzw. im Sitzen die Armlehnen nicht herunterklappen können, schon länger für zwei Sitze bezahlen. Der irische Billigflieger Ryan Air hat sich diese Maßnahmen jetzt zum Vorbild genommen. Im Gegensatz zu den US-amerikanischen Fluggesellschaften aber begründet Ryan Air sein Vorgehen nicht mit dem Sitzkomfort normalgewichtiger Passagiere, sondern mit den zusätzlichen Kosten für Treibstoff. Und so geht es bei der Ryan Air-Maßnahme auch nicht darum, ob die Passagiere in die engen Sitze passen oder nicht, sondern allein um ihr Gewicht. Zuvor war der Billigflieger mit der besonderen Vorliebe für versteckte Gebühren noch mit dem Vorschlag angeeckt, Münztoiletten an Bord seiner Maschinen einzubauen. Doch aufs Klo müssen schließlich alle, da ist es einfacher, eine Minderheit abzukassieren. Zumal sich die Fluggesellschaft diesmal vorab der Zustimmung seiner Kunden zu dieser Maßnahme per Fragebogen versichert hatte.

An britischen Schulen sind Cola, Chips und Co. offiziell schon lange verboten, doch weil sich viele Jugendliche außerhalb der Schule mit ebendiesen Leckereien versorgten, wurde ihnen in zahlreichen Gemeinden mittags das Verlassen des Schulgeländes untersagt. Findige Betreiber mobiler Imbissbuden nutzten dies, um ihre Wagen unmittelbar vor den Schulen zu parken und die Schüler so trotz Ausgangssperre bedienen zu können. Als Reaktion darauf haben viele britische Gemeinden »Junk-Food-Bannmeilen« um Schulen gezogen. In einem Umkreis von mindestens 500 Metern darf nun nichts mehr verkauft werden, was die Behörden zuvor als der Gesundheit abträglich definiert haben. Das Totalverbot von Chips, Süßigkeiten, Limonaden, Kebabs, Hamburgern und Frittiertem aller Art hat dazu geführt, dass auf den Schulhöfen die betreffenden Lebensmittel wie Schwarzmarktware feilgeboten werden. Die Regierung möchte diesem grassierenden Schmuggel nun durch eine strengere Pausenhofaufsicht entgegenwirken. Zukünftig sollen die »lunch bags« der Schüler besser kontrolliert und alles, was als gesundheitsschädlich gilt, sofort einkassiert werden.

Einigen Müttern im nordenglischen Rotherham ging die Bevormundung der britischen Regierung zu weit. Sie umgingen das Junk-Food-Verbot für ihre Kinder und brachten ihnen die geliebten Snacks an den Schulzaun. Vom englischen Starkoch Jamie Oliver müssen sie sich dafür als »Arschlöcher« bezeichnen lassen. Der ehemalige Londoner Bürgermeister Ken Livingstone wollte es indes nicht bei Verbalattacken belassen. Er fordert, die rebellischen Mütter festnehmen zu lassen.

Weil die Schule die Kinder aber nicht rund um die Uhr vor den Gefahren fettigen und süßen Essens schützen kann, werden in Großbritannien übergewichtige Kinder immer häufiger der Obhut ihrer Eltern entzogen und dem Jugendamt unterstellt. Was früher nur in extremen Einzelfällen diskutiert wurde, droht heute gängige Praxis zu werden. Die BBC berichtete im Juni 2007 von

12

mindestens 20 Fällen, die der Redaktion bekannt seien, bei denen über einen Sorgerechtsentzug wegen starken Übergewichts verhandelt wurde. Im August 2008 forderte ein Zusammenschluss von mehr als 400 britischen Gemeindevertretern, die Praxis des Sorgerechtsentzugs massiv auszudehnen, da der »Übergewichts-Epidemie« und der mit ihr einhergehenden Kostenlawine für die Kommunen anders nicht Herr zu werden sei.

Der Co-Erzieher der Kinder – das Fernsehen – trägt ebenfalls seinen Teil dazu bei, die Kleinen vor den Gefahren falscher Ernährung zu bewahren. Das Krümelmonster der pädagogisch wertvollen Sesamstraße wurde jedenfalls schon länger auf Diät gesetzt. Statt dem alten Schlachtruf »Keeeeekse!« hört man es heute höchstens noch »Einen Keks isst man ab und an« brummeln.

Ebenfalls in Großbritannien rief der konservative Abgeordnete und – im Falle des Wahlsieges seiner Partei zukünftige Gesundheitsminister – Andrew Lansley in einer Parlamentsdebatte seine Landsleute dazu auf, Übergewichtige sozial zu ächten. Eltern dürften sich nicht mit Hinweis auf die Gene oder die Umwelt aus der Verantwortung stehlen. Vielmehr sei es an der Zeit, dass Eltern und Kinder sozialen Druck auf ihre übergewichtigen Freunde ausübten, anstatt selbst der Versuchung nachzugeben und deren schlechte Angewohnheiten zu übernehmen. Denn in Wahrheit, so Lansley weiter, gebe es keine Ausrede dafür, keinen Sport zu treiben und wenig Obst und Gemüse zu essen. Wer fett ist, trage dafür selbst die Verantwortung und habe Ächtung, nicht Mitleid verdient.

Lansleys japanische Kollegen gehen derweil mit gutem Beispiel voran. Sie halten öffentlich Diät. Per Internet kann jeder den stellvertretenden Gesundheitsministern Noritoshi Ishida und Keizo Takemi beim Abspecken zuschauen. Damit auch wirklich alle sehen, dass hier nicht geschummelt wird, werden auf einem eigens eingerichteten Blog des Gesundheitsministeriums regelmäßig Fotos veröffentlich, die eine Mitarbeiterin dabei zeigen, wie sie deren entblößte Bäuchlein misst. Erst wenn sie ihren

Bauchumfang auf unter 85 Zentimeter getrimmt haben, geloben die Minister, werde der Blog abgeschaltet.

Bliebe die peinliche Peepshow ein Einzelfall, man könnte darüber schmunzeln. Doch weit gefehlt. Ausgerechnet in Japan, dem Land, wo beleibte Menschen so selten sind, dass Adipositas als Synonym für »Sumo-Ringer« durchgehen könnte, wird seit 2006 von allen Bürgern des Landes im Alter zwischen 40 und 74 Jahren jährlich der Bauchumfang gemessen. Erlaubt sind bei Frauen maximal 90 Zentimeter, bei Männern sogar nur 85 Zentimeter.

Sechsundfünfzig Millionen Bäuche, und damit 44 Prozent der Gesamtbevölkerung, werden in einer zentralen Datei erfasst. In vier Jahren soll die Zahl der »übergewichtigen« Japaner auf diese Weise um zehn Prozent und in sieben Jahren sogar um 25 Prozent gesenkt werden. In den Großbetrieben sind die Bauchmessungen Teil der traditionellen jährlich stattfindenden Gesundheitschecks. Den Firmen, die besonders viele füllige Mitarbeiter beschäftigen, drohen finanzielle Konsequenzen. Die Sanktionen für die Firmen sind so happig – allein der Computer-Hersteller NEC rechnete für 2008 mit Strafzahlungen von fast 15 Millionen Euro –, dass die Betriebe den finanziellen Druck bald an ihre Mitarbeiter weitergeben dürften.

Alle Japaner, die nicht in einem Großbetrieb arbeiten und nicht privat versichert sind, erhalten die Aufforderung, sich jährlich einmal zur Bauch-Musterung in ein Krankenhaus in ihrer Nähe zu begeben. Im Kleinstädtchen Amagasaki sind das immerhin zwei Drittel der Einwohner im Alter von 45 bis 74 Jahren. Auch der Blumenhändler Minoru Nogiri blieb von der Maßnahme nicht verschont. Ein *New-York-Times*-Reporter begleitet den 45-jährigen Nogiri auf dem Weg zur Untersuchung. »Nogiri entblößt«, beschrieb der Reporter die Szene, »einen flachen Bauch mit kaum sichtbaren Fettpölsterchen. Eine Krankenschwester setzt das Maßband an. 85,3 Zentimeter. 0,3 Zentimeter mehr als erlaubt. ›Das war's: Ich bin erledigt‹, sagt Nogiri, die Niederlage steht ihm ins Gesicht geschrieben.«[2]

Um sich und seinen Angestellten solche Demütigungen zukünftig zu ersparen, hat der Bürgermeister des Nachbarorts Mie mit sechs anderen Angestellten der Kommune die »Seven Metabo Samurai« – benannt nach dem »metabolischen Syndrom« aus Übergewicht, Bluthochdruck und hohen Cholesterinwerten – ins Leben gerufen, um gemeinsam abzuspecken. Die Aktion endete abrupt, als ein 47-jähriges Mitglied der »Metabo-Samurai« beim Joggen einen Herzinfarkt erlitt.

Nicht nur wegen solcher Exzesse zweifeln japanische Public-Health-Experten am Sinn der staatlichen Abspeckkampagne. Sie halten die Hürden, die selbst im schlanken Japan über die Hälfte der Männer in der entsprechenden Altersgruppe nicht einhalten, für maßlos übertrieben. Auch die offizielle Begründung, die Gesundheitskosten liefen aus dem Ruder, wirkt vorgeschoben. In Japan, das über ein hervorragendes Gesundheitssystem verfügt, sind die Kosten für Gesundheitsausgaben pro Einwohner gerade mal halb so hoch wie in den USA. Und so geht es in Wahrheit wohl eher darum, die Krankenversicherten zu schröpfen, um die klammen öffentlichen Haushalte zu entlasten. Denn dem Gewichtserlass ging bereits ein anderer Gesetzesentwurf zur Abwälzung der Kosten des Gesundheitswesens auf die Versicherten voraus. Premierminister Yasuo Fukuda wollte die Krankenkassenbeiträge für über 75-Jährige erhöhen. Das allerdings hätte ihm im Land mit der weltweit höchsten Lebenserwartung fast den Kopf gekostet. Und deswegen muss jetzt der Blumenhändler Minoru Nogiri die Zeche zahlen.

In atemberaubendem Tempo wurde in den letzten Jahren weltweit tatsächlich oder vermeintlich gesundheitsschädigendes Verhalten verurteilt und nicht selten auch verboten. Ging es bisher vorwiegend um die legalen Drogen Alkohol und Tabak, gerät in letzter Zeit zunehmend der dicke Bauch ins Visier der Gesundheitspolizei. Doch im Gegensatz zum Kampf gegen Erstgenannte betrifft Übergewicht die gesamte Lebensführung. Wenn die Dickmacher attackiert werden, dann geht es anders als bei Nikotin und Alkohol nicht um einzelne Stoffe, sondern um Buletten, Süßigkeiten, Softdrinks, um Fernsehabende, Autofahrten, um die Entscheidung zwischen Fahrstuhl und Treppe, zwischen Sofa und Laufband sowie um tausend andere kleine Angewohnheiten und Vorlieben.

Und obwohl eigentlich alle angesprochen sind, haben einige nichts zu befürchten. Denn auch wenn sie sich noch so gerne auf der Couch lümmeln, höchstens bei einem Großbrand auf den Fahrstuhl verzichten, zum Briefkasten mit dem Auto fahren und sich ausschließlich von Pommes, Pizzas, Burgern und Bockwürsten ernähren, niemand sieht ihnen ihre Sünden an. Sie haben das Glück, zur dünnen Minderheit zu gehören.

Fast zwei Drittel der Männer und mehr als jede zweite Frau gelten in Deutschland dagegen als zu dick, ein gutes Fünftel sogar als krankhaft fettleibig. Und ganz gleich, was sie am liebsten essen und wie sie ihre Freizeit gestalten, sie stehen unter dringendem Tatverdacht.

Das Verhalten und die Vorlieben dieser Menschen sind nicht länger ihre private Angelegenheit. Sie müssen sich für alles, was sie tun, rechtfertigen. Denn sie verursachen Kosten, die, jedenfalls behauptet das die Bundesregierung, die Allgemeinheit, also auch alle, die sich vernünftig verhalten, für Sie mittragen.

»Für jede Bürgerin und jeden Bürger ist es in Deutschland grundsätzlich möglich, gesund zu leben, sich insbesondere eigenverantwortlich gesund zu ernähren und ausreichend zu bewegen. Dennoch nehmen in Deutschland und in den meisten Industrienationen Krankheiten zu, die durch eine unausgewogene Ernährung und zu wenig Bewegung begünstigt werden. Das bedeutet, dass nicht alle Menschen in der Lage oder willens sind, diese bestehenden Möglichkeiten zu nutzen. Daher ist es erforderlich, die Kenntnisse über die Zusammenhänge von ausgewogener Ernährung, ausreichender Bewegung und Gesundheit weiter zu verbessern, zu gesunder Lebensweise zu motivieren und Rahmenbedingungen zu schaffen, die die Wahrnehmung der Verantwortung jeder Einzelnen und jedes Einzelnen für die eigene Gesundheit und die der Familie fördern. (…). Die Unterstützung von Verhaltensänderungen durch Information und Motivation sowie die Weiterentwicklung gesundheitsförderlicher Strukturen sind zentrale Aufgaben des Nationalen Aktionsplans. Denn Gesundheit ist nicht nur ein individueller Wert, sondern eine Voraussetzung für Wohlbefinden, Lebensqualität und Leistung, ein Wirtschafts- und Standortfaktor, die Voraussetzung für die Stabilität des Generationenvertrags, und sie leistet einen Beitrag zur Teilhabe an der Gesellschaft und zur sozialen Gerechtigkeit.«[3]

Das jedenfalls schreibt die Bundesregierung in ihrer Erklärung zum neuesten Aktionsplan gegen das Übergewicht. Im Klartext heißt das: Wer sich trotz bestehender Alternativen nicht vernünftig ernährt, zu viel, zu fett oder zu süß isst, sich nicht ausreichend bewegt und deshalb zu viel auf die Waage bringt, gefährdet nicht nur sich selbst und seine Familie, sondern den Wirtschaftsstandort Deutschland, den Generationenvertrag und die soziale Gerechtigkeit gleich mit. Dasselbe gilt für Menschen, die sich gesund ernähren, Sport treiben und trotzdem dick werden.

Doch stimmt es wirklich, dass die Übergewichtigen das Gesundheitssystem ruinieren? Stecken Fehlernährung und Bewegungsmangel hinter mehr als einem Drittel der Kosten im Gesundheitswesen, wie die Bundesregierung behauptet? Und wie wird so etwas eigentlich gemessen? Sterben dicke Kinder vor ihren Eltern? Werden aus dicken Kindern zwangsläufig dicke Erwachsene? Wer definiert, welches Gewicht als gesund und welches als krank gilt? Wer profitiert davon, wenn die Bevölkerungsmehrheit als übergewichtig klassifiziert wird? Warum sind wir so felsenfest davon überzeugt, dass das Leben im Wohlstand die Menschen kränker werden lässt, obwohl alle Indizien dagegensprechen? Was hat Übergewicht mit Armut zu tun und »gesundes Essen« mit dem Wunsch, sich abzugrenzen? Warum ist es heute schick, dünn und athletisch zu sein, während früher der dicke Bauch für Wohlstand und Prestige stand? Diese und weitere Fragen möchte dieses Buch beantworten.

I. Wie das Übergewicht zur Epidemie erklärt wurde

Die Epidemie und ihre Sponsoren *oder*
Wie die Pharmaindustrie Dicke macht

Wir alle sind, jedenfalls wenn wir der Berichterstattung in den Medien und den Worten der zuständigen Experten Glauben schenken, Zeugen einer Epidemie. Einer Epidemie, von der mehr als jeder zweite Deutsche und über eine Milliarde Menschen weltweit betroffen sind. Einer Epidemie, die in ihrem Schlepptau ein Bündel an tödlichen Folgekrankheiten führt. Einer Epidemie, die selbst Babys nicht verschont und die die Lebenserwartung der kommenden Generation erstmals seit Jahrhunderten senken wird. Einer Epidemie, deren Folgekosten so groß sind, dass sie nicht nur das Gesundheitswesen in ernste Finanzierungsschwierigkeiten bringt, sondern auch zukünftiges Wirtschaftswachstum gefährdet.

Obwohl es schon seit mindestens vierzig Jahren Anzeichen für das Auftreten der neuen Massenkrankheit gibt, hat sich erst in den letzten zehn Jahren das Bewusstsein für ihre rasante Verbreitung und ihre fatalen Folgen geschärft. Gab es bis Anfang der 1990er Jahre nur sporadische Berichte über die Folgen der verheerenden Seuche, explodierte deren Zahl nach der Jahrtausendwende. So berichteten *DIE ZEIT* und *DER SPIEGEL* von 1980 bis 1999 lediglich neunzehnmal über die Krankheit. Allein zwischen 2004 und 2008 waren es, die Online-Ausgaben der Zeitungen nicht mitgerechnet, 24 Artikel, in denen der neuen Epidemie durch das Wörtchen Adipositas – den medizinischen Fachausdruck für krankhaftes Übergewicht – die Referenz erwiesen wurde.

Ein ähnliches Bild ergibt sich in Großbritannien. In der britischen Tageszeitung *The Guardian* erschienen im Jahr 1999 erst 40 Berichte, in denen das Wort »obesity« vorkam, im Jahr 2002 waren es bereits 127 Artikel, bis 2004 mit 392 Meldungen ein vorläufiger Rekord erreicht wurde. In den USA blieb die Zahl der jährlichen Meldungen über die Massenerkrankung in Tageszeitungen und Nachrichtenportalen bis Anfang der 1990er Jahre deutlich unter 500. 1994 waren es erstmals über 1000 Meldungen, die den Namen der Epidemie in der Schlagzeile führten, 1997 dann bereits 2500 Meldungen, und nur sechs Jahre später hatte sich die Zahl auf 7500 verdreifacht.

Auf internationaler Ebene vervierfachte sich die Zahl der englischsprachigen Artikel, die die Krankheit erwähnten, von weniger als 4000 pro Quartal im Jahr 2000 auf fast 16 000 pro Quartal im Jahr 2007. In Frankreich wurde »obésité« in der landesweiten Tageszeitung *Le Monde* zwischen 1987 und 1997 weniger als zwanzigmal pro Jahr erwähnt. Im Jahr 2002 dagegen bereits mehr als fünfzig-, 2004 dann sogar schon mehr als hundertmal.

Wenn die These von der seuchenartigen Verbreitung der Adipositas also in irgendeinem Zusammenhang gerechtfertigt ist, dann in Bezug auf die Berichterstattung in den Medien. Doch nicht nur die Zahl der Artikel zu Übergewicht und Adipositas hat sich vervielfältigt, auch der Tonfall, in dem über das Phänomen berichtet wird, ist aggressiver geworden. War lange Zeit nur von einem – wenn auch gravierenden – Gesundheitsproblem die Rede, so ist die Bezeichnung als Seuche mittlerweile unhinterfragter Bestandteil der Berichterstattung über den dicken Bauch. Metaphern wie der »Krieg gegen die Pfunde« oder die viel bemühte »tickende Zeitbombe« unterstreichen die Dringlichkeit des Problems und lassen keinen Zweifel an der Notwendigkeit und Zulässigkeit von Gegenmaßnahmen mehr zu.

Die schrillsten Töne sind dabei in den USA und Großbritannien zu vernehmen. Der ehemalige US-Präsident George W. Bush sprach 2002 vom »War on Fat«, der dem »War on Terrorism« folgen müsse, und zog medienwirksam die Joggingschuhe an. Sein oberster Gesundheitsbeauftragter, Richard Carmona, der in den USA ganz militärisch »Surgeon General« heißt, bezeichnete das Übergewicht seiner Landsleute gar als »Terror im Innern«, der schlimmer sei als die Anschläge vom 11. September 2001.

Der britische Gesundheitsminister Alan Johnson dagegen befand, dass das Übergewicht mindestens ebenso bedrohlich für die Zukunft der Insel sei wie der Klimawandel. Britische Forscher setzten kürzlich sogar noch einen drauf. Sie behaupteten, massenhaftes Übergewicht sei ein maßgeblicher Grund für den Klimawandel.[1] Auch in den USA schüren Wissenschaftler die Hysterie um die Fettpolster: So meint beispielsweise der US-amerikanische Ernährungsexperte Barry Popkin, dass global gesehen das Übergewicht bereits heute die Gefahren des Welthungers in den Schatten stelle.[2]

Die Wahrnehmung von Übergewicht als einer Epidemie, einer Seuche also, die sich die Welt in rasantem Tempo unterwirft und die Zukunft des Planeten in Frage stellt, geht wesentlich auf ein Ereignis im Jahr 1997 zurück: das Treffen einer Expertengruppe der Weltgesundheitsorganisation (WHO) in Genf.

»Adipositas: Verhütung und Bewältigung einer weltweiten Epidemie« hieß die Tagung, die zum Ziel hatte, die Verbreitung, Ursachen sowie die gesundheitlichen und ökonomischen Folgen des Übergewichts zu untersuchen und Strategien zu seiner Bekämpfung zu entwickeln.

Die Konferenz der WHO im Jahr 1997 bestimmte zugleich die Wahrnehmung der neuentdeckten Epidemie. Für die WHO und für die überwiegende Mehrzahl der Regierungen, Gesundheitsorganisationen, Public-Health-Experten und Fachjournalisten ist Übergewicht eine Krankheit, die durch das Leben im Wohlstand ausgelöst wird. Gemeint ist damit, dass weltweit die Notwendigkeit, sich im Alltag zu bewegen, zurückgeht und gleichzeitig Lebensmittel, und hier besonders die kalorienreichen, in immer mehr Ländern zu einem günstigen Preis für beinahe jeden verfügbar sind. Dieser auf den ersten Blick paradiesische Zustand führe aber zu einer gefährlichen Massenkrankheit: der Adipositas nämlich und als ihrer Vorstufe dem Übergewicht. Adipositas wiederum sei der Auslöser zahlloser Zivilisationskrankheiten und gefährde so den Wohlstand und die Leistungsfähigkeit moderner Gesellschaften weltweit.

Um das Ausmaß der eben entdeckten Epidemie veranschaulichen zu können, mussten die WHO und ihre Mitstreiter aus der Pharmaindustrie zunächst eine einheitliche und weltweit verbindliche Definition schaffen. Dazu bemühte man den Body-Mass-Index (BMI), der auch als relatives Körpergewicht bezeichnet wird. Die dazugehörige Formel lautet BMI = kg/m^2. Wer seinen Body-Mass-Index selbst berechnen möchte, wiege dafür zunächst sein Körpergewicht in Kilogramm, messe anschließend seine Körpergröße in Metern, nehme dann mit Hilfe eines Taschenrechners die Körpergröße zum Quadrat und teile das zuvor ermittelte Körpergewicht durch die potenzierte Körpergröße: Fertig ist der BMI. Noch einfacher ist es allerdings, sich einer der unzähligen BMI-Rechner im Internet zu bedienen.

Seit der WHO-Konferenz vom Juni 1997 gilt weltweit einheitlich ein BMI kleiner als 18,5 als Untergewicht, ein BMI zwischen 18,5 und 25 als Normalgewicht, ein BMI größer als 25 als Übergewicht, und ein BMI größer als 30 als krankhaftes Übergewicht bzw. Adipositas.

Übergewicht ist medizinisch als »kritisch erhöhter Fettanteil an der Gesamtkörpermasse« definiert. George Bray, einer der Väter der modernen Adipositasforschung, hatte 1976 einen Fettanteil an der Körpergesamtmasse von 30 Prozent bei Frauen und von 25 Prozent bei Männern als Adipositas bestimmt. Da der Fettanteil an der Körpergesamtmasse aber nur mit aufwendigen Verfahren ermittelt werden kann, hat sich international der Body-Mass-Index zur Bestimmung von Übergewicht und Adipositas durchgesetzt. Begründet wird dieses Vorgehen damit, dass der Körperfettanteil und der BMI in einem engen Verhältnis stünden.

Tatsächlich ist die Wahrscheinlichkeit, dass beispielsweise eine Frau mit einem BMI größer 30 auch einen Körperfettanteil von mehr als 30 Prozent hat, ziemlich hoch. Doch vor allem bei Menschen mit einem BMI im Bereich 25 bis 30 ist der automatische Rückschluss vom Body-Mass-Index auf den Körperfettanteil fragwürdig. Das zeigen zahlreiche Beispiele von Sportlern und Schauspielern, die – obgleich sportlich und alles andere als fett – nach dem BMI entweder übergewichtig oder sogar adipös sind. Ihr hohes relatives Körpergewicht resultiert aber weniger aus Fettzellen denn aus Muskelkraft. Und genau hier setzt die Kritik am Body-Mass-Index an. Moniert wird, dass der BMI nicht in der Lage ist, den individuellen Körperbau zu berücksichtigen, und damit zwangsläufig jeden Menschen, der kräftiger gebaut und/oder muskulös ist, fälschlicherweise als fett klassifiziert.

Von solchen Einwänden unbeeindruckt, übernahmen innerhalb weniger Jahre weltweit praktisch alle staatlichen Gesundheitsministerien, -institute, -behörden und unabhängige bzw. halbstaatliche Gesundheitsorganisationen die neuen Grenzwerte. Mit zum Teil erheblichen Konsequenzen. So wurden 1998 mit Übernahme der WHO-Grenzwerte durch das US-amerikanische Gesundheitsinstitut (NIH) mehr als 35 Millionen US-Amerikaner übergewichtig, und das, ohne ein Gramm zugelegt zu haben.[3] Die USA hatten zuvor auf eigener Datenbasis weniger strenge Grenzwerte festgelegt. Frauen galten dort zuvor erst ab einem BMI von 27,8 als übergewichtig und ab einem BMI von 32,3 als adipös. Die Werte für Männer lagen bei 27,3 respektive 31,1.

In vielen anderen Ländern gab es vor der folgenschweren WHO-Konferenz überhaupt keine verbindlichen Grenzwerte, sondern lediglich Empfehlungen. In Deutschland beispielsweise wurde bis weit in die 1990er Jahre hinein noch mit dem Broca-Index gearbeitet. Der Broca-Index – Körpergröße in Zentimetern minus 100 – ist aber nicht mehr als eine grobe Faustformel: Wer weniger wog, galt als normalgewichtig, wer darüber lag, als zu dick.

Der Body-Mass-Index war dagegen bis Mitte der 1990er Jahre in Deutschland und vielen anderen europäischen Ländern lediglich wenigen Experten ein Begriff. Durch die Vereinheitlichung der Indizes und der Grenzwerte war es plötzlich möglich, die Betroffenheit der Bevölkerung von Übergewicht und

Adipositas zu ermitteln. Von mindestens 300 Millionen Adipösen und mehr als einer Milliarde Übergewichtigen weltweit ist
seitdem die Rede. Die Zahl der Übergewichtigen wäre allerdings
erheblich geringer ausgefallen, hätte man sich zum Beispiel an
den damals noch geltenden US-amerikanischen Grenzwerten
orientiert. Erst durch die niedrigen Schwellenwerte schärfte die
WHO die Wahrnehmung von Übergewicht als einem globalen
Phänomen, das selbst vor den ärmsten Nationen der Dritten Welt
nicht haltmacht.

Als geistiger Vater der »Übergewichts-Epidemie« gilt die International Obesity Taskforce (IOTF) unter Führung von Philip
James. Die IOTF besteht seit 1995 als ein informeller Zusammenschluss von Medizinern, die sich ganz der Bekämpfung und
Behandlung von Übergewicht und Adipositas verschrieben haben. Dieses kleine, zum damaligen Zeitpunkt selbst der Fachwelt
unbekannte Komitee hat nach eigenen Angaben die Konferenz
der WHO vom Juni 1997 inhaltlich maßgeblich vorbereitet. An
die Öffentlichkeit trat die IOTF erstmals 1998 auf einer Konferenz von Adipositas-Experten in Barcelona. Mittlerweile ist
die IOTF Teil der sehr viel älteren und etablierteren International
Association for the Study of Obesity (IASO) geworden.

IOTF und IASO gelten in der öffentlichen Wahrnehmung als
unabhängige Nichtregierungsorganisationen, die sich ohne ökonomische Hintergedanken allein der Bekämpfung einer der größten Gesundheitsgefahren unserer Zeit verschrieben haben. Doch
dieser Eindruck trügt. Rund zwei Drittel des Etats der IASO werden von Pharmakonzernen finanziert. Unter ihnen so prominente
Namen wie Abbott, Hoffmann-La Roche, Sanofi-aventis, Glaxo-
SmithKline, Johnson & Johnson und Novo Nordisk.[4]

Die einseitige Finanzierung der IASO bleibt nicht ohne Wi-
derspruch. So wurde der Organisation im renommierten *British
Medical Journal* vorgeworfen, durch eine übertriebene Darstellung der Übergewichtsproblematik der Pharmaindustrie in die
Hände zu spielen, zum Beispiel, indem sie durch das Eintreten
für besonders rigide Grenzwerte deren potenziellen Kundenkreis

erweitern würde.[5] Der Sprecher der IASO, Neville Rigby, wies den Vorwurf, seine Organisation bediene vor allem die Interessen der Pharmaindustrie, entschieden zurück. Stattdessen betonte er die inhaltliche Unabhängigkeit von den Hauptsponsoren. Ohnehin liege der Arbeitsschwerpunkt der IASO auf Maßnahmen zur Prävention der Adipositas, die Behandlung der Krankheit spiele nur eine untergeordnete Rolle.[6]

So eindeutig, wie Rigby es darstellt, ist die inhaltliche Unabhängigkeit in der Praxis aber längst nicht. Ein gutes Beispiel hierfür ist der von der IASO organisierte International Congress on Obesity (ICO) 2006 in Sydney. Die IASO warb im Vorfeld des Kongresses ganz direkt mit den Marketingmöglichkeiten, die die Veranstaltung Unternehmen aus der Pharma- und Diätindustrie einräumt. Wörtlich heißt es im Programmheft für die Konferenz von Sydney: »Wenn Adipositas-Experten Teil Ihres Zielmarktes sind, dann gibt es keinen besseren Weg, Ihre Geschäftsinteressen wahrzunehmen, als die ICO 2006 zu unterstützen. Ihre Unterstützung stellt eine exzellente Möglichkeit dar, ihren Namen und ihre Produkte bekannt zu machen. (…) Ihre Firma wird von der Präsentation gegenüber einem interessierten, wichtigen und vor allem einflussreichen Publikum bestimmt profitieren.« Für die Summe von 30 000 Australischen Dollar (ca. 15 000 Euro) konnten Firmen auf der ICO thematisch für sie interessante Symposien unterstützen und nicht nur auf die Themen, sondern auch auf die Auswahl der Referenten Einfluss nehmen.[7]

Besonders eng ist die Zusammenarbeit zwischen dem Pharmakonzern Roche und dem Vorsitzenden der IASO und Gründer der IOTF Philip James. James vergibt nicht nur jedes Jahr den Roche International Award for Obesity Journalism – ein besonders augenscheinliches Beispiel für die enge Verquickung von Medizinjournalismus und Geschäftsinteressen. Er hat zudem selbst eine von Roche finanzierte Pionierstudie zur Wirksamkeit von Xenical, dem Diätmittel von Roche, durchgeführt. Auch für das weltweit zweitumsatzstärkste Schlankheitsmittel aus dem Hause Knoll (heute Abbott) hat James eine vom Hersteller bezahlte Studie erarbeitet: beide mit uneingeschränkt positivem Ergebnis.[8]

Doch nicht nur mit Schlankheitspillen lässt sich viel Geld verdienen. Und so ist die Debatte um die Grenzwerte für Übergewicht und Adipositas beileibe kein Einzelfall. Auch bei anderen Risikofaktoren für chronische Krankheiten wie etwa Bluthochdruck, Blutzucker oder dem Cholesterinspiegel hat die massive Lobbyarbeit der Pharmaindustrie dafür gesorgt, dass die Grenzwerte so lange gesenkt wurden, bis die Mehrzahl der Bevölkerung in mindestens eine der zahlreichen Risikokategorien fiel. So wurde zum Beispiel die Grenze für Bluthochdruck in Deutschland durch die Intervention eines privaten Interessenverbundes von Ärzten und Mitarbeitern von Pharmafirmen Anfang der 1990er Jahre von 160/100 auf 140/90 gesenkt; mit der Folge, dass sich die Zahl der Betroffenen über Nacht von sieben auf über zwanzig Millionen verdreifachte.[9]

Das Krankheitsbild Diabetes wurde 2002 vom US-amerikanischen Gesundheitsministerium und der American Diabetes Association durch die Diagnose Prädiabetes (pre-diabetes) ergänzt. Galt man früher bis zu einem Blutzuckerwert von 125 mg/dl (Milligramm pro Deziliter) noch als gesund, werden jetzt auch Menschen mit leicht überdurchschnittlichen Blutzuckerwerten ab 100 mg/dl schon als Risikopersonen betrachtet, die nach den Vorstellungen der Pharmaindustrie regelmäßig ihre Werte testen lassen und sie mit ärztlicher und idealerweise auch medikamentöser Hilfe unter einen medizinisch fragwürdigen Grenzwert drücken sollen.

Den 1990 in Deutschland willkürlich festgelegten Grenzwert für Cholesterin überschreitet gar mehr als die Hälfte der Bevölkerung. Doch das so verteufelte Cholesterin ist kein Killer, so wie es uns die Pharmalobby glauben machen möchte, sondern ein lebenswichtiger Bestandteil des menschlichen Körpers, den gerade unser Gehirn in großer Menge benötigt.

Die Praxis, Grenzwerte immer weiter abzusenken und gleichzeitig die Aufmerksamkeit für vermeintliche Risikofaktoren durch aufwendige PR-Kampagnen am Köcheln zu halten, lohnt sich für die Pharmariesen. Denn cholesterin- und blutdrucksenkende Mittel sind die großen Verkaufsschlager unter den Medikamenten. Lipitor, der Cholesterinblocker aus dem Hause Pfizer, war 2007 mit einem Umsatz von fast 13 Milliarden US-Dollar das mit Abstand erfolgreichste Medikament der Welt. Das blutdrucksenkende Norvasc von Pfizer, das in Deutschland, Österreich und der Schweiz unter dem Namen Sortis vermarktet wird, brachte es immerhin noch auf knapp fünf Milliarden US-Dollar Umsatz.[10]

Unbestritten gibt es Fälle, bei denen die Einnahme blutdruck- und cholesterinsenkender Mittel medizinisch notwendig ist. Doch die Gefahr besteht, dass diese Mittel durch die Etablierung unrealistischer Grenzwerte von Menschen eingenommen werden, die eigentlich kerngesund sind. Das ist nicht nur schlecht für den eigenen Geldbeutel bzw. das Budget der Krankenkassen, sondern auch für das Wohlbefinden der vermeintlich Kranken, die sich unnötig Sorgen machen, Arzneimittel schlucken, die ihnen eher schaden als nutzen, und vor allem auf Dinge verzichten, auf die sie gar nicht verzichten müssten.

Wie die Deutschen die dicksten Europäer wurden – Eine Falschmeldung und ihre Folgen

Einen ganz besonderen Marketing-Coup landeten IASO und IOTF 2007 in Deutschland. Die Partnerorganisationen hatten schon 2005 Zahlen veröffentlicht, denen zufolge sage und schreibe sieben europäische Länder noch mehr Übergewichtige vorzuweisen hätten als die USA. Und ganz oben auf dieser Liste stand Deutschland.

In den USA wurde gejubelt. Das Ende des Hochmuts und der Selbstzufriedenheit der Europäer mit ihrem Leibesumfang sei endlich gekommen, freute sich beispielsweise der US-amerikanische Nachrichtensender CBS im März 2005. In Deutschland dagegen hatte damals anscheinend niemand etwas von der Studie mitbekommen.

Das änderte sich erst zwei Jahre später, als dieselbe Studie am 19. April 2007 urplötzlich aus der Versenkung geholt wurde. Die *Süddeutsche Zeitung* berichtete unter der Überschrift »Deutsche sind die dicksten Europäer« über das Zahlenwerk. Zwei Drittel der Deutschen seien zu dick, das sei europaweit Rekord. Schuld an der Misere trügen Bierkonsum und Bewegungsfaulheit, so der Bericht weiter. In den folgenden Tagen wurde in allen großen Tages- und Wochenzeitungen, Hörfunk- und Fernsehsendungen die Nachricht von der nationalen Schande verbreitet. Politiker aller Parteien, Experten und Meinungsmacher zeigten sich betroffen, besorgt und zum Handeln entschlossen.

Doch schon nach einigen Tagen wurden die ersten kritischen Stimmen laut. Das Robert Koch-Institut hielt den Vergleich für fragwürdig, da die IASO alte und neue Datensätze miteinander verglichen hatte. So datierten die Vergleichszahlen aus Dänemark aus dem Jahr 1992, die aus Malta waren sogar von 1984, die deutschen Daten dagegen waren erst 2002 erhoben worden. Zudem waren die Erhebungsmethoden nicht einheitlich, so wurden zum Beispiel Befragungs- mit Messdaten vermischt. Manche der Studien, so auch die deutsche, hatten nur Menschen im Alter von 25 bis 69 Jahren berücksichtigt. In anderen Studien wurde die Gruppe der 18- bis 24-Jährigen, bei der Übergewicht am seltensten auftritt, mitberücksichtigt.

Neville Rigby von der IASO wehrte sich gegen den Vorwurf, Falschmeldungen zu verbreiten, mit dem Argument, man habe im Kleingedruckten sehr wohl darauf hingewiesen, dass die Daten nur bedingt miteinander vergleichbar seien. Es sei seiner Organisation gar nicht darum gegangen, eine Rangliste der dicksten Nationen in Europa zu erstellen.

Ihr Ziel hatte die IASO aber so oder so erreicht: die deutsche Öffentlichkeit und die Bundesregierung zu alarmieren und zum Handeln zu treiben. Eine schlampig zusammengeschusterte Datensammlung ohne jeden Neuigkeitswert brachte das Kabinett am 4. Mai 2007 – gerade einmal zwei Wochen nach der Veröffentlichung der Zahlen in Deutschland – dazu, einen nationalen Aktionsplan gegen Übergewicht ins Leben zu rufen. Wohl nie zuvor in der Geschichte der Bundesrepublik dürfte eine Zeitungsente eine derart panische Politikerreaktion ausgelöst haben.

Das versicherte Idealgewicht *oder* Wie Gewichtsnormen entstehen

Den Versuchen, Übergewicht und Adipositas zu definieren, haftete immer schon etwas Willkürliches an. Denn medizinisch haben sich die Grenzwerte noch nie wirklich rechtfertigen lassen. Lange Zeit entschieden die Ärzte nach Augenmaß, was zu dick und was gerade noch tolerabel sei. Selbstredend war das ärztliche Urteil abhängig von der persönlichen Einstellung der Mediziner gegenüber dicken Menschen. Eine wichtige Rolle bei der Beurteilung der Patienten dürfte außerdem der eigene Bauchumfang gespielt haben.

Versuche einzelner Mediziner, fixe Grenzwerte zu bestimmen, gab es seit Beginn des 20. Jahrhunderts immer wieder. Doch ihnen allen blieb die Anerkennung der Fachwelt versagt. Allgemeinverbindlichkeit erreichten sie nie. Einzig die sogenannte Broca-Formel – Körpergröße minus 100 ist Normalgewicht, alles, was darüber liegt, ist Übergewicht – wurde zumindest in Europa schon vor dem Zweiten Weltkrieg populär, auch wenn ihre medizinische Aussagekraft strittig blieb.

Die erste Gewichtsnorm aufzustellen, die sich scheinbar eindeutiger wissenschaftlicher Kriterien bediente, blieb dem Versicherungsangestellten Louis Dublin vorbehalten. Dublin, zeit seines Lebens als Statistiker bei der Metropolitan Life Insurance Company beschäftigt, hatte es sich zur Aufgabe gemacht, im Interesse seines Arbeitgebers den idealen Versicherungsnehmer mit bester Gesundheit und längster Lebenserwartung zu ermitteln. Besonderes Augenmerk bei seinen Berechnungen legte Dublin dabei auf den Faktor Gewicht. In mehr als 600 Artikeln und Vorträgen verbreitete Dublin seine These, dass das Übergewicht eine der wichtigsten Ursachen für chronische Krankheiten und vorzeitige Todesfälle sei. Louis Dublin hatte großen Erfolg damit, und zwar ironischerweise, obwohl die Lebenserwartung in den USA seit 1900 für Männer von 47 auf 60 Jahre gestiegen war. Doch der Anstieg der Lebenserwartung war in erster Linie Folge des selteneren Auftretens von Infektionskrankheiten wie Tuberkulose oder Lungenentzündung. Mit dem Rückgang der Infektionskrankheiten aber gerieten die chronischen Krankheiten, vorrangig Herz-Kreislauf- und Krebserkrankungen, ins Visier der Public-Health-Experten und Gesundheitspolitiker.

Dublins stärkstes Argument für die These vom Übergewicht als Killerkrankheit waren die Daten seiner Versicherung; Zahlen, die er selbst erhoben hatte. Die Metropolitan ermittelte aus den Daten ihrer zahlreichen Mitglieder ein sogenanntes Idealgewicht, das als Gewicht mit der höchsten Lebenserwartung definiert war. Allerdings unterliefen den Versicherungsmathematikern der Metropolitan dabei gleich mehrere grobe Fehler, die dafür verantwortlich waren, dass das Gewicht mit der höchsten Lebenserwartung jahrzehntelang viel zu niedrig eingeschätzt wurde.

Zwar wurde die Mehrheit der Versicherten gewogen und gemessen, jedoch ohne einheitliche Maßstäbe. Teilweise wurden die Personen mit Kleidern gewogen und die Körpergröße mit angezogenen Schuhen gemessen. Ein Teil der Versicherten wurde zudem am Telefon befragt. Mittlerweile weiß man aus zahlreichen Erhebungen, dass das Gewicht bei Befragungen generell unterschätzt und gleichzeitig die Körpergröße überschätzt wird.

Lebensversicherungen werden heute wie damals meist in relativ jungen Jahren abgeschlossen, und nur bei Abschluss der Versicherungspolice werden die Anwärter nach Gewicht und Größe befragt. Die Tatsache, dass das Gewicht mit zunehmendem Alter ansteigt, ohne dass dies negative Auswirkungen auf die Lebenserwartung hat, bleibt so unberücksichtigt.

Im Fall der von Dublin befragten Mitglieder der Metropolitan kam erschwerend hinzu, dass hier Angehörige der Mittel- und Oberschicht sowie US-Amerikaner mit nord- und mitteleuropäischem Hintergrund deutlich überrepräsentiert waren. Da in der damals ganz überwiegend weißen und protestantischen Mittel- und Oberschicht Übergewicht – insbesondere bei Frauen – sozial geächtet war, lag der Anteil der Molligen besonders niedrig, ohne dass man deshalb zwangsläufig auf einen Zusammenhang zur Lebenserwartung hätte schließen müssen.

Aus diesen Gründen lag das von Dublin ermittelte Idealgewicht der Metropolitan vor allem bei Frauen erheblich unter dem damaligen Durchschnittsgewicht. Dennoch wurden die aus den Daten der Metropolitan abgeleiteten Tabellen zur Bestimmung des Idealgewichts weltweit zum Vorbild für Gewichtsnormen.

Auch in Deutschland orientierte man sich nach dem Zweiten Weltkrieg an den Dublinschen Zahlen. Die grobe Faustregel, jedes Gewicht, das unterhalb der Formel Körpergröße in Zentimetern minus 100 lag, als Normalgewicht zu bezeichnen und jedes darüberliegende als Übergewicht, wurde nun weiter ausdifferenziert. Als Idealgewicht galt schon bald nach dem Zweiten Weltkrieg in Deutschland, in Anlehnung an die Zahlen aus Übersee, ein für Männer um zehn Prozent und für Frauen gar um fünfzehn Prozent niedrigerer Wert. Diese neue Formel für das Idealgewicht fand nicht nur unter Medizinern, sondern auch unter Modeschöpfern schnelle Verbreitung. Bis zur Etablierung des Body-Mass-Index in den 1990er Jahren war das nach dieser Formel berechnete Idealgewicht in Deutschland und vielen anderen europäischen Ländern der Maßstab, den Frauenzeitschriften und Modehersteller im Namen der Gesundheit wie der Schönheit gleichermaßen an ihre Kundinnen ansetzten. Dass es sich dabei um ein Gewicht handelte, das dem, was heute als Untergewicht definiert wird, verdächtig nahe kommt, wissen die wenigsten Frauen, die sich selbst lange Zeit mit den absurden Normen herumgequält haben.

In den USA gerieten die extremen Gewichtsnormen von Dublin zunehmend in die Kritik. Statt von einem Idealgewicht sprach man ab den 1980er Jahren von einem »wünschenswerten Gewicht«, das nicht mehr ganz so niedrig lag wie das Dublinsche Idealgewicht. Berechnungsgrundlage blieben allerdings die Daten der Metropolitan.

Erst im Jahr 1985 legten die nationalen Gesundheitsbehörden der USA auf Grundlage selbst erhobener Zahlen verbindliche Grenzwerte für Übergewicht und Adipositas fest. In vierjährigen Abständen wird in den USA seit 1960 der sogenannte National Health and Nutrition Examination Survey (NHANES), eine repräsentative Untersuchung zur nationalen Gesundheit, durchgeführt. Im Gegensatz zu den Daten der Versicherungen werden die Teilnehmer an diesen Studien alle durch geschultes Personal gemessen und gewogen. Auch wird darauf geachtet, alle Altersgruppen, ethnische Minderheiten und Einkommensschwache entsprechend ihrem prozentualen Anteil an der Gesamtbevölkerung zu berücksichtigen. Die Daten, die die Wissenschaftler verwendeten, stammten aus dem Gesundheits-Survey von 1980. Sie wurden somit vor dem starken Anstieg der Adipositas in den USA erhoben.

Als Grenze zum Übergewicht definierten die Mitarbeiter des US-amerikanischen National Institute of Health (NIH) das 85. Perzentil. Damit ist der Wert gemeint, der die übergewichtigsten fünfzehn Prozent von den restlichen fünfundachtzig Prozent der Untersuchten trennt. Bei der Definition von Adipositas entschied man sich für das 95. Perzentil und damit für den Wert, der die übergewichtigsten fünf Prozent von den restlichen fünfundneunzig Prozent trennt. In beiden Fällen berücksichtigte man allerdings nur die Altersgruppe der 20- bis 29-Jährigen. Als Ergebnis galt in den USA ab 1985 ein BMI von 27,3 für Männer und ein BMI von 27,8 für Frauen als Grenze zum Übergewicht und ein BMI von 31,1 respektive 32,3 als Grenze zur Adipositas. Die alten Daten von Dublin wurden von offizieller Seite nicht länger verwendet.

Allein die Tatsache, dass die Daten des NHANES im Gegensatz zu denen der Metropolitan für die Bevölkerung der USA repräsentativ sind, erklärt noch nicht, warum ausgerechnet das 85. und das 95. Perzentil als Grenzwerte definiert wurden. Denn dafür gibt es ebenso wenig eine medizinische Rechtfertigung wie für das Idealgewicht der Metropolitan. Noch unverständlicher ist, dass ausschließlich die Gruppe der unter 30-Jährigen berücksichtigt wurde.

Der sinnvolle Ansatz, den BMI nach dem Alter zu staffeln, wie ihn zwischenzeitlich das Committee on Diet and Health gegangen war, wurde durch das staatliche Gesundheitsinstitut NIH nicht weiter verfolgt. Stattdessen wurden durch die Senkung der Grenzwerte nach dem Beschluss der WHO 1997 und der Übernahme der Werte durch die staatlichen Gesundheitsbehörden der USA ein Jahr später über Nacht mehr als 35 Millionen eben noch normalgewichtige US-Amerikaner zu Übergewichtigen erklärt. Mittlerweile haben sich die Grenzwerte der WHO weltweit etabliert. Seitdem gilt in fast allen entwickelten Ländern die Mehrheit der Bevölkerung als zu dick, ohne dass dies nachweisbare Auswirkungen auf ihren Gesundheitszustand hätte.

Der adipöse »Governator« –
Zur medizinischen Bedeutung des Body-Mass-Index

Für den Erfinder des Body-Mass-Index, Adolphe Quételet, war das relative Körpergewicht kein Maß zur Deutung von Übergewicht und Adipositas, sondern eines von vielen Puzzleteilen des von ihm kreierten Durchschnittsmenschen, des »homme moyen«.

1796 im damals französischen Gent geboren, entwickelte Quételet, der sich ursprünglich mit Astronomie und Meteorologie beschäftigte, bald großes Interesse an Fragen der Wahrscheinlichkeitsrechnung. Ab 1826 arbeitete er am niederländischen Landesamt für Statistik. 1846 führte er die erste Volkszählung Belgiens durch.

Quételets bekannteste Schrift heißt *Soziale Physik oder Abhandlung über die Entwicklung der Fähigkeiten des Menschen.* Darin versucht er den Beweis zu erbringen, dass alle menschlichen Eigenschaften und Handlungen einer statistischen Logik folgen. In den ersten Kapiteln der *Sozialen Physik* beschäftigt sich Quételet mit den körperlichen Eigenschaften des Durchschnittsmenschen. Auf der Suche nach der Verteilung von Gewicht und Größe wertete Quételet die Daten schottischer Soldaten aus und entwickelte auf ihrer Grundlage seinen berühmt gewordenen Körpermasseindex.

Quételet beobachtete, dass sich »die Gewichte bei ausgewachsenen Personen von verschiedener Größe ungefähr wie die Quadrate der Größe verhalten«. Damit hatte er eine Formel gefunden, die das Körpergewicht unabhängig von der Körpergröße beschreiben kann.

Doch die Formel geriet bald in Vergessenheit. In den USA arbeitete man mit den Tabellen der Metropolitan Life Insurance Company, und in Europa verließ man sich auf den Broca-Index. Erst 1972 wurde der Quételet-Index durch amerikanische Wissenschaftler wiederentdeckt und zum Body-Mass-Index umgetauft. Die Karriere des BMI war steil, den Namen seines Erfinders hingegen kennt heute fast niemand mehr. Wer bei Google »Quételet« eingibt, erzielt 197 000 Treffer, für BMI dagegen sind es über 20 Millionen.

Für die Statistiker hat der BMI große Vorteile gegenüber dem ungenauen Broca-Index. Die einfache Formel »Körpergröße minus 100« zum Normalgewicht zu erklären und alles, was darüber liegt, als übergewichtig zu bezeichnen unterschätzt das relative Körpergewicht größerer Menschen und überschätzt das von kleineren Menschen. Doch so unbestritten der statistische Nutzen des BMI auch sein mag, seine medizinische Aussagekraft bleibt umstritten. Denn der Body-Mass-Index misst lediglich das relative Körpergewicht und nicht den Fettanteil an der Körpermasse. Die offizielle Definition von Adipositas ist aber ein kritisch erhöhter Fettanteil und nicht irgendein relatives Körpergewicht.

Es gibt bewährte Methoden, mit denen sich der Fettanteil an der Gesamtkörpermasse ziemlich verlässlich schätzen lässt. Die Internationale Diabetes Föderation (IDF) plädiert seit einigen Jahren dafür, nicht länger den BMI, sondern den Bauchumfang zur Diagnose von Übergewicht und Adipositas heranzuziehen. Dabei unterscheidet die IDF nicht nur zwischen Männern und Frauen, sondern auch zwischen Menschen asiatischer, afrikanischer, arabischer und europäischer Abstammung (wobei innerhalb der asiatischen Bevölkerung noch weiter zwischen Japanern, Chinesen und Südasiaten differenziert wird). Die IDF begründet ihr Vorgehen mit dem unterschiedlichen Körperbau und den damit einhergehenden unterschiedlichen Risiken für Menschen verschiedener Herkunft. Das Vorgehen der IDF steht bislang ziemlich allein. Die IOTF war drei Jahre zuvor mit ihrem Vorschlag, strengere Grenzwerte für Asiaten durchzusetzen, am Veto der WHO gescheitert. Die WHO-Experten begründeten ihre Ablehnung in einem Artikel für die Fachzeitschrift *The Lancet* mit der großen Varianz innerhalb der asiatischen Bevölkerung.[11] Die durchschnittlichen Unterschiede im Körperbau zwischen der Bevölkerung Südindiens und den Bewohnern der zentralasiatischen Hochebene oder der Arabischen Halbinsel erschienen ihnen zu groß, als dass ein einheitlicher Grenzwert für alle Asiaten gerechtfertigt wäre.[12]

Die Einteilung nach Herkunft bzw. Abstammung bei der Bewertung von gesundheitlichen Risiken wirft viele Fragen auf. Wie groß darf zum Beispiel der Bauchumfang von EU-Bürgern asiatischer Abstammung sein? Entscheidet der Wohnort oder die Staatsbürgerschaft über das zulässige Gewicht? Was passiert mit den Kindern aus binationalen Ehen: An welchem Grenzwert sollen sie sich orientieren, an dem der Mutter oder an dem des Vaters?

Eine weitere beliebte Methode zur Diagnose von Übergewicht ist das Waist-Hip Ratio, also das Verhältnis zwischen Taille und Hüfte. Als gerade noch akzeptabel gilt ein Verhältnis von 1:1 bei Männern und von 0,8:1 bei Frauen. Auch die Messung der Hautfaltendicke gilt als zuverlässiges Mittel zur Bestimmung des

Fettanteils an der Gesamtkörpermasse. Gegenüber dem BMI haben aber alle diese Methoden den Nachteil, dass Messfehler auftreten können. Zieht man den Bauch ein, ist der Umfang geringer; je nachdem, wie stark das Meterband gestrafft wird, fällt das Waist-Hip Ratio vorteilhaft oder unvorteilhaft aus. Besonders fehleranfällig ist die Messung der Hautfaltendicke. Dafür gibt es spezielle Vorrichtungen, die fachkundig und vor allem einheitlich bedient werden müssen, ansonsten sind die Messergebnisse wertlos. Der BMI dagegen ist leicht zu ermitteln. Denn beim Wiegen und Messen kann eigentlich relativ wenig schiefgehen.

Deshalb – und weil er sich national wie international so gut vergleichen lässt – ist der BMI ein von Gesundheitsinstituten und -behörden weltweit anerkanntes Maß zur Ermittlung von Übergewicht und Adipositas geworden. Doch der BMI hat auch Nachteile. Denn es gibt zahlreiche Beispiele von Menschen mit einem BMI jenseits der 25, die trotzdem wenig Fett am Körper tragen. Dabei handelt es sich um Personen, deren hohes relatives Körpergewicht auf einen besonders muskulösen Körperbau zurückzuführen ist. So haben zum Beispiel die Hollywoodschauspieler Matt Damon, Brad Pitt und George Clooney einen BMI, der deutlich im Übergewichtsbereich liegt. Der kalifornische Gouverneur Arnold Schwarzenegger gilt – ebenso wie seine ehemaligen Action-Kollegen Sylvester Stallone und Mel Gibson – mit einem BMI jenseits der 30 sogar offiziell als krankhaft fettleibig.

Doch selbst wenn man davon ausgeht, dass der BMI in der Mehrzahl der Fälle den Fettanteil des Körpers einigermaßen korrekt bestimmt, bleiben aus medizinischer Sicht viele Fragen offen. Denn nicht allein die Fettmasse am Körper beschreibt ein gesundheitliches Risiko, es kommt auch auf ihre Verteilung an. Die sogenannte Apfelform bei Körpern, mit dem klassischen Kugelbauch, der vor allem bei Männern vorzufinden ist, gilt als problematisch. Die Birnenform dagegen, bei der das Fett gleichmäßig über den Körper verteilt ist und die bei 85 Prozent der übergewichtigen Frauen vorzufinden ist, gilt als unbedenklich.

Über die Fettverteilung allerdings kann der BMI, im Gegensatz beispielsweise zur Hautfaltenmessung, die an verschiedenen Stellen des Körpers vorgenommen wird, aber überhaupt keine Aussage treffen.

Werden wir wirklich immer dicker? – Zahlen, Prognosen und was sie wirklich aussagen

»20 bis 25 Prozent aller Kinder sind übergewichtig. Fast jedes achte Schulkind ist fettsüchtig – drei Millionen Kinder in der Bundesrepublik werden wegen Fettleibigkeit ärztlich behandelt. Jeder zweite Erwachsene hat Übergewicht.«

Kommt Ihnen das bekannt vor? Alles Schlagzeilen aus den letzten Jahren, glauben Sie? Falsch. Die Zitate klingen zwar tatsächlich wie die neuesten Hiobsbotschaften von der »Übergewichts-Epidemie«. Sie sind aber zwei *SPIEGEL*-Artikeln aus den Jahren 1976 und 1977 entnommen.[13]

Sie stammen also aus einer Zeit, in der die »Übergewichts-Epidemie«, jedenfalls in der Darstellung der Weltgesundheitsorganisation (WHO), noch gar nicht begonnen hatte. Die WHO datiert den Ausbruch der »Übergewichts-Epidemie« offiziell auf das Jahr 1980. Seit 1980 steigt in den USA der durchschnittliche BMI ebenso wie der Anteil der Übergewichtigen und Adipösen deutlich an. Zwischen 1960 und 1980 erhöhte sich der durchschnittliche BMI in den USA nach Angaben des staatlichen Gesundheitsinstituts Centers for Disease Control and Prevention (CDC) nur moderat von 25,0 auf 25,5. Zwischen 1980 und 2002 stieg er dagegen von 25,5 auf 28,0. Die Zahl der Adipösen hat sich in den Vereinigten Staaten dem Institut zufolge zwischen 1980 und 2006 von 15 auf 34 Prozent mehr als verdoppelt. Ein ähnliches Bild ergibt sich für Großbritannien. Hier verdreifachte sich der Anteil der Adipösen zwischen 1980 und 2003, wobei der Anteil der adipösen Frauen von acht Prozent auf 23 und der der Männer von sechs auf 22 Prozent anstieg.

In den USA und in Großbritannien ist der deutliche Anstieg der Adipositas seit 1980 gut belegt. Beide Länder führen in regelmäßigen Abständen repräsentative und methodisch vereinheitlichte Untersuchungen durch. Beide Länder nutzen zur Darstellung ihrer Ergebnisse den BMI. Doch in Deutschland? Wenn es hier nach 1980 eine ähnliche Entwicklung gegeben haben sollte wie in Großbritannien oder den USA, dann stellt sich die Frage, warum das Thema schon vor über dreißig Jahren in fast demselben Wortlaut diskutiert wurde wie heute.

Dafür gibt es eigentlich nur zwei mögliche Antworten: Entweder wurde das Thema in den 1970er Jahren übertrieben, oder die »Übergewichts-Epidemie« hat es, jedenfalls in den letzten dreißig Jahren, schlicht nicht gegeben.

Ein Vergleich von aktuellen Zahlen mit solchen aus den 1970er Jahren müsste dies klären können. Doch das ist gar nicht so einfach. In den 1970er Jahren war der BMI in Deutschland praktisch unbekannt. Stattdessen wurde noch mit dem Broca-Index gearbeitet. Repräsentative Erhebungen wie die Nationale Verzehrsstudie gibt es für die 1970er und frühen 1980er Jahre auch nicht. Die Zahlen aus den zitierten *SPIEGEL*-Artikeln stammen aus dem Ernährungsbericht von 1976. Die Behauptung, dass die Bevölkerungsmehrheit 1976 übergewichtig gewesen sei, beruht auf einer regionalen Messung in Hessen. Übergewicht wurde als Broca-Normalgewicht plus 15 Prozent definiert. Das Broca-Normalgewicht plus 15 Prozent liegt für Männer wie Frauen deutlich über einem BMI von 25. Dies wäre ein klares Indiz dafür, dass nach heutigen Maßstäben damals weit über 50 Prozent der Untersuchten übergewichtig und ein erheblicher Teil von ihnen adipös waren. Allerdings wurden für die Auswertung nur Menschen über 35 Jahre berücksichtigt, womit das Ergebnis der Messung an Aussagekraft verliert, weil der BMI mit zunehmendem Alter ansteigt.

Indizien dafür, wie sich die Zahl der Übergewichtigen in Deutschland tatsächlich entwickelt hat, finden sich erst wieder für die 1980er Jahre. Die älteste verlässliche Quelle, die nach

BMI ausgewertet wurde und ausschließlich von den Mitarbeitern der Studie selbst erhobene Messdaten enthält, ist der vom Robert-Koch-Institut durchgeführte Gesundheitssurvey von 1984. Der Gesundheitssurvey klassifizierte 1984 16,2 Prozent der Männer und Frauen in Westdeutschland als adipös. Vierzehn Jahre später, im Jahr 1998, wurde der Gesundheitssurvey mit gesamtdeutschen Daten erneut durchgeführt. Die Zahl der adipösen Männer war auf 21,5, die der Frauen auf 22,4 Prozent gestiegen. Der Anteil der Übergewichtigen stieg bei den Männern von 66,3 auf 71,3 Prozent. Bei den Frauen war im selben Zeitraum ein Anstieg von 48,2 auf 53,9 Prozent festzustellen.[14] Das ist ein signifikanter, aber gerade auch im Vergleich mit Großbritannien und den USA keinesfalls dramatischer Zuwachs.

Einen deutlicheren Anstieg der Zahl der Übergewichtigen legt der Vergleich der beiden vom Landwirtschaftsministerium erhobenen Nationalen Verzehrsstudien nahe. Laut der ersten Nationalen Verzehrsstudie von 1987, bei der ebenfalls nur Daten aus Westdeutschland berücksichtigt werden konnten, waren 1987 52,6 der Männer übergewichtig und 10,6 Prozent von ihnen adipös. Bei den Frauen hatten 39,7 Prozent einen BMI größer 25, bei 11,6 Prozent lag der BMI über 30.[15] In der zweiten Nationalen Verzehrsstudie von 2008 wurden 66 Prozent der Männer als übergewichtig und 20,5 Prozent als adipös klassifiziert. Bei den Frauen lagen die entsprechenden Zahlen bei 49,6 und 21,1 Prozent.[16] Das wäre für Übergewicht eine eher moderate Zunahme, für den Adipositas-Bereich alleine betrachtet dagegen fast eine Verdoppelung. Vergleicht man allerdings die Zahlen des Bundesgesundheitssurveys von 1998 mit denen der zweiten Nationalen Verzehrsstudie von 2008, dann ergibt sich für die Adipositas alleine betrachtet ein leichter Rückgang von 21,5 Prozent der Männer und 22,4 Prozent der Frauen auf jeweils 20,5 Prozent. Für die Übergewichtigen insgesamt fällt der Rückgang von rund 71 Prozent auf 66 Prozent bei den Männern und von knapp 54 Prozent auf unter 50 Prozent bei den Frauen sogar noch etwas deutlicher aus.

Die vorliegenden Zahlen können also die Frage, wie stark der Anstieg von Übergewicht und Adipositas in den letzten drei Jahrzehnten in Deutschland wirklich ausgefallen ist, nicht befriedigend beantworten. Vieles spricht aber dafür, dass die Zahl der Übergewichtigen und Adipösen in den letzten Jahrzehnten in Deutschland nur geringfügig zugenommen hat. »In beiden deutschen Staaten gelang in den 1970er Jahren eine relative Stabilisierung des Übergewichtsproblems leicht unterhalb des heutigen Niveaus. Das heute scheinbar so drängende Problem besteht also schon seit ca. 40 Jahren«[17], bilanziert der Historiker Uwe Spiekermann. Und ob die Zahl der Übergewichtigen in Zukunft steigen, auf dem derzeitigen Niveau stagnieren oder möglicherweise sogar sinken wird, ist reine Spekulation.

Unstrittig dagegen ist der Anstieg von Übergewichtigkeit in vielen Entwicklungsländern, wenn auch mit großen regionalen Unterschieden. Während am Persischen Golf und in einigen nordafrikanischen und lateinamerikanischen Staaten schon heute ähnliche Werte wie in Westeuropa und Nordamerika erreicht werden, ist Adipositas in China, Korea, Japan und den südostasiatischen Staaten immer noch die krasse Ausnahme. In Japan zum Beispiel lag der Anteil der adipösen Männer Mitte der 1990er Jahre bei gerade mal zwei Prozent. In Europa existieren nach wie vor große Unterschiede zwischen Ost und West. In Südeuropa sind die Zahlen mittlerweile ähnlich hoch oder sogar höher als in West- und Nordeuropa. Innerhalb der Länder sind teilweise große regionale Unterschiede festzustellen. Dabei sind es, jedenfalls in den Industriestaaten, vor allem ländliche und strukturschwache Regionen, in denen die Zahl der Übergewichtigen und Adipösen über dem Durchschnitt liegt. In den Entwicklungs- und Schwellenländern ist vor allem die urbane Mittelschicht von Übergewicht betroffen. In den afrikanischen und arabischen Ländern sind Frauen sehr viel häufiger übergewichtig als Männer. Ähnliches gilt für Afroamerikanerinnen, deren durchschnittlicher BMI nach Angaben der staatlichen Gesundheitsinstituts Centers for Disease Control and Prevention (CDC) bei 31,1 liegt, während der durchschnittliche BMI von männlichen Afroamerikanern mit 27,6 angegeben wird.

Die interessante Frage an dieser Stelle ist, ob sich die in vielen Ländern deutliche Zunahme der letzten Jahrzehnte fortsetzen wird. Die Auguren von WHO und IASO werden nicht müde, einen ungebremsten Anstieg zu prophezeien. Extrapolation nennt sich das statistische Verfahren, mit dem die weitere Entwicklung aktueller Trends vorhergesagt wird. Auf Basis der Entwicklung der letzten zwanzig bis dreißig Jahre wird für die Zukunft Düsteres prophezeit. Schon für das Jahr 2015 schätzt die International Obesity Taskforce (IOTF) die Zahl der Übergewichtigen weltweit auf 2,3 Milliarden Menschen. Der prognostizierte Anstieg der Zahl der Übergewichtigen von einer Milliarde im Jahr 1997 auf 2,3 Milliarden keine zwanzig Jahren später erklärt sich aber im Wesentlichen durch die spezielle Zählweise der IOTF. Die hatte nämlich 2003 beschlossen, Asiaten schon ab einem BMI von 23 und nicht erst ab einem BMI von 25 zu den Übergewichtigen zu zählen, und damit die Zahl der Übergewichtigen weltweit auf einen Schlag um ca. 700 Millionen Menschen erhöht. Diese einsame Entscheidung – die WHO hat die neuen Grenzwerte für Asiaten bis heute nicht übernommen – kommt in erster Linie dem Hauptsponsor der IOTF, dem Pharmakonzern Roche, zugute, der durch die neuen Grenzwerte seinen potenziellen Kundenstamm in Asien über Nacht mehr als verdoppelte.

In Nordamerika könnten der IOTF zufolge schon im Jahr 2015 über die Hälfte der Bevölkerung adipös und fast alle übergewichtig sein. In Europa und Lateinamerika rechnet die Organisation spätestens für das Jahr 2030 mit einem solchen Szenario. Sechzig Prozent der Männer, 50 Prozent der Frauen und 26 Prozent der Kinder im Vereinigten Königreich werden im Jahr 2050 adipös sein, vermutet die britische Regierung. 2048 werden nach einer Berechnung amerikanischer Epidemiologen alle US-Bürger übergewichtig sein, rund fünfzig Jahre später im Jahr 2102 schließlich soll es dann in den Vereinigten Staaten von Amerika keinen einzigen nicht krankhaft fettleibigen Menschen mehr geben.[18]

Die Zukunft vorhersagen zu können ist ein alter Menschheitstraum. Ein Traum, der wahrscheinlich immer einer bleiben wird. Die Aufgabe, die einst Seher innehatten, übernehmen heute Statistiker. Während Erstere in Eingeweiden von Tieren nach Anzeichen der Zukunft suchten, verlassen sich Letztere auf ihre Zahlen. Geht es um kurzfristige Vorhersagen, ist die Wahrscheinlichkeit, ins Schwarze zu treffen, noch relativ hoch. Je größer allerdings der zeitliche Abstand zur Gegenwart wird, desto höher ist die Wahrscheinlichkeit, gehörig danebenzuliegen. Die Demographiedebatte, also die Diskussion um die Veränderung der Altersstruktur und die Vorhersage der zukünftigen Lebenserwartung sowie der Einwohnerzahl, zeigt anschaulich, wie spektakulär die Zahlenmystiker scheitern können.

Hätte man aufgrund der demographischen Entwicklung der Jahre von 1880 bis 1910 den Anstieg der Bevölkerung des Deutschen Kaiserreichs bis zum Jahr 1950 vorhersagen wollen, dann wären dabei zwei Weltkriege unter den Tisch gefallen. Hätte man auf Grundlage dieser Daten die Entwicklung der Bevölkerung bis zum Jahr 2000 vorhersagen wollen, wären zusätzlich die Erfindung der Antibabypille, der Zuzug von mehreren Millionen Gastarbeitern und Aussiedlern sowie die Teilung und die anschließende Wiedervereinigung Deutschlands nicht berücksichtigt worden.

Niemand konnte vor hundert Jahren ahnen, dass steigender Wohlstand zu einem deutlichen Rückgang der Geburtenrate führt. Stattdessen hätte man wohl eher vermutet, dass die Zahl der Kinder steigt, weil der medizinische Fortschritt die Kindersterblichkeit senken hilft. Wer hätte im Jahr 1900 eine Verdoppelung der Lebenserwartung in nur 100 Jahren prophezeit, und welcher angesehene Wissenschaftler traut sich, die Lebenserwartung für das Jahr 2100 aufgrund dieser Erfahrung auf 160 Jahre zu schätzen?

Im Jahr 1900 waren die Menschen nicht nur seltener übergewichtig und starben wesentlich jünger, sondern sie waren auch deutlich kleiner als heute. Ob aber im Jahr 2100 alle Menschen unter zwei Meter Körpergröße als kleinwüchsig gelten werden, ist trotzdem fraglich.

Mädchen hatten zu Beginn des 20. Jahrhunderts im statistischen Mittel erst mit 17 Jahren die erste Monatsblutung. Ein Jahrhundert später bekommen Mädchen ihre erste Periode im Durchschnitt schon mit 12,5 Jahren. Setzt man diese Entwicklung mit derselben Konsequenz linear fort, wie es die Statistiker in Sachen Übergewicht tun, werden in einhundert Jahren Mädchen mit durchschnittlich acht Jahren geschlechtsreif sein.

Ähnlich wie mit den Themen Längenwachstum, Lebenserwartung, körperliche Entwicklung und Altersstruktur verhält es sich mit Prognosen in Hinblick auf das relative Körpergewicht. Zugegeben, der Anstieg des durchschnittlichen BMI in den letzten dreißig Jahren in den USA und in Großbritannien ist beeindruckend. Doch wir wissen nicht, wie lange dieser Trend anhält. Und es gibt berechtigte Zweifel, ob die Entwicklung in Deutschland wirklich mit der in den USA vergleichbar ist.

Vor allem aber wissen wir nicht, welche zukünftigen Entwicklungen die Zahl der Übergewichtigen beeinflussen könnten. Ein Siebtel der Weltbevölkerung leidet heute noch dauerhaft unter Hunger- und Mangelernährung. Es könnte sein, dass ein gerechteres Wirtschafts- und Gesellschaftssystem diesen Zustand eines Tages überwindet. Es ist aber auch nicht ausgeschlossen, dass die globale Schere zwischen Arm und Reich zukünftig noch weiter auseinanderklafft und der Hunger in Gebiete zurückkehrt, wo man ihn bereits besiegt glaubte.

Ökologische Veränderungen könnten dazu führen, dass wir unsere Ernährung in den nächsten fünfzig oder hundert Jahren radikal umstellen müssen. Dass wir beispielsweise weniger Fleisch und dafür mehr Algen konsumieren werden. Wir wissen nicht, ob es uns gelingt, die schwindenden fossilen Energiereserven durch erneuerbare Energien zu ersetzen. Auch das könnte dramatische Auswirkungen auf unsere Energiebilanz haben.

Doch selbst wenn der gegenwärtige Trend hin zu einer flächendeckenden Versorgung mit kalorienreichen Lebensmitteln und einem Leben ohne erzwungene körperliche Anstrengung die nächsten hundert Jahre anhalten sollte – was ja grundsätzlich nicht die schlechtesten Aussichten wären –, bedeutet das keinesfalls, dass sich der durchschnittliche BMI in astronomische Höhen bewegen muss.

Anzeichen für eine mögliche Trendwende finden sich heute schon gleichermaßen in den USA wie Deutschland. In Deutschland etwa stagniert die Zahl der übergewichtigen Schulanfänger in vielen Bundesländern seit Ende der 1990er Jahre, in einigen davon ist sie sogar leicht rückläufig. Und in den USA ist die Zahl der übergewichtigen Kinder und Jugendlichen nach Angaben des staatlichen Gesundheitsinstituts Centers for Disease Control and Prevention (CDC) seit 1996 nicht mehr signifikant angestiegen. Auch für die volljährigen US-Amerikaner sieht das Institut erste Anzeichen einer Trendwende. So stagniert der Anteil der adipösen Frauen in den USA schon seit 1999, der der Männer immerhin seit 2003.

Übergewicht: Killer oder Lebenszeitverlängerer?

Dass mit dem Massenwohlstand nicht nur das verfügbare Einkommen, sondern auch der Bauchumfang größer wird, soll hier gar nicht bestritten werden. Natürlich gibt es heute mehr Dicke als vor fünfzig oder hundert Jahren. Allerdings ist der Anstieg, jedenfalls in Deutschland, in den letzten Jahrzehnten weit weniger dramatisch verlaufen, als häufig behauptet wird. Unabhängig davon stellt sich aber eine ganz andere und viel wichtigere Frage: nämlich die, ob das denn alles wirklich so schlimm ist.

Handelt es sich beim Übergewicht womöglich eher um ein ästhetisches als um ein medizinisches Problem? Wäre es also denkbar, dass moderne Gesellschaften dicke Körper vorwiegend aus kulturellen Gründen ablehnen: etwa weil sie nicht dem Leistungsideal entsprechen oder weil sie für negative Eigenschaften wie geistige und körperliche Trägheit, Ungepflegtheit und Disziplinlosigkeit stehen?

Die Anhänger der »Übergewichts-Epidemie« weisen solche Argumente natürlich weit von sich. Es ginge keinesfalls um eine ästhetische Frage, sondern um eine gesundheitliche. Übergewicht führt zu zahlreichen Folgekrankheiten und senkt die Lebenserwartung. Kurz: Übergewicht tötet, und damit basta.

Passend zu dieser These hatten im Jahr 2004 Epidemiologen des staatlichen US-amerikanischen Gesundheitsinstituts Centers for Disease Control and Prevention (CDC) die Zahl der Opfer der »Übergewichts-Epidemie« allein in den USA auf rekordverdächtige 400000 Menschenleben jährlich geschätzt.[19] Die Autoren der Studie, unter ihnen die Direktorin des CDC, Julie Geberding, äußerten die Befürchtung, dass das Übergewicht aufgrund der neuesten Schätzungen drauf und dran sei, den Risikofaktor Rauchen von der Poleposition in der Liste der vermeidbaren Todesfälle zu verdrängen.

Schon ein Jahr nach dieser vollmundigen Ankündigung hatte sich das Blatt überraschend gewendet. Mitarbeiter des CDC legten eine neue Berechnung der durch Übergewicht bedingten Todesfälle in den USA vor. Und die hatte es in sich. Denn sie behauptete nicht weniger als das glatte Gegenteil der alten Studie.

Nach der neuen Studie des CDC erhöht ein leichtes Übergewicht die Lebenserwartung, statt sie zu senken. Zudem sei für den Bereich der moderaten Adipositas kein signifikanter Rückgang der Lebenserwartung zu verzeichnen. Lediglich für Menschen mit einem BMI größer als 35 sei die Lebenserwartung deutlich verkürzt. Für den Adipositasbereich insgesamt könne man, statt – wie bislang behauptet – von bis zu 400000 nur von 112000 vorzeitigen Todesfällen pro Jahr ausgehen. Würden die leicht Übergewichtigen und die Adipösen zusammengefasst, dann sinke die Zahl der vorzeitigen Todesfälle aufgrund der höheren Lebenserwartung der Menschen mit einem BMI zwischen 25 und 30 sogar noch weiter auf gerade mal 25900 Todesfälle pro Jahr.[20]

Das neue Ergebnis bedeutet: Der Risikofaktor Übergewicht rangiert in der Liste vermeidbarer Todesfälle weit hinter Alkohol, Straßenverkehrsunfällen und sogar noch hinter der Zahl an Menschen, die in den USA jährlich durch Schusswaffen zu Tode kommen. Und das im Land mit der übergewichtigsten Bevölkerung aller großen Industrienationen.

Doch wie kam es eigentlich in dem für die US-amerikanische Gesundheitspolitik so wichtigen Forschungsinstitut zu so einem radikalen Sinneswandel?

Zur Beantwortung dieser Frage lohnt es sich, einen Blick auf die Ereignisse zwischen der Veröffentlichung der ersten Studie im Frühjahr 2004 und der Publikation der zweiten Studie 13 Monate später zu werfen.

Am 9. März 2004 wird die umstrittene Studie, verfasst von Mitarbeitern des CDC unter Leitung von Ali Mokdad, mit dem unscheinbaren Titel »Actual Causes of Death 2000 in the USA« im *Journal of the American Medical Association* veröffentlicht. Sie wurde nicht nur in den USA, sondern weltweit zur Kenntnis genommen. Mehr noch: Die Studie hat wahrscheinlich stärker als alle anderen Studien zuvor zur Wahrnehmung von Übergewicht als Killer-Krankheit beigetragen. Am 31. März 2004, also nur drei Wochen nach der Veröffentlichung, warb die Chefin des CDC, Julie Gerberding, mit den Zahlen der Studie um Zustimmung für ihre Budgetvorstellungen für das kommende Haushaltsjahr. Am 7. Mai erschien im Magazin *Science* ein Artikel, der erste Zweifel an den Zahlen der Studie zum Ausdruck brachte. Am 21. Juni 2004 forderte der demokratische Kongressabgeordnete Henry Waxman eine unabhängige Überprüfung der Zahlen. Zwei Tage später wurde eine interne Untersuchung angekündigt. Im August wurden zwei Aufsätze von Epidemiologen des CDC veröffentlicht, die eigentlich schon 2003 erscheinen sollten.[21] Beide kritisierten das methodische Vorgehen der ersten Studie. Im Oktober wurde das Ergebnis der internen CDC-Untersuchung dem Kongress vorgelegt. Die Öffentlichkeit blieb außen vor. Dafür veröffentlich das *Wall Street Journal* im November 2004 eine Titelstory zu den Vorgängen im CDC. Darin wurden Mitarbeiter des CDC mit der Aussage zitiert, es habe sich bei der ersten Studie unter Leitung Ali Mokdads weniger um eine wissenschaftlich fundierte Analyse als um eine politische Auftragsarbeit gehandelt. Obwohl die Studie schon Monate vor ihrer Veröffentlichung intern umstritten gewesen sei, sei den Mitarbeitern schnell klargemacht worden, dass ihre grundlegenden Ergebnisse nicht zur Diskussion stünden.

Daraufhin geriet die Chefin des CDC und Mitautorin der umstrittenen ersten Studie, Julie Gerberding, immer stärker in die Kritik. Ihr wurde vorgehalten, ihre Mitarbeiter unter Druck gesetzt zu haben, hohe Zahlen zu produzieren, um ihrer Etatforderung vor dem Kongress Nachdruck zu verleihen. Immerhin ging es um 6,9 Millionen US-Dollar, die Gerberding vom US-amerikanischen Parlament im Fiskaljahr 2005 für ihr Institut bewilligt haben wollte.

Am 18. Januar 2005 gab das CDC öffentlich bekannt, dass die Zahl der Todesopfer von Übergewicht und Adipositas im Jahr 2000 nicht bei 400 000, sondern bei 365 000 gelegen habe. Im Februar räumt das CDC dann ein, dass das methodische Vorgehen in der ersten Studie problematisch war, und deutete an, dass es mit der kosmetischen Korrektur vom Vormonat nicht getan sei. Am 20. April 2005 erschien eine Studie von Mitarbeitern des CDC und der ebenfalls staatlichen National Institutes of Health unter der Leitung von Katherine Flegal. Diese Studie reduziert die Zahl der übergewichtsbedingten Todesopfer im Jahr 2000 auf unter 26 000 und damit auf ein Fünfzehntel der ursprünglich genannten Ziffer. Am 31. Mai 2005 übernahm das CDC offiziell die Zahlen aus der zweiten Studie von Flegal. Am 2. Juni 2005 erklärte die Direktorin des CDC, Julie Gerberding, auf einer Pressekonferenz ihr Bedauern über die entstandenen Irritationen. Sie schloss den Ergebnissen ihrer eigenen Mitarbeiter zum Trotz mit den Worten: »It's not okay to be overweight.«

Mit dieser Ansicht befindet sich Gerberding in guter Gesellschaft, denn auch die WHO und die IOTF bestehen weiterhin darauf, dass schon ab einem BMI von 25 eine konkrete Gesundheitsgefährdung bestehe. Und auch wenn das CDC die neuen Zahlen mittlerweile zähneknirschend anerkannt hat, weigert sich der US-Surgeon General, der so etwas wie der oberste Arzt der Nation ist, bis heute, die neuen Realitäten zu akzeptieren. Auf seiner Website ist von 300 000 Todesopfern die Rede. Dabei beruft er sich auf eine Studie aus den 1990er Jahren, die mit der gleichen Methode wie die erste Studie von Ali Mokdad erstellt wurde.

Relative Risiken *oder*
Von der Schwierigkeit, den Tod vorherzusagen

Sie fragen sich wahrscheinlich, wie es möglich sein kann, dass erfahrene Epidemiologen, die an einem der renommiertesten US-amerikanischen Gesundheitsinstitute arbeiten, zu so konträren Ergebnissen gelangen können.

Die Antwort liegt im Unterschied zwischen zwei Statistiken, die die häufigsten Todesursachen beschreiben. Die erste Statistik bezieht sich auf die medizinisch eindeutigen Todesursachen. Die zweite dagegen beschreibt die vermuteten Gründe für die medizinischen Todesursachen. Und weil man davon ausgeht, allein durch das Wissen um die Todesursachen selbige schon verhindern zu können, wird hier optimistisch von vermeidbaren Todesfällen gesprochen.

Die erste Liste wird in allen Industrienationen durch die beiden »Top-Killer« Herz-Kreislauf-Erkrankungen und Krebserkrankungen angeführt. Diese beiden Krankheiten zusammengenommen kommen für mehr als 50 Prozent aller Todesfälle in den entwickelten Ländern auf. Dahinter werden verschiedene Krankheiten unter Sammelbegriffen zusammengefasst, unter denen sich Nichtmediziner wenig vorstellen können.

Die erste Statistik ist für Gesundheitspolitiker und Public-Health-Experten wenig aussagekräftig, weil man ja nicht weiß, welche Geschichte sich hinter den vielen Herz-Kreislauf-, Krebs- und anderen Erkrankungen im Einzelnen verbirgt. Deswegen gibt es, wie bereits erwähnt, noch die Statistik mit den vermeidbaren Todesfällen.

Bei den Todesfällen, die durch Unfälle verursacht werden, leuchtet das ein. Denn theoretisch ist jeder Unfall vermeidbar, und tatsächlich sind beispielsweise die tödlichen Verkehrsunfälle in Deutschland trotz erhöhten Verkehrsaufkommens und schnellerer Autos von fast 20 000 in den 1970er Jahren allein in Westdeutschland auf unter 5000 in West- und Ostdeutschland im Jahr 2008 zurückgegangen. Außerdem lässt sich bei den Unfällen eine eindeutige Ursache festmachen. Deswegen gibt die Zahl von 43 000 US-Amerikanern, die im Jahr 2000 Opfer von Verkehrsunfällen wurden, keinen Anlass zum Disput. Genauso wenig wie die Aussage, dass 29 000 Menschen in den USA im selben Jahr Opfer von Schusswaffen wurden. Bei allen anderen Todesursachen wird es dagegen sehr viel komplizierter. Eigentlich wäre es redlicher, statt von vermeidbaren von vermeintlichen Todesursachen zu sprechen, denn welche Umwelteinflüsse, welches Verhalten oder welche genetische Prägung im Einzelfall zum Ausbruch von chronischen Krebs- und Herz-Kreislauf-Erkrankungen geführt haben, ist schwer zu berechnen.

Um dennoch ermitteln zu können, wie viele Menschen an vermutlich vermeidbaren Todesursachen sterben, berechnen Epidemiologen sogenannte relative Risiken.

Als relatives Risiko bezeichnet man den Faktor, um den die Wahrscheinlichkeit, eine Krankheit durch einen Risikofaktor zu erleiden, erhöht ist. Wenn zum Beispiel Studien feststellten, dass Übergewichtige ein doppelt so hohes Risiko wie Normalgewichtige tragen, an Darmkrebs zu erkranken, läge das relative Risiko bei 2,0.

Das sagt aber noch nichts darüber aus, ob wirklich ein Zusammenhang zwischen dem Übergewicht und dem häufigeren Auftreten von Darmkrebs besteht. Um auszuschließen, dass andere Faktoren eine Rolle spielen, müssen die Studien, die einen Zusammenhang zwischen einem Risikofaktor und einer Krankheit herstellen, möglichst viele andere Risikofaktoren isolieren. Es sollte also Wert darauf gelegt werden, dass die Untersuchten in beiden Gruppen gleich alt sind, denselben sozialen Status haben und dass sich in beiden Gruppen zum Beispiel gleich viele Raucher befinden oder, wenn das ein bekannter Risikofaktor für Darmkrebs wäre, gleich viele Rotweintrinker. Gelingt es nicht, die beiden Gruppen so auszuwählen, dass sie in jeder Hinsicht vergleichbar sind, kann mit statistischen Mitteln nachjustiert werden: zum Beispiel indem die unterrepräsentierten Gruppen entsprechend anders gewichtet oder andere bekannte Risikofaktoren von vornherein ausgeschlossen werden. Doch selbst dann sagt das relative Risiko noch nichts darüber aus, ob das absolute Risiko wirklich von Bedeutung für die Betroffenen ist.

Doppelt so viele Übergewichtige wie Normalgewichtige erkranken an Darmkrebs: Das klingt bedrohlich. Nehmen wir an, dass von 100 000 Untersuchten, die je zur Hälfte übergewichtig bzw. normalgewichtig sind, aus der Gruppe der Normalgewichtigen 50 unter Darmkrebs leiden, aus der Gruppe der Übergewichtigen dagegen 100, dann ist die Aussage, dass Übergewichtige doppelt so häufig an Darmkrebs erkranken wie Normalgewichtige, zwar immer noch richtig, dennoch bleibt auch für Übergewichtige das absolute Risiko, an Darmkrebs zu erkranken, sehr gering.

Richtig problematisch wird es, wenn relative Risiken addiert werden. Denn erstens bestehen zwischen verschiedenen Erkrankungen Wechselwirkungen, die nicht selten zu Mehrfacherkrankungen führen, so dass bei einer Addition von relativen Risiken zwangsläufig Doppelungen auftreten; zweitens können Risikofaktoren für eine Krankheit gleichzeitig Schutzfaktoren gegen eine andere Krankheit sein. So gilt beispielsweise Übergewicht als Schutzfaktor gegen Osteoporose. Theoretisch müsste man also die gesundheitlichen Vorteile des Übergewichts mit seinen Nachteilen verrechnen. Praktisch passiert das jedoch so gut wie nie.

Der große Unterschied zwischen den beiden Untersuchungen

erklärt sich vor allem durch die Berechnung dieser relativen Risiken. Die erste Studie unter der Leitung von Ali Mokdad hat dabei auf Studien aus den 1960er und 1970er Jahren gesetzt. Diese Untersuchungen haben einen Zusammenhang zwischen dem relativen Körpergewicht und konkreten Krankheitsbildern wie Diabetes oder zumindest besser fassbaren Risikofaktoren für Herz-Kreislauf-Erkrankungen wie einem erhöhten Cholesterinspiegel und Bluthochdruck hergestellt. Allerdings, und das haben Mokdad und seine Kollegen nicht bedacht, leben die Dicken von heute gesünder als die Dünnen von gestern. So leiden Übergewichtige heute viel seltener unter Bluthochdruck, erhöhtem Cholesterinspiegel und anderen Risikofaktoren als vor dreißig oder vierzig Jahren. Zwar sind auch die Dünnen heute ebenfalls seltener von diesen Risikofaktoren betroffen als früher, doch der Rückgang bei den Übergewichtigen fällt viel stärker aus. Die gesundheitliche Lücke zwischen Dick und Dünn schließt sich also, und damit verliert der Risikofaktor Übergewicht sowohl relativ – im Vergleich zu den Normalgewichtigen – als auch absolut an Bedeutung. Zweitens, und das ist vielleicht sogar noch entscheidender, hat der medizinische Fortschritt dafür gesorgt, dass viel weniger Menschen in jungen Jahren an Herz-Kreislauf-Erkrankungen sterben, und zwar unabhängig von den bekannten Risikofaktoren. So gingen etwa in Deutschland die Todesfälle nach Angaben des Robert Koch-Instituts aufgrund eines akuten Herzinfarkts bei Frauen zwischen 1990 und 2003 um über ein Drittel zurück, bei den Männern fiel der Rückgang mit fast 50 Prozent sogar noch deutlicher aus.

Außerdem hat die erste Studie von Mokdad nicht berücksichtigt, dass die Sterblichkeit bei Übergewicht und Adipositas vom Alter abhängig ist. Ältere Menschen mit leichtem Übergewicht oder moderater Adipositas sind im Gegensatz zu jüngeren Menschen nicht häufiger von chronischen Krankheiten betroffen als Normalgewichtige. Gleichzeitig sind ältere Menschen viel häufiger übergewichtig oder adipös als jüngere. Denn das relative Körpergewicht steigt mit zunehmendem Alter kontinuierlich an und sinkt erst im hohen Lebensalter wieder ab. Das zeigen auch die Zahlen der zweiten Nationalen Verzehrsstudie. Demnach sind in der Altersgruppe von 20 bis 30 Jahren nur 40 Prozent der Männer und 29 Prozent der Frauen übergewichtig. Bei den 70- bis 80-Jährigen sind es dagegen 84 Prozent der Männer und 74 Prozent der Frauen.[22]

Leichtes Übergewicht im Alter, stellte das Team um Katherine Flegal fest, ist aber nicht nur ungefährlich, sondern der Gesundheit sogar zuträglich. Denn die Prognose bei Krankheiten und Operationen fällt bei älteren übergewichtigen Menschen deutlich besser aus als bei normalgewichtigen. Sie verfügen ganz einfach über mehr Reserven und können deshalb die temporäre Schwächung, die eine Krankheit oder ein operativer Eingriff mit sich bringen, besser verkraften.

Der dritte Grund für die falsche Wahrnehmung von leichtem Übergewicht und moderater Adipositas als Gesundheitsrisiko ist die Einteilung der Untersuchten. Es macht einen entscheidenden Unterschied, ob bei der Berechnung von relativen Risiken alle Menschen mit einem BMI über 25 in einen Topf geworfen werden oder ob zwischen leichtem Übergewicht bis BMI 30, moderater Adipositas bis BMI 35, starker Adipositas bis BMI 40 und morbider Adipositas für alle, deren relatives Körpergewicht noch höher liegt, unterschieden wird. Durch die Praxis, alle Studienteilnehmer mit einem BMI über 25 zusammenzufassen, entsteht der Eindruck, die Gesundheitsgefährdung, die in Wahrheit erst ab einem BMI größer 35 nachweisbar ist, beginne bereits ab einem BMI von 25. Dieser Eindruck ist aber falsch, wie die zweite Studie von Flegal zweifelsfrei zeigt.

Eigentlich hätte man das alles schon viel früher wissen können. Denn es gibt eine Studie aus Nordrhein-Westfalen, die mehr als 6000 Übergewichtige zwischen 1961 und 1994 beobachtet hat. Die durchschnittliche Beobachtungsdauer pro Teilnehmer betrug dabei fast 15 Jahre. Die Düsseldorf Obesity Mortality Study, kurz DOMS, ist, was ihre Teilnehmerzahl und vor allem die Länge der durchschnittlichen Beobachtungsdauer angeht, bis heute einzigartig. Die Ergebnisse von DOMS zeigen, dass bei Frauen erst ab einem BMI größer 40 von einer deutlich erhöhten Sterblichkeit ausgegangen werden kann. Bei Männern liegt der entsprechende Schwellenwert bei einem BMI von 36. Ebenso wie Flegal und ihre Kollegen stellten auch die Wissenschaftler aus Nordrhein-Westfalen fest, dass mit zunehmendem Alter der Einfluss von Adipositas auf die Sterblichkeit nachlässt.[23]

Konsequenterweise müsste man aufgrund dieser Ergebnisse bei einem moderaten Übergewicht zukünftig von einem Idealgewicht sprechen. Denn ein BMI von 25 bis 30 ist nicht nur ungefährlich, sondern stellt, jedenfalls im höheren Lebensalter, anscheinend sogar einen Schutzfaktor dar. Ein BMI von 30 bis 35 zeigt noch keinen deutlichen Anstieg der Sterblichkeit und der Krankheitswahrscheinlichkeit. Trotzdem werden Menschen mit einem entsprechenden Körpergewicht als krank bezeichnet. Ein zweifelsfrei nachweisbares gesundheitliches Risiko besteht erst ab einem BMI von 35. Davon ist aber nur eine Minderheit der als übergewichtig und adipös Klassifizierten betroffen. In Deutschland liegt der Anteil der Erwachsenen mit einem BMI größer 35 nach Angaben der zweiten Nationalen Verzehrsstudie bei 5,6 Prozent.[24] In den USA sind es mit 13 Prozent zwar deutlich mehr, doch selbst dort steigt die Lebenserwartung insgesamt weiter an.[25] Der medizinische Fortschritt und die abnehmende Bedeutung anderer Risikofaktoren wie Rauchen oder Verkehrsunfälle, sorgen dafür, dass die Menschen in allen Industrienationen trotz höheren Durchschnittsgewichts gesünder leben und später sterben als zu den nur vermeintlich besseren dünnen Zeiten.

Eine Seuche namens Wohlstand –
Übergewicht in der Dritten Welt

Genug zu essen zu haben, ein warmes Zuhause und nicht allzu schwer schuften zu müssen – das alles müsste der Gesundheit doch zuträglich sein, sollte man meinen. Anders sieht das allerdings die Weltgesundheitsorganisation (WHO). Für sie sind die sich rasant verändernden Lebensumstände und Konsummöglichkeiten in weiten Teilen der Welt zum Nährboden neuer Gesundheitsgefahren geworden. Wörtlich heißt es dazu in ihrem Bericht zu Ernährungsweisen und der Prävention chronischer Krankheiten aus dem Jahr 2003:

»Während sich der Lebensstandard [in Entwicklungs- und Schwellenländern; Anm. d. V.] verbessert hat, die Verfügbarkeit von Nahrungsmitteln zunahm, das Angebot abwechslungsreicher wurde und der Zugang zu personenbezogenen Dienstleistungen erleichtert wurde, gab es ebenso signifikante negative Konsequenzen in Bezug auf unangemessenes Ernährungsverhalten, einen Rückgang körperlicher Aktivitäten sowie einer Ausweitung des Tabakkonsums und einen damit einhergehenden Anstieg ernährungsbedingter chronischer Krankheiten, gerade unter armen Menschen.« [26]

Ein paar Zeilen weiter wird dann noch etwas detaillierter aufgeführt, welche Änderungen des Lebensstils für chronische Krankheiten in Entwicklungs- und Schwellenländern verantwortlich sind. Genannt werden:

»ein motorisierter Personentransport, arbeitssparende Haushaltsgeräte, der Rückgang körperlich belastender (Lohn-) Arbeit und eine Freizeit, die größtenteils bewegungslosen Aktivitäten gewidmet wird.«

Die WHO vertritt also allen Ernstes die Ansicht, Dinge wie fließend Wasser, Zentralheizung, der Besitz eines Kleinwagens oder eines Motorrollers (oder auch das Vorhandensein eines bezahlbaren Personennahverkehrs), eine Waschmaschine im Haushalt, ein Fernsehgerät, ein ordentliches Stück Fleisch auf dem Teller, ein Feierabendbier, eine Limo für die Kinder und ein Eis zum Nachtisch seien Teufelszeug, von dem die Menschen in den Entwicklungsländern lieber die Finger lassen sollten. Diese uns so liebgewordenen Selbstverständlichkeiten gelten, wenn es nach der WHO geht, als Auslöser einer der größten globalen Gesundheitskatastrophen. Harte körperliche Arbeit auf den Feldern, eine Ernährung, die im Wesentlichen aus Reis und Hülsenfrüchten sowie ein wenig Gemüse besteht und sowohl Zucker als auch Fett nur in homöopathischen Dosen enthält, sind für die Ernährungsexperten dagegen der ideale Naturzustand, den es unbedingt zu erhalten gilt.

Vor der Genfer Konferenz der WHO im Juni 1997 wäre den meisten der Gedanke, ausgerechnet die Dritte Welt könne Opfer der »Übergewichts-Epidemie« werden, absurd erschienen. Eine Region, die für Hunger und Entbehrung steht und in der ein festes Dach über dem Kopf, der Zugang zu sauberem Trinkwasser und zu einer elementaren Gesundheitsversorgung weiten Teilen der Bevölkerung versagt bleibt, soll keine größeren Probleme haben als die Folgen einer Wohlstandskrankheit? Genau so aber hatten es die WHO-Experten auf der Konferenz von Genf formuliert. Übergewicht und Adipositas müssten als die weltweit am meisten vernachlässigten Gesundheitsprobleme betrachtet werden, und zwar auch und gerade in Entwicklungsländern.

Der Eindruck, in den Ländern der Dritten Welt sei der Überfluss ausgebrochen, ist falsch. Denn die Zahl der Hungernden ist trotz ehrgeiziger Ziele der Weltgemeinschaft nicht gesunken, sondern stagniert auf hohem Niveau. In den letzten Jahren stieg sie sogar wieder an. Aktuell schätzt die Organisation für Ernährung und Landwirtschaft der UNO (FAO) die Zahl der Hungernden auf mehr als 920 Millionen Menschen. 2009 dürften es trotz zweier Rekordernten in Folge mindestens eine Milliarde Menschen sein, die weltweit unter Hunger und Unterernährung leiden, und zwar ganz einfach deshalb, weil sich aufgrund der Finanzkrise noch weniger Menschen in Entwicklungsländern die eigentlich im Überfluss zur Verfügung stehenden Lebensmittel dann noch leisten können. Sechs Millionen Kinder unter fünf

Jahren sterben nach Schätzungen der FAO jährlich an den Folgen von Hunger und Mangelernährung. Der UN-Ernährungsexperte Jean Ziegler nennt das Mord. Schließlich sei man technisch in der Lage, ausreichend Nahrungsmittel für zwölf Milliarden Menschen zu produzieren, und das bei einer Weltbevölkerung von derzeit 6,7 Milliarden Menschen. Die Übergewichtsproblematik in Entwicklungsländern bezeichnet Ziegler angesichts solcher Zustände als »geradezu niedlich«.[27]

Die WHO prophezeit dagegen, dass die Zahl der Todesfälle aufgrund chronischer Krankheiten in den Ländern der Dritten Welt in den nächsten Jahren dramatisch ansteigen werde. Schuld daran seien der zunehmende Wohlstand und die mit ihm einhergehende Übernahme des westlichen Lebensstils. Was zunächst problematisch klingt – mehr Todesopfer durch chronische Krankheiten –, ist auf den zweiten Blick gar keine so schlechte Nachricht. Denn wenn zukünftig genau wie in den Industrieländern auch in den Ländern der Dritten Welt immer mehr Menschen an chronischen Krankheiten sterben, dann bedeutet dass eben auch, dass dort immer weniger Menschen durch Infektionskrankheiten den Tod finden.

Eigentlich sollte sich die WHO über dieses Ergebnis freuen, zeigt es doch den Erfolg ihrer Arbeit. Schließlich sind Maßnahmen zur Bekämpfung von Infektionskrankheiten wie Impfprogramme, Aufklärung über Hygienemaßnahmen, Bereitstellung von sauberem Trinkwasser, Ausbau der Kanalisation und der Aufbau einer gesundheitlichen Grundversorgung die Kernaufgaben der WHO.

Die Erfolge der weltweiten Impfprogramme sind offensichtlich, in allen anderen Bereichen besteht dagegen nach wie vor großer Bedarf. Fließendes und sauberes Wasser oder gar eine funktionierende Kanalisation sind in den meisten Slums und vielen ländlichen Regionen der Dritten Welt immer noch ein Wunschtraum. Offene Feuer und schlecht gebaute Kamine in selbstgezimmerten Slumhütten sind nicht nur für regelmäßige Brandkatastrophen verantwortlich, sie sorgen auch für Erkrankungen der Atemwege. Von einer bezahlbaren Gesundheitsversorgung sind die allermeisten Drittweltländer weit entfernt.

Diese Grundvoraussetzungen für ein menschenwürdiges Leben zu garantieren ist nach wie vor die dringendste Aufgabe in einer Welt, in der die Lebenserwartung in vielen Ländern kaum 40 Jahre beträgt und die Säuglingssterblichkeit der im Europa des 19. Jahrhunderts in nichts nachsteht. Doch statt diese Zustände anzuprangern und endlich eine weitgehende Angleichung des Gesundheitszustandes der Bevölkerung weltweit zu fordern, steckt die WHO einen nicht unerheblichen Teil ihrer Ressourcen in den Kampf gegen Zucker, Fett und andere Nahrungs- und Genussmittel, und das nicht nur in den westlichen Wohlstandinseln, sondern zunehmend auch in Entwicklungs- und Schwellenländern.

Nun lässt sich sicher darüber diskutieren, welche negativen Folgen für Mensch und Umwelt die Übernahme westlicher Konsummuster in den Drittweltländern mit sich bringen kann. Das Problem an solchen Diskussionen – wie wir sie auch aus der Klimadebatte kennen – ist aber, dass nicht von ungefähr der Eindruck entsteht, hier würde Entwicklungsländern die Vorzüge des gesunden, naturbelassenen Wassers gepredigt, um den Wein auch zukünftig nicht teilen zu müssen. Die Sorge, der Hunger der chinesischen und indischen Mittelschicht auf Fleisch, Fisch und tierisches Fett könne zu Engpässen auf den Weltmärkten führen und die heimischen Preise in die Höhe schießen lassen, vermischt sich mit der Sorge um den Bauchumfang der dortigen Bevölkerung. Beispielhaft zeigt das Barry Popkin, Ernährungswissenschaftler an der University of North Carolina. Der äußerte in der größten US-amerikanischen Tageszeitung *USA Today* die Ansicht, die Übernahme des westlichen Lebensstils in China habe nicht nur dramatische Auswirkungen auf den Gesundheitszustand der dortigen Bevölkerung, sondern auch auf die Lebensmittelpreise zu Hause.

Im Unterschied zu den aufstrebenden Industrienationen in der zweiten Hälfte des 20. Jahrhunderts folgt dem ökonomischen

Fortschritt in Ländern wie Indien, Brasilien oder China kein entsprechender sozialer Fortschritt. Weite Teile der Bevölkerung bleiben so vom konjunkturellen Aufschwung ausgeschlossen. Obwohl einer wachsenden Mittelschicht Mobilität und ein ausuferndes Angebot an Nahrungsmitteln zur Verfügung steht, bleibt eine universelle Gesundheitsversorgung für die meisten von ihnen in weiter Ferne. Und obwohl sich selbst die Armutsbevölkerung zumindest in den Städten ab und an Cola, Kartoffelchips und Brathähnchen leisten kann, wird ihnen jede weitergehende Teilhabe am steigenden gesellschaftlichen Reichtum verweigert. Statt Vollbeschäftigung und soziale Absicherung für fast alle, wie sie in den westlichen Industrieländern den wirtschaftlichen Aufschwung charakterisierten, existieren Hunger und absolutes Elend neben dem märchenhaften Reichtum der Oberschicht und dem bescheidenen Wohlstand einer wachsenden Mittelschicht weiter fort. Diese Situation führt dazu, dass gesundheitliche Probleme, die hierzulande durch relativ geringen medizinischen Einsatz gelöst werden können, in den Entwicklungsländern schnell tödlich werden. Das gilt längst nicht mehr nur für Infektionskrankheiten, sondern vermehrt auch für chronische Krankheiten. So liegt zum Beispiel die Sterblichkeitsrate für Diabetes in Afrika zehnmal so hoch wie in Großbritannien, wie *DIE ZEIT* kürzlich berichtete. Und zwar ganz einfach deshalb, weil es dort an Insulin fehlt. Das eigentliche Problem besteht also nicht darin, dass die Menschen in der Dritten Welt heute mehrheitlich an chronischen Krankheiten sterben, sondern darin, dass sie im Durchschnitt deutlich früher daran sterben als ihre Mitmenschen in den entwickelten Staaten.

Nahrungssicherheit und die Abwesenheit harter körperlicher Arbeit zur Ursache einer neuen Epidemie zu erklären verdreht dagegen die Fakten. Denn die chronischen Krankheiten können überhaupt erst infolge eines, wenn auch sehr bescheidenen Wohlstandes auftreten. Dass sie im Durchschnitt so viel häufiger und früher tödlich verlaufen als in entwickelten Ländern, liegt dann auch nicht an zu viel, sondern an zu wenig Wohlstand.

II. Der vergebliche Kampf
der Weißkittel gegen die Wampe

Symptom dicker Bauch –
Zur Geschichte des Übergewichts

Adipositas ist eine merkwürdige Krankheit. Ihre Diagnose ist umstritten, ihre Ursachen sind unklar, und Heilungsversuche schlagen regelmäßig fehl. Außerdem sehen sich viele Betroffene gar nicht als krank und setzen sich für die gesellschaftliche Annerkennung dicker Menschen ein.

Die Beantwortung der Frage nach den Gründen von Übergewicht hängt im Wesentlichen von wissenschaftlichen Konjunkturen ab, die weniger über ihren Gegenstand als über ihren geistesgeschichtlichen Hintergrund aussagen. Die Medizingeschichte der Adipositas ist durch den ewigen Wettstreit zwischen willentlich beeinflussbaren, in der Fachsprache »exogen« genannten Faktoren und willentlich nicht beeinflussbaren, als »endogen« bezeichneten Faktoren geprägt. Endogene Faktoren für Übergewicht können unter anderem eine beeinträchtigte Schilddrüsenfunktion oder eine zerebrale Störung der Appetitregulation sein. Von Letzterer spricht man, wenn das Gehirn dem Körper kein Sättigungsgefühl signalisiert. Exogen sind die Lust am Schlemmen oder wenn Langeweile, Kummer, Stress und andere unangenehme Gefühle durch übermäßiges Essen kompensiert werden.

Die Frage nach den Ursachen für Adipositas wurde abwechselnd bei den Adipösen selbst sowie bei Faktoren, die sie nicht willentlich beeinflussen können, gesucht. Die empfohlene Therapie war immer auch abhängig davon, für welche Auslöser man sich bei der Ursachensuche entschieden hatte. Beteiligt am bis heute meist vergeblichen Versuch, Adipositas zu heilen, waren und sind ernährungswissenschaftliche ebenso wie psychologische, pharmazeutische und als letzter Ausweg chirurgische Behandlungen.

Als eines der ersten medizinischen Werke, die sich mit der Entstehung und Behandlung der Adipositas als einer Krankheit und nicht als einer Charakterschwäche oder als sündigem Verhalten befassten, gilt Malcom Flemyngs »Abhandlung von der Natur, Ursache und Heilung der übermäßigen Fettigkeit des Körpers« aus dem Jahr 1769. Flemyng betrachtete Adipositas als »Gebrechen«, das zu weiteren Folgekrankheiten führen könne. Neben körperlicher Veranlagung wie »zu schlapes Geweb, besondere Mischung des Blutes und mangelhafte Ausscheidung des Fettes aus dem Körper« spielt für Flemyng auch der ungezügelte Appetit der Übergewichtigen eine wesentliche Rolle.[1] Flemyngs Therapiekonzept ist eher ungewöhnlich. Es basiert auf der fettlösenden Kraft der Seife. Er empfiehlt aber nicht häufiges Waschen als Heilmittel gegen Übergewicht, sondern die innere Anwendung von Seifenlaugen mit dem Ziel, das überflüssige Körperfett auf diese Weise zu lösen und anschließend auszuscheiden.

Schon sehr viel vertrauter klingt für unsere Ohren die Banting-Diät aus den 1860er Jahren. Bei der Banting-Diät waren Stärke und Zucker streng untersagt, dafür gab es zu jeder Tageszeit reichlich Fleisch zu essen. Zum Frühstück, mittags und abends wurden jeweils zwischen 200 und 600 Gramm Fleisch oder Fisch, ausgenommen Lachs und Schwein, dazu jede Art von Gemüse, ausgenommen Kartoffeln, und ein klein wenig Toastbrot serviert. Getrunken wurde Tee, abends Rotwein oder Sherry, Sekt und Bier waren tabu. Die Diät, die nach heutigen Maßstäben eher einem Schlemmermahl gleicht, gehörte in der zweiten Hälfte des 19. Jahrhunderts an allen großen Kurorten zum Standardrepertoire.

Auf die Fleischdiät von Banting folgte wenig später Tarniers Milchdiät, die von vielen anderen Medizinern nachgeahmt wurde. Jetzt gab es überhaupt nichts mehr zu essen, sondern nur noch Milch zu trinken. In der Früh als Kakao oder Milchkaffee, tagsüber ohne Zusätze frisch von der Kuh, nicht abgekocht, aber gerahmt und wahlweise kalt oder warm. Begleitet wurde die

Milchdiät von Massagen. Die dadurch verursachte Bewegung der Fettpolster, so hoffte man, würde helfen, diese schneller abzubauen, und den Erfolg der Diät damit beschleunigen.

Zu den Diäten, Massagen und Saunagängen gesellte sich bald schon sportliche Betätigung. Beliebt war Ende des 19. Jahrhunderts die Jockey-Diät, so genannt, weil Pferdejockeys auf diese Weise schnell ihr ideales Renngewicht zurückerlangen konnten. Bei der Jockey-Diät lag der Schwerpunkt darauf, überflüssiges Fett auszuschwitzen. In Flanell oder dicke Wolle gekleidet, sollte sich körperlich mehrmals täglich verausgabt werden, zu essen gab es allein fettarme Speisen, zu trinken Tee und Grog, der Schlaf sollte nicht länger als sechs bis sieben Stunden dauern, kalte Bäder und Abführmittel sollten den Abspeckerfolg noch zusätzlich beschleunigen.

Milch- und Fleischdiäten, Massagen, Bäder und Saunen erfreuten sich unter den abnehmwilligen Adligen und Großbürgern des ausgehenden 19. und frühen 20. Jahrhunderts großer Beliebtheit. Zu Zehntausenden pilgerten sie jährlich nach Marienbad, Karlsbad und anderen Kurstädten. Anfang des 20. Jahrhunderts zählte allein Marienbad über 30 000 Kurgäste pro Jahr. Zu dieser Zeit wurde das Städtchen inoffiziell zum »Wallfahrtsort der Dicken« erklärt.

Erst relativ spät, ungefähr ab den 1920er Jahren, wurde bei den Diäten weniger auf die Zusammensetzung der Speisen als auf die Kalorienzahl geachtet. Das erstaunt, denn die Kalorie als Energieeinheit war der Wissenschaft zu diesem Zeitpunkt schon lange bekannt. Mit dem Einzug der Kalorien in die Ernährungswissenschaft wurden Lebensmittel endgültig zu messbaren Datensätzen degradiert. Von nun an galt die Kalorientabelle als Bibel der Ernährungslehre und aller wissenschaftlich untermauerten Abnehmbemühungen. Die Magie, die von den Diäten alten Typus mit ihren abenteuerlichen Nährstoffzusammensetzungen ausging, verschwand aber nicht völlig von der Bildfläche. Bis heute erfreuen sich kuriose Theorien über die richtige Zusammensetzung der Nahrungsmittel, die den Erfolg von Abspeckbemühungen garantieren sollen, großer Beliebtheit. So ist zum Beispiel die bis heute beliebte Atkins-Diät nichts anderes als eine Variante der guten alten Banting-Kur.

Abnehmkuren waren zu Beginn des 20. Jahrhunderts ein Phänomen der Ober- und aufstrebenden Mittelschicht. Auf dem Land und unter einfachen Leuten galt dagegen ein stattlicher Ranzen nach wie vor als Zeichen von Gesundheit, Kraft und Wohlgenährtheit. Ungefähr ab 1910, in den USA schon ab etwa 1890, wurde der moderne Schlankheitskult dann zur allgemeinen Modeerscheinung. Moderne Frauen trugen Bubikopffrisuren und hatten idealerweise knabenhafte Körper. Die entstehende Nudistenbewegung huldigte dem schlanken, sportlichen Körper als Ausdruck von Naturverbundenheit, im auch politisch verstandenen Kontrast zu den üppigen Körpern der degenerierten Adeligen und Neureichen. Damit hielt nach dem Ersten Weltkrieg ein Schönheitsideal Einzug, das dem heutigen in vielerlei Hinsicht zum Verwechseln ähnlich ist.

Mit der Mode verschärften sich auch die medizinischen Vorstellungen von einem gesunden Körper. »In der ersten Hälfte des 19. Jahrhunderts galt ein Embonpoint (ein stattlicher Bauch: Anm. d.V.) noch durchaus als schicklich und als Zeichen der Genussfreudigkeit nicht nur beim Essen, sondern auch in der Liebe, aber seit den 1860er Jahren begann der Sturm gegen das Fett«, schrieb Sabine Merta 2003 in ihrer detaillierten Doktorarbeit über die historischen Ursprünge des modernen Schlankheitskults.

Ein schönes Beispiel, wie man sich diesen Sturm gegen das Fett vorzustellen hat, ist das folgende Zitat aus dem Jahr 1898:

»Das sogenannte Embonpoint kann, da der durchschnittliche Leibesumfang ungefähr der halben Körperlänge gleich kommt, schon allen denen zuerkannt werden, deren Rumpf bei einer Körperhöhe von 1,68 Meter 1,15 Meter mißt. Es kommen aber Fälle vor, wo der Leibesumfang die Körperhöhe erreicht, ja übertrifft. Von diesen Bedauernswerthen hat natürlich die

Schönheit Abschied genommen. Jede Spur harmonischer Gliederung ist verschwunden.«[2]

Rund einhundert Jahre später haben sich die Normen drastisch verschärft. Denn wenn es nach der Internationalen Diabetes Föderation (IDF) geht, hat die Schönheit bzw. die Gesundheit bei europäischen Frauen heute schon bei einem Leibesumfang von 80 Zentimetern und bei Männern bei einem Bauchumfang von 94 Zentimetern Abschied genommen. Das ist für Frauen in Deutschland, die im Durchschnitt 1,68 Meter groß sind, sogar weniger als eine halbe Körperlänge.

Um das Jahr 1900 wurde Übergewicht von medizinischer Seite mit neuem Eifer pathologisiert. Ab jetzt war Übergewicht aus medizinischer Sicht endgültig keine ästhetische Frage mehr, sondern ein potenziell die gesamte Bevölkerung betreffendes Gesundheitsproblem. Im gleichen Maße, wie die Gefahren des Übergewichts dramatisiert wurden, purzelten die Gewichtsnormen. Mit der Verschärfung des medizinischen Blicks auf den Bauchumfang wurde auch die Mode immer figurbetonter. Und auch ein anderes Phänomen, mit dem wir uns heute verstärkt konfrontiert sehen, trat damals schon auf: die Magersucht.

»Es ist unseren mit der Mode fortschreitenden Damen in letzter Zeit eine wahre Manie entstanden, recht mager zu werden. Wie mir weibliche Sachverständige versichern, erheben die jetzigen Kleiderzuschnitte die höchsten Anforderungen an die Schlankheit des zarten Geschlechts. Wie dem auch sei, ich bin oft geradezu entsetzt, wie häufig jetzt Mädchen und Frauen, die aber keine Spur von Fettüberfluss zeigen, das Verlangen stellen, mager gemacht zu werden«[3], schrieb 1912 der Mediziner Heinrich Enoch Kisch. Kisch warnte entschieden vor dem Griff zu Abführmitteln und Entfettungspillen ebenso wie vor Fleisch- und Milchdiäten, die wichtige Nahrungsbestandteile völlig wegließen. Auch radikale Bewegungsprogramme wie die Jockey-Diät lehnte Kisch aus gesundheitlichen Gründen ab.

Diäten: Keine Lösung für eine eingebildete Krankheit

Wie Mediziner schon vor 100 Jahren feststellten, sind Diäten bestenfalls wirkungslos, schlimmstenfalls sogar schädlich. Dennoch gehörten bis vor wenigen Jahrzehnten sogenannte Crash- und Nulldiäten zum festen Behandlungsrepertoire der Ärzteschaft. Heute dagegen werden solche Diäten nur noch dann empfohlen, wenn eine schnelle Gewichtsabnahme aus medizinischen Gründen dringend erforderlich ist.

Trotz der ärztlichen Zurückhaltung boomt das Geschäft mit den Diäten wie nie zuvor. Bücher über die richtigen Abnehmstrategien füllen ganze Bibliotheken. Unzählige Frauenzeitschriften präsentieren Woche für Woche neue Diättipps, damit es diesmal wirklich klappt mit der Traumfigur.

Wie fast alle Menschen, die schon einmal Diät gehalten haben, wissen, ist die Freude meist von kurzer Dauer. Nach der Diät ist vor der Diät! Doch selbst wenn sich die verlorenen Kilos halten lassen, ist der Preis dafür im wahrsten Sinne des Wortes ziemlich hoch. Auf rund 40 Milliarden US-Dollar wird das Umsatzvolumen der US-amerikanischen Diätindustrie geschätzt. In Deutschland werden allein für Diätlebensmittel mindestens 1,8 Milliarden Euro jährlich ausgegeben. Ratgeber, Gebühren für Abnehmkurse und selbstfinanzierte Kuraufenthalte noch gar nicht mitgezählt. Das börsennotierte Unternehmen Weight Watchers, das weltweit Abnehmkurse anbietet, Ratgeber verkauft und mittlerweile sogar eine eigene Lebensmittelsparte auf den Markt gebracht hat, wies für das Geschäftsjahr 2007 einen Umsatz von 353 Millionen US-Dollar und einen Gewinn von 53 Millionen US-Dollar aus.

Das weltweit umsatzstärkste Diätunternehmen ist aber nicht Weight Watchers, sondern die hierzulande weitgehende unbekannte Jenny Craig Incorporation. Das Unternehmen, benannt nach der Gründerin, hatte 2006 einen Umsatz von mehr als 400 Millionen US-Dollar. Im selben Jahr wurde »Jenny Craig« für 600 Millionen US-Dollar an den Lebensmittelmulti Nestlé verkauft und damit an einen Konzern, der mit dem Verkauf von Schokolade reich geworden ist und bis heute zahlreiche Produkte anbietet, die nach Ansicht von Public-Health-Experten maßgeblich für steigendes Übergewicht verantwortlich sind.

Der Erfolg von Abspeckprogrammen, gleich welche Firma oder Organisation sie anbietet, fällt mehr als bescheiden aus. Besonders eindrucksvoll zeigt dies eine Auswertung von Studien zum Abnehmerfolg von Diätprogrammen aus dem Jahr 2005. Darin wurden die Abnehmprogramme aller großen Anbieter, aber auch von Selbsthilfegruppen wie den christlich ausgerichteten Overeaters Anonymous verglichen. Berücksichtigt wurden nur Studien, die das Körpergewicht der Teilnehmer von Abspeckkursen nicht nur nach Abschluss des Kurses, sondern auch nach einem bzw. zwei Jahren überprüften. Im Ergebnis können sich einzig die Weight Watchers einen bescheidenen Erfolg auf die Fahnen schreiben. Nach einem Jahr hatten die Teilnehmer dort durchschnittlich fünf Prozent ihres Ausgangsgewichts verloren, nach zwei Jahren waren es allerdings nur noch drei Prozent. Das entspricht einem Verlust von durchschnittlich gerade mal 2,4 Kilo.[4]

Ein unabhängiger Vergleich von Selbsthilfe- und kommerziellen Diätprogrammen ergab vor allem für die Selbsthilfeprogramme eine ernüchternde Bilanz. Nach zwei Jahren hatten die Teilnehmer wieder ihr Ausgangsgewicht erreicht. Bei den Teilnehmern der professionellen Abnehmprogramme fiel die Bilanz nur wenig besser aus. Sie hatten nach zwei Jahren je nach Programm zwischen 2,7 und 3,0 Kilogramm Gewicht verloren.[5] Ob sich eine solche Tortur und der nicht unbedeutende finanzielle Betrag für die paar Kilo wirklich lohnen, muss letztlich jeder für sich entscheiden.

Auch wenn die obengenannten Studien, wenigstens zum Teil, bescheidene Erfolge für sich verbuchen können, darf eines nicht vergessen werden: Mehr als die Hälfte der Teilnehmer an Diätprogrammen bricht vorzeitig ab und wird in den Studien gar nicht mitgerechnet. Auch sind zwei Jahre nur auf den ersten

Blick eine lange Beobachtungsdauer. Für Adipöse, die ein Leben lang mit ihrem Gewicht kämpfen, sind zwei Jahre nicht besonders viel. Wie ihr Gewicht in fünf oder gar zehn Jahren nach der Teilnahme an einem Diätprogramm aussieht, darüber gibt es keine Studien. Doch die meisten dürften eher zu- als abgenommen haben.

Das Phänomen, dass die dem Körper mühsam abgerungenen Pfunde nach der Diät mit Zins und Zinseszins zurückkehren, ist unter dem Namen Jo-Jo-Effekt bekanntgeworden und kann sehr anschaulich am Beispiel des ehemaligen deutschen Außenministers Joschka Fischer beobachtet werden.

Der Jo-Jo-Effekt tritt besonders oft in der Folge radikaler Diäten auf. Der Grund für die beinah unvermeidliche Gewichtszunahme nach der Diät liegt in der Reaktion des Körpers auf den selbst herbeigeführten Mangel. Der menschliche Organismus reagiert auf die künstliche Hungersnot, indem er seinen Energieverbrauch auf ein Minimum herunterfährt. Dem kann zwar durch Sport ein Stück weit abgeholfen werden, da der Körper so trotz seines Energiesparprogramms zum Fettverbrennen genötigt wird. Doch spätestens wenn wieder normal gegessen wird, kehren die Pfunde in atemberaubendem Tempo zurück. Denn jetzt speichert der Organismus als Vorsichtsmaßnahme gegen mögliche weitere Hungersnöte die eingehenden Kalorien besonders effektiv. Häufig steht daher am Ende dieses leidvollen Prozesses ein höheres Gewicht als vor der Diät. Das allein ist schon ärgerlich genug für die Abnehmwilligen. Schlimmer noch wiegt aber aus medizinischer Sicht, dass der Jo-Jo-Effekt für die Gesundheit viel problematischer ist als ein konstantes Übergewicht, wie durch zahlreiche Studien belegt werden konnte.[6]

Besonders kritisch zu betrachten ist es daher, wenn Übergewichtigen Diätprogramme von außen aufgezwängt werden. Etwa wenn, wie in den USA an der Tagesordnung, Arbeitnehmer ihre Angestellten zum Gewichtsverlust nötigen mit der Drohung, sie andernfalls auf die Straße zu setzen oder ihnen eine betriebliche Krankenversicherung zu verweigern. Auch die Idee der britischen Regierung, Adipöse mit Geldprämien zum schnellen Abnehmen zu motivieren, gehört darum sicherlich nicht zu den Sternstunden intelligenter Gesundheitspolitik.

Der verzweifelte Kampf gegen den gesunden Appetit – Zur Psychologie des Essens

Nach dem Zweiten Weltkrieg, mittlerweile hatte man ein Jahrhundert lang mit den verschiedensten Diäten wenig Erfolg gehabt, schlug die Stunde der Psychologen. Der deutsche Psychologe Bleuler formulierte es 1952 so: »Die innere Medizin überreicht uns die Lehre von der Fettsucht mit beiden Händen – besorgt müssen wir uns fragen, ob wir dieses gewichtige Geschenk tragen können.«[7] Während die Medizin nur an den Symptomen herumgedoktert habe und daher gescheitert sei, gehe die Psychologie endlich an die wahren Ursachen der Fettleibigkeit, so die Ansicht von Bleuler und anderen Psychologen.

Die frühe Phase der Ernährungspsychologie fiel zeitlich mit der Renaissance der Psychoanalyse zusammen. Freud wurde wiederentdeckt und mit ihm in jedem Adipösen ein kleiner Ödipus. Störungen der frühkindlichen Entwicklungsphasen und unverarbeitete Kindheitskonflikte galten von nun als der eigentliche Grund für das damals noch als »Fettsucht« bezeichnete Übergewicht.

Fettsucht war für die Psychologen genau wie Magersucht und Brechsucht (Bulimie) eine psychische Störung, und das, obwohl es sich dabei nicht – im Gegensatz zu Essstörungen – um eine psychische Erkrankung, sondern um eine Körperform handelt. Diäten und Ernährungsumstellungen konnten daher aus der Sicht der Psychologen nur den ersten Schritt auf dem Weg zur endgültigen Heilung darstellen. Langfristig, schrieb stellvertretend für viele der niederländische Psychoanalytiker Jan Bastiaans 1963 in der Fachzeitschrift *Psyche,* sei eine grundlegende Charakteränderung für eine Heilung der Fettsucht unumgänglich.

Ab den 1960er Jahren trat die Verhaltenstherapie auf den Plan und verdrängte nach und nach psychoanalytische Ansätze aus dem ernährungspsychologischen Behandlungsinventar. Die ersten verhaltenstherapeutischen Ansätze in der Übergewichtstherapie gingen von einfachen Reiz-Reaktions-Mustern aus. Kalorienbomben wie Sahnetorten oder Schweinebraten wurden mit leichten Elektroschocks, dem Rauch von Zigaretten, Lärm und anderen unangenehmen Sinneswahrnehmungen gekoppelt in der Hoffnung, den Patienten so den Appetit auf besagte Speisen ein für alle Mal zu verderben. Das Ganze nannte sich Aversionstherapie, die, wäre sie nicht bei Menschen, sondern Zirkustieren angewandt worden, wütende Proteste hervorgerufen hätte.

In den 1970er und 1980er Jahren wurden die verhaltenstherapeutischen Verfahren verfeinert. Verträge zwischen Therapeut und Patient, die Belohnungen für das Einhalten der vereinbarten Verhaltensänderung vorsahen, ersetzen nach und nach die rigideren Maßnahmen. Dabei wurde auf radikale Diäten verzichtet und stattdessen eine behutsame Umstellung des gesamten Lebensstils empfohlen. Die Einhaltung der Vereinbarung zwischen Therapeut und Patient wurde durch sogenannte Ernährungsprotokolle überprüft.

Die Ernährungsprotokolle dienten ursprünglich dazu, den Lebensmittelkonsum der Übergewichtigen vor Aufnahme einer Behandlung zu dokumentieren. Mit Hilfe der Protokolle wollte man feststellen, was die Übergewichtigen genau konsumieren, um darauf aufbauend eine individuell maßgeschneiderte Umstellung der Ernährung vorzuschlagen. Übergewichtige Patienten wurden daher gebeten, genau festzuhalten, was sie in den vergangenen 24 Stunden bzw. der vergangenen Woche gegessen hatten. Das Ergebnis war für die Therapeuten häufig überraschend, denn viele ihrer Patienten gaben an, weniger Kalorien zu sich zu nehmen als Normalgewichtige.

Um den mutmaßlichen Falschangaben Übergewichtiger auf die Spur zu kommen, entwickelten Ernährungspsychologen wie der ehemalige Vorsitzende der Deutschen Gesellschaft für

Ernährung, Volker Pudel, und sein Kollege Joachim Westenhöfer trickreiche und aufwendige Versuche. Ziel dieser Experimente war es, Übergewichtigen eine Unterschätzung ihrer Nahrungsaufnahme nachzuweisen. Die Versuche gingen von der These aus, das Essverhalten Adipöser werde weniger durch ein natürliches Hunger-Sättigungs-Gleichgewicht als durch Außenreize gesteuert. Adipöse hätten daher Schwierigkeiten, die Menge der von ihnen konsumierten Nahrungsmittel realistisch einzuschätzen. Übergewichtigen wurde unterstellt, sie ließen sich nicht durch ihren Appetit, sondern durch das vorhandene Angebot in ihrem Essverhalten leiten. Einen dieser Versuche beschrieb Pudel wie folgt: »Wir boten unseren Versuchspersonen eine Suppe aus einem Teller an, der unsichtbar über ein Loch im Boden wieder aufgefüllt wurde, sobald etwas entnommen wurde. Adipöse verzehrten aus diesem Teller bis zu 180 Prozent mehr Suppe, bis sie diesen Füllmechanismus bemerkten.«[8]

Ein ähnliches Experiment aus den USA beschrieb der ehemalige Vorsitzende der Deutschen Adipositas-Gesellschaft Alfred Wirth: »Probanden wurde als Testmahlzeit ein Milchshake serviert; danach erhielten sie als »Geschmackstest« Eiscreme. Personen mit ungezügeltem Essverhalten verhielten sich so, wie man es von ihnen erwartet; sie aßen danach weniger. Probanden mit gezügeltem Essverhalten dagegen aßen nach der Testmahlzeit mehr Eiscreme!«[9]

Bewiesen haben die Versuche, dass es Menschen gibt, die beim Essen immerzu ein schlechtes Gewissen haben und aus Angst vor Gewichtszunahme nicht auf ihr Hungergefühl, sondern auf die Kalorientabelle im Kopf hören. Diese sogenannten gezügelten Esser halten sich permanent zurück und essen nur so viel, wie sie sollen, und nicht wie sie wollen. Der dauerhafte Spagat zwischen dem, was erlaubt ist, und dem, was gewünscht wird, führt zu den beschriebenen Reaktionen. Wenn beispielsweise ein Teller aus mysteriösen Gründen immer voll bleibt oder aus heiterem Himmel Eiscremesorten – natürlich »nur zum Probieren« – angeboten werden, neigen sie dazu, ihren Dauerverzicht zu kompensieren.

Eines ist aber auch Pudel nicht entgangen, dass nämlich längst nicht alle Übergewichtigen gezügelte Esser sind. Die Erkenntnis kam ihm, als er für ein anderes Experiment Übergewichtige für Geschmackstest mit Puddings suchte und feststellte, »dass solche Aufrufe zu einer Selektion der Versuchspersonen führen«. »An Ernährungsexperimenten nehmen vor allem Übergewichtige gerne teil, die eine Hilfe zum Abnehmen erhoffen, also ›gezügelte Esser‹. An Puddingtests nehmen solche Personen nicht teil, da Puddings als ›Dickmacher‹ gelten«[10], so Pudels Erklärung für das neuentdeckte Phänomen. Der Personenkreis, der sich für Pudels Pudding-Experiment meldete, war demnach weniger an Hilfe zum Abnehmen als am Honorar interessiert. Klingt nachvollziehbar: Denn wer würde sich nicht gerne mit ein bisschen Puddingtesten ein schönes Taschengeld verdienen.

Dem Puddingtest haben wir die Einsicht der Ernährungspsychologie zu verdanken, dass Adipöse nicht zwangsläufig gezügelte Esser sind. Das Essverhalten kann bei Übergewichtigen genau wie bei Normalgewichtigen gezügelt oder ungezügelt sein. Entscheidend dafür ist nicht der BMI.

Gezügeltes Essverhalten ist demnach nicht der Grund für Übergewicht, sondern Resultat der gescheiterten Bemühung, echtes oder eingebildetes Übergewicht zu bekämpfen. Die Idee, es gäbe eine ideale Diät für alle, und der Glaube, mit Vernunft und Kalorientabellen ließe sich der Dämon Übergewicht besiegen, haben die gezügelten Esser erst hervorgebracht. Ironischerweise hat er damit ausgerechnet den Mitverursachern dieser neuesten Essstörung – den Ernährungsberatern – eine neue Klientel verschafft. Ginge es nach deren Konzepten, dürfte es gezügelte Esser nämlich gar nicht geben. Denn die gezügelten Esser sind diejenigen, die im Prinzip alles richtig machen. Sie meiden versteckte Fette, Zuckerbomben und andere Dickmacher. Sie studieren penibel die Nährwertangaben auf den Lebensmittelverpackungen. Sie haben die Kalorientabellen längst auswendig gelernt. Kurzum: Sie verhalten sich genau so, wie es ihnen die Ernährungsberatung vorschreibt.

Eines aber schaffen sie nicht: die Vorschriften so weit zu ver-
innerlichen, dass sie ihnen zur zweiten Natur werden, dass ihnen
das schmeckt, was ihnen schmecken soll, dass sie dann satt werden, wenn sie satt werden sollen, dass sie das Gesollte nicht nur
rational, sondern auch emotional wollen. Nur dann nämlich hätte
die Inkorporierung der Nährwerttabellen Erfolg, und aus der sogenannten Umstellung des Lebensstils würde endlich mehr als
eine euphemistische Umschreibung für eine lebenslange Diät.

Auf der Suche nach der Wunderpille – Pharmakonzerne auf der Anklagebank

Alternativ zu Diäten und langfristiger Verhaltensänderung gab
und gibt es in der modernen Geschichte der Adipositas-Behand-
lung immer auch den Versuch, dem Problem medikamentös beizukommen. Bis dato allerdings ohne durchschlagenden Erfolg.
Keiner der großen Pharmakonzerne hat es bislang geschafft, eine
wirksame und risikoarme Abnehmpille auf den Markt zu bringen. Einig sind sich aber alle Beobachter des Arzneimittelmark-
tes darin, dass die Erfindung einer solchen Pille einer Lizenz
zum Gelddrucken gleichkäme. Die Pharmakonzerne, von kleinen Start-ups bis zu den Branchenriesen, investieren Milliarden
auf der Suche nach der magischen Formel. Seit mittlerweile über
hundert Jahren reiht sich dabei Misserfolg an Misserfolg, sehr
zum Leidwesen der hilfesuchenden Dicken.

Eines der ersten kommerziell erfolgreichen Abnehmpräparate
hieß Kellogg's Safe Fat Reducer und wurde 1902 auf den Markt
gebracht. Kelloggs Pille war eine Mischung aus Schilddrüsen-
präparat, Abführmittel und Paniermehl. Das Mittel hatte zahlreiche Nebenwirkungen und beeinträchtigte bei längerer Einnahme
nachhaltig die natürliche Schilddrüsenfunktion. Nach einer Kampagne der Amerikanischen Medizinischen Vereinigung, die auf
die Nebenwirkungen der vermeintlichen Wunderpille aufmerksam machte, verschwand das Mittel wieder in der Versenkung.

Lange Zeit waren Abführmittel und Medikamente, die die Funktion der Schilddrüse beeinflussten und nicht selten nachhaltig schädigten, die einzigen erhältlichen Schlankheitspillen. Ab 1950 kamen dann vor allem Amphetamine als Abnehmhilfen zum Einsatz. Amphetamine wirken im Gehirn, sie signalisieren dem Körper ein künstliches Sättigungsgefühl. Neben dieser appetithemmenden Wirkungsweise haben Amphetamine außerdem eine leistungssteigernde und euphorisierende Wirkung.

Doch der Boom der Amphetamine war nur von kurzer Dauer. Anfang der 1970er Jahre verschärften die Regierungen weltweit die Beschränkungen für Medikamente mit Missbrauchspotenzial. Neben dem bis dahin nicht nur bei Psychologen beliebten »Wahrheitsserum« LSD fielen der neuen Verbotswelle auch die Amphetamine zum Opfer.

Was folgte, war der vergebliche Versuch, die appetitzügelnde Wirkungsweise der Amphetamine von der euphorisierenden und mutmaßlich süchtig machenden Gesamtwirkung abzukoppeln. Das Resultat, nach den beiden Wirkstoffen Fenfluramin und Phentermin »Fen-Phen« genannt, wurde für einige Jahre ein großer kommerzieller Erfolg. Das Ende von Fen-Phen kam, wie bei so vielen Schlankheitspillen, plötzlich und folgenschwer. Zahlreiche Todesfälle aufgrund von Herzversagen wurden mit der Einnahme von Fen-Phen in Verbindung gebracht. 1997 musste das Produkt auf öffentlichen Druck hin vom Markt genommen werden.

Finanziell war Fen-Phen für den Hersteller Wyeth ein Desaster. Allein 21 Milliarden US-Dollar, schätzt der Konzern, werden ihn die Schadensersatzforderungen von Fen-Phen-Geschädigten am Ende kosten.[11] Vom erlittenen Imageschaden ganz zu schweigen.

Das nächste Medikament mit dem Zeug zum Blockbuster war Xenical aus dem Hause Roche. Xenical wirkt nicht im Gehirn, sondern im Darm. Der Vorsitzende der International Association for the Study of Obesity (IASO), Philip James, und seine Kollegen hatten den Wirkstoff des Produkts, Orlistat, in einer von

Roche finanzierten Studie aus dem Jahr 1997 – ein Jahr vor Markteinführung von Xenical – folgendermaßen beschrieben: »Orlistat ist gut verträglich und bietet einen vielversprechenden neuen Ansatz für die Langzeitbehandlung von Adipositas.«[12]

Laut Aussagen der unabhängigen Stiftung Warentest hingegen ist Xenical nicht nur sehr teuer, sondern auch weitgehend wirkungslos und zudem berüchtigt für seine unangenehmen Nebenwirkungen. Das Urteil im von der Stiftung herausgegebenen *Testbericht Medikamente* 2001 lautet: »Wenig geeignet, um dauerhaft an Gewicht zu verlieren. Allenfalls als Motivationshilfe nützlich, um die Ernährung umzustellen.« Und die Verbraucherzentrale Sachsen ergänzte 2003: »Wie Erfahrungsberichte einzelner Ernährungsberater/innen zeigen, setzen einige Patienten Xenical wegen der unangenehmen Durchfälle recht schnell wieder ab.«

Die öligen Durchfälle haben mit dem Wirkprinzip des Medikaments zu tun. Der Xenical-Wirkstoff Orlistat sorgt dafür, dass nur noch zwei Drittel der Nahrungsfette aufgenommen werden, der Rest wird unverdaut ausgeschieden. Das ist, wie die *Schweizer Sonntagszeitung* berichtete »nicht gerade angenehm: Der Stuhl wird ölig und stinkt erbärmlich, außerdem meldet er sich nicht immer rechtzeitig an.« Manche Apotheker raten ihren Kunden daher, bei Einnahme von Xenical sicherheitshalber zur Windel zu greifen.

Auf dieses Problem angesprochen, reagierten Vertreter von Roche mit der Aussage: »Es obliegt dem Patienten selbst, therapiebegleitende Nebeneffekte durch eine Umstellung der Ernährungsgewohnheiten auf eine fettnormalisierte Kost positiv zu beeinflussen.«[13] Doch wozu braucht man dann überhaupt noch die Pillen? Eine Frage, die sich auch der ehemalige Präsident der Deutschen Gesellschaft für Ernährung Günther Wolfram gestellt hatte. Er gelangte zu der Auffassung, dass, wer das zur erfolgreichen Einnahme von Xenical notwendige Essverhalten lernt und beibehalten kann, zum Abnehmen keine Medikamente mehr benötigt. Kein Wunder also, dass die gesetzlichen Krankenkassen die erheblichen Kosten von etwa 100 Euro pro Monat – das Medikament soll bis zu zwei Jahre lang eingenommen werden – nicht übernehmen wollen, zumal das Gewicht nach Absetzen des Medikaments wieder in die Höhe schnellt.

Der kommerzielle Erfolg von Xenical blieb dann auch weit hinter den Erwartungen der Hersteller zurück. 1998, im Jahr der Markteinführung von Xenical, zeigte sich Roche noch optimistisch, mit dem Medikament viel Geld verdienen zu können. Mit einem Umsatz in Höhe von 700 bis 800 Millionen Schweizer Franken (ca. 500 Millionen Euro) rechnete man damals. Laut der *Handelszeitung* aus der Schweiz ist der Umsatz des Präparates allerdings seit Jahren rückläufig. Allein 2007 sank er im Vergleich zum Vorjahr um zehn Prozent. Die negative Entwicklung setzte sich auch 2008 mit zweistelligen Verlusten weiter fort.

Angesichts dieser Entwicklung hatte Roche nichts unversucht gelassen, um den Ladenhüter dennoch unters Volk zu bringen. 2005 brachte man die EU-Behörden dazu, das Produkt als Erstes seiner Art auch für Minderjährige ab zwölf Jahren zuzulassen. 2006 fand man dann heraus, dass Xenical einen positiven Einfluss auf die Blutzuckerwerte habe und somit auch zur Behandlung und Vorbeugung von Diabetes geeignet sei. Die Studie wurde auf dem von der IASO organisierten »International Congress on Obesity« in Sydney dem Fachpublikum präsentiert.

Doch obwohl die Umsätze trotz dieser Marketingoffensiven weiter zurückgingen, dürfte Roche am Wirkstoff Orlistat weiterhin gut verdienen. In den USA wird eine schwächer dosierte Version des Medikaments unter dem Namen alli schon seit Juni 2007 rezeptfrei verkauft. Seit Oktober 2008 ist alli auch in der EU und der Schweiz rezeptfrei zu haben.

Eine besonders dreiste Marketingoffensive, um den Verkauf von Xenical in den boomenden Märkten Asiens zu steigern, starteten Roche und die IASO im März 2003. In seiner Eigenschaft als Mitglied einer WHO-Expertengruppe hatte sich Philip James auf einem von Roche finanzierten Symposium in Monte Carlo für die Senkung der Übergewichts-Grenzwerte bei Asiaten von

BMI 25 auf BMI 23 ausgesprochen. »Zahl der Übergewichtigen weltweit steigt auf über 1,7 Milliarden«, lautete der Titel der Pressemitteilung, mit der die IASO die Welt über die neuesten Entwicklungen in Sachen »Übergewichts-Epidemie« informierte. Durch die angeblich medizinisch notwendige Grenzwertsenkung in Asien waren die Zahl der Übergewichtigen weltweit und damit der potenzielle Kundenkreis für Xenical auf einen Schlag um 70 Prozent angewachsen. Allein in China leben nach Schätzungen der IASO mehr als 280 Millionen Menschen mit einem BMI größer 23.

Asien im Allgemeinen und China im Besonderen zählen zu den am stärksten wachsenden Arzneimittelmärkten. Die Nachrichtenagentur Bloomberg schätzt, dass China schon im Jahr 2012 der weltweit fünftgrößte Absatzmarkt für Arzneimittel sein wird.

Dem neuesten Marketingcoup von IASO und Roche immerhin widerstand die WHO. In der Fachzeitschrift *The Lancet* erschien 2004, ein Jahr nach der Presseoffensive der IASO, ein ausführlicher Artikel, in dem die WHO-Experten gegen das Votum von Philip James deutlich machten, dass eine Absenkung der Grenzwerte medizinisch nicht nachvollziehbar sei.[14] Das Argument von James, dass die asiatische Bevölkerung schon bei vergleichsweise niedrigeren BMI-Werten stärkeren Gesundheitsrisiken ausgesetzt sei, lasse sich nicht generalisieren. Zu heterogen sei die Bevölkerung, zu gering die Aussagekraft des BMI in diesem Bereich.

Das negative Votum der WHO hindert die IASO allerdings nicht daran, auch weiterhin die niedrigeren Grenzwerte für die asiatische Bevölkerung zu empfehlen. Allerdings stößt sie damit bei den asiatischen Gesundheitsbehörden auf taube Ohren. Einzig das notorisch repressive Singapur hat die neuen Grenzwerte bislang offiziell übernommen.

Auf dem Wirkstoff Sibutramin basiert die Diätpille von Knoll (heute Abbott), dem zweiten Großsponsor der IASO. Auch zur

Wirksamkeit von Sibutramin hat Philip James eine Studie durchgeführt, die, wen wundert's, von Knoll finanziert wurde und entsprechend positiv ausfiel.[15] Sibutramin wirkt – anders als Xenical – im Gehirn und stärkt dort das Sättigungsgefühl. Auch Sibutramin war seit Markteinführung hoch umstritten. Ursprünglich wurde der Wirkstoff Sibutramin für ein Antidepressivum entwickelt. Doch Knoll entschied sich, den Wirkstoff als Schlankheitsmittel zu vermarkten.

In Foren berichten Betroffene über Stimmungsschwankungen und Depressionen bei Absetzung des Medikaments. Neben psychischen Problemen wird auch immer wieder über Herz-Kreislauf- und Herzrhythmusstörungen nach Einnahme von Sibutraminpräparaten berichtet. In Italien wurde Sibutramin 2002 verboten, nachdem der Tod von zwei jungen Frauen mit der Einnahme des Wirkstoffs in Verbindung gebracht worden war.[16] Auch in anderen Ländern haben Verbraucherorganisationen wiederholt gefordert, Schlankheitsmittel mit dem Wirkstoff Sibutramin vom Markt zu nehmen.

Die Stiftung Warentest berichtet, dass der US-Zulassungsbehörde Food and Drug Administration (FDA) allein bis März 2003 49 Verdachtsfälle zu Herz-Kreislauf-bedingten Todesfällen, die mit der Einnahme von Sibutraminpräparaten in Zusammenhang gebracht wurden, vorlagen. Zusätzlich sei über Herzrhythmusstörungen, Herzschwäche, Herzinfarkt und Blutdrucksteigerung berichtet worden.[17] Von diesen Diskussionen scheinbar unbeeindruckt, empfiehlt die Partnerorganisation der IASO, die Deutsche Adipositas-Gesellschaft, Sibutramin zur Gewichtsreduktion.[18]

Der französische Pharmariese Sanofi-aventis hat 2006 in der Europäischen Union ein völlig neues Abnehmpräparat auf den Markt gebracht. Acomplia, so heißt das Mittel, basiert auf dem Wirkstoff Rimonabant, der ebenso wie Sibutramin das Hungergefühl im Gehirn unterdrückt. Rimonabant blockiert die Aufnahme körpereigener Cannabinoide. Dadurch wirkt das Mittel wie eine Art Anti-Cannabis und senkt im Gegensatz zu Haschisch und Marihuana die Lust aufs Essen. Als das Mittel die ersten Hürden für die erhoffte Zulassung genommen hatte, schossen die Börsenkurse des Pharmakonzerns in die Höhe. Sanofi hatte ursprünglich geplant, Acomplia als Wundermittel gegen Übergewicht, Diabetes und Nikotinsucht zu positionieren, und dem Wirkstoff Milliardenumsätze zugetraut. Doch die vermeintliche Wunderpille entpuppte sich für Hersteller und Kunden als Tablette gewordener Alptraum.

Der Pharmariese musste seine Erwartungen bereits 2006 weit zurückschrauben. Da nämlich hatte die amerikanische Gesundheitsbehörde FDA dem Wirkstoff wegen ungeklärter Nebenwirkungen die Freigabe verweigert. Auch für die EU wurde, anders als erhofft, nur eine eingeschränkte Zulassung erteilt. In Deutschland wurde das Mittel zwar zugelassen, aber genauso wie alle anderen auf dem Markt befindlichen Schlankheitsmittel von den Krankenkassen als »Lifestyle-Medikament« eingestuft und daher nicht erstattet.

Schon bald darauf geriet das Mittel wegen seiner zahlreichen Nebenwirkungen in die Kritik. Neben Herz-Kreislauf-Problemen berichteten betroffene Konsumenten über Depressionen und Suizidgedanken nach Einnahme des Medikaments. In Großbritannien starben nach Angaben der staatlichen Aufsichtsbehörde für Arzneimittel fünf Menschen nach Einnahme des angeblichen Wundermittels.[19] Im Oktober 2008 wurde Acomplia von den EU-Gesundheitsbehörden vom Markt genommen.

Bislang sind die Diätpillen für die Pharmakonzerne ein Verlustgeschäft, noch dazu eines mit unkalkulierbaren Risiken. Bei allen Präparaten überwiegen die Nebenwirkungen. Der Abnehmererfolg dagegen bleibt gering. Eine Auswertung bestehender Studien fand für die drei gängigen Wirkstoffe Orlistat, Sibutramin und Rimonabant nur bescheidene Resultate.[20] Viel mehr als fünf Prozent des Ausgangsgewichts lässt sich mit keinem der Mittel abnehmen, und selbst das nur bei begleitender Ernäh-

rungsumstellung. Gegenüber den Teilnehmern an den Kontroll-
gruppen, die auch die Ernährung umstellten, darüber hinaus
aber – selbstverständlich ohne es zu wissen – nicht das Medikament, sondern wirkungslose Placebos verabreicht bekamen,
nimmt sich die Wirkung der Pillen noch bescheidener aus. Der
zusätzliche Gewichtsverlust im Vergleich zu den Personen in der
Kontrollgruppe betrug selbst bei mehrjährigen Versuchsanord-
nungen nur wenige Kilo. Ein Unterschied, der die hohen Kosten
der Medikamente als völlig unangemessen erscheinen lässt, von
den massiven Nebenwirkungen ganz zu schweigen.

Was ebendiese Nebenwirkungen angeht, scheinen die Blä-
hungen und unkontrollierbaren Durchfälle, die die Einnahme
von Orlistat begleiten, noch die harmlosere Variante zu sein.
Orlistat ist dann auch der einzige Wirkstoff, dessen Herstellern
zumindest ein gewisser finanzieller Erfolg vergönnt war. Doch
angesichts von 70 Milliarden US-Dollar, auf den die Rating-
Agentur Standard & Poor's 2008 das Gesamtvolumen des Markts
für Medikamente zur Behandlung von Übergewicht und den damit verbundenen Krankheiten wie Bluthochdruck oder Diabetes
schätzte, sind auch die Umsätze der auf Orlistat basierenden
Produkte mit deutlich unter einer Milliarde US-Dollar mehr als
bescheiden.

Solange es den Pharmakonzernen nicht gelingt, einen Wirkstoff zu entwickeln, der hochwirksam und gleichzeitig risikoarm
ist – und vieles spricht dafür, dass das auf lange Zeit nicht der
Fall sein wird –, werden sie nichts unversucht lassen, um ihre
unausgereiften Mittel dennoch weiter zu verkaufen. Im Idealfall
rezeptfrei oder noch besser erstattungsfähig durch die Krankenkassen. Um diese Ziele zu erreichen, sind sie auf die Unterstützung von Ärzten und Wissenschaftlern angewiesen, die als unabhängig gelten. Denn nur wenn die medizinischen Folgen und die
volkswirtschaftlichen Kosten von Übergewicht in den düstersten
Farben gemalt werden, scheinen die Risiken und Kosten der
eigenen Medikamente gering genug, um nicht nur ihre Zulassung, sondern auch die Kostenübernahme durch die Kranken-

kassen zu erreichen. In den USA ist Roche auf diesem Weg schon ein gutes Stück weitergekommen. Die Kosten für Medikamente mit dem Wirkstoff Orlistat werden dort ausgerechnet von der chronisch unterfinanzierten öffentlichen Krankenversicherung für Sozialhilfeempfänger, Arbeitsunfähige und mittellose Senioren unter bestimmten Voraussetzungen übernommen.

Operation gelungen, Patient tot –
Zur chirurgischen Behandlung von Übergewicht

Ein besonders dunkles Kapitel der Medizingeschichte ist der Versuch, das Problem der Fettleibigkeit durch operative Eingriffe zu lösen. Schlankheitspillen und Ernährungsumstellung ermöglichen nur einen geringfügigen Gewichtsverlust. Für Menschen mit einem BMI jenseits der 40 sind sie daher irrelevant. Ihnen bleibt nur noch die radikale Option, um deutlich Gewicht zu verlieren: die Operation am Magen. Aus medizinischer Sicht sind die Magenoperationen ein mehr als ungewöhnliches Vorgehen, beschädigen sie doch mutwillig ein funktionsfähiges, gesundes Organ. Doch anders als durch Operationen am Magen sieht sich die Ärzteschaft nicht in der Lage, extremes Übergewicht wirksam zu bekämpfen.

Die Anfänge der chirurgischen Behandlung datieren auf das Ende des 19. Jahrhunderts. Damals beschränkte man sich darauf, das unerwünschte Körperfett abzusaugen bzw. schlicht und ergreifend wegzuschneiden. Viele der Patienten starben infolge der Eingriffe an Infektionen und Blutverlust. In den 1920er Jahren wurde die Praxis daher eingestellt.

Ab den 1950er Jahren konzentrierte sich die chirurgische Behandlung von Adipositas auf die Verdauungsorgane. Die bis in die 1970er Jahre gängigste Methode war die Verkürzung des Darms, was zur Folge hat, dass ein Großteil der aufgenommenen Nahrung unverdaut ausgeschieden wird. Das Verfahren führt zwar zu einem starken Gewichtsverlust, aber leider auch zu fatalen Nebenwirkungen. Viele Patienten überlebten schon die ersten Tage nach der Operation nicht. Auf lange Sicht bereitete vor allem die Bakterienbildung im »stillgelegten« Teil des Darms Probleme. Eine Untersuchung von 100 Patienten, fünf Jahre nachdem sich diese einer Darmverkürzung unterzogen hatten, zeigte ein erschreckendes Bild. Achtundfünfzig Prozent der Patienten klagten über Durchfall, ein essenzieller Mangel an Folsäure und Vitamin B12 war sogar bei 88 Prozent der Patienten festzustellen, 29 Prozent litten unter Leberschäden, bei sieben Prozent fanden sich gar Anzeichen einer Leberzirrhose.[21]

Darmverkürzungen wurden in den 1960er und 1970er Jahren weltweit wahrscheinlich über hunderttausendmal durchgeführt. Wie viele Menschen an den Folgen gestorben sind, ist unbekannt.

Beim Versuch, den Appetit der Übergewichtigen zu zügeln, kamen auch noch andere Geräte zum Einsatz, zum Beispiel das Bauchband. Das Bauchband funktioniert wie ein zu eng geschnallter Gürtel, der permanent, aber besonders nach üppigen Mahlzeiten Druck auf den Magen ausübt und nur durch den Arzt wieder gelöst werden kann. Er soll beim Essen zur Mäßigung anhalten, schließlich muss jeder überflüssige Bissen mit Bauchschmerzen teuer bezahlt werden.

Noch brachialer ist die Kieferverdrahtung. Wer sich seinen Kiefer verdrahten lässt, kann den Mund bloß einen Spalt weit öffnen und daher nur unter großen Mühen feste Nahrung zu sich nehmen. Allerdings hindert die Vorrichtung die Patienten auch daran, sich verständlich auszudrücken. Lebensgefährlich wird die Kieferverdrahtung, wenn sich Patienten übergeben müssen, was bei zu viel Flüssignahrung schon mal vorkommen kann. Mehrere Menschen, die sich den Kiefer verdrahten ließen, sind an ihrem eigenen Erbrochenen erstickt. Die Kieferverdrahtung gilt daher als überholt.

Während Bauchband, Kieferverdrahtung und die operative Verkürzung des Darms mittlerweile als zu gefährlich gelten, erfreuen sich Magenverkleinerungen überaus großer Beliebtheit. Eine der gängigsten Methoden zur Verkleinerung des Magens ist das sogenannte Magenband. Dabei wird ein Großteil des Magens durch ein operativ eingeführtes eng anliegendes Band abgeschnürt. Eine andere beliebte Methode basiert darauf, den Magen auf einen Bruchteil seiner ursprünglichen Größe »zusammenzuheften« und einen Bypass zum Darm zu legen.

Der auf die eine oder andere Weise künstlich verkleinerte Magen führt bei den Patienten zu sinkendem Appetit und einer längeren Verdauungsphase. Die Dividende fahren die Patienten vor allem in den ersten beiden Jahren nach der Operation ein. Während dieser Phase sinkt das Gewicht spektakulär ab, teilweise bis auf weniger als die Hälfte des Ausgangsgewichts. Danach allerdings legen viele Patienten wieder zu. Manche erreichen trotz Schrumpfmagen sogar wieder das Gewicht von vor der Operation. Ganz offensichtlich lässt sich der menschliche Organismus selbst mit rabiaten Mitteln also nur bedingt austricksen.

In den USA ist die Zahl der Magenverkleinerungen von rund 13 000 Eingriffen im Jahr 1998 über mehr als 70 000 im Jahr 2002 auf ca. 170 000 im Jahr 2005 angestiegen. 2006 waren es dann sogar schon eine Viertelmillion US-Amerikaner, die sich den Magen operativ verkleinern ließen. Tendenz weiter steigend. Auch in anderen Ländern ist die Zahl der operativen Magenverkleinerungen geradezu explodiert. In Australien hat sich ihre Zahl zwischen 1988 und 2004 um mehr als das Zwanzigfache erhöht. In vielen europäischen Ländern wie Frankreich oder Österreich liegt die Zahl der Magenverkleinerungen, gemessen an der Größe der Bevölkerung, auf ähnlich hohem Niveau. In Deutschland, wo Magenverkleinerungen nur in Ausnahmesituationen von den Krankenversicherungen übernommen werden, waren es im Jahr 2005 dagegen erst ca. 1200 Eingriffe.

Magenverkleinerungen sind alles andere als ungefährlich. Zwei Prozent der Operierten sterben in den ersten 30 Tagen nach der Operation. Nach einem Jahr sind knapp fünf Prozent der Patienten nicht mehr am Leben. Bei Menschen über 65 Jahre liegen die entsprechenden Zahlen sogar bei 4,8 respektive 11,1

Prozent.[22] Die Zahl der Todesfälle infolge von Magenverkleinerungen sinkt allerdings mit der Größe der Klinik und der Erfahrung der behandelnden Ärzte. Doch selbst wenn die Operation glimpflich verläuft, sind die Langzeitfolgen häufig schwerwiegend. Zwar leiden viele Patienten nach der Operation nicht länger an Diabetes, und auch die Zahl der Herz-Kreislauf-Erkrankungen scheint im Vergleich zu Nichtoperierten deutlich zurückzugehen. Dafür haben viele ein Leben lang Probleme mit der Verdauung.

Das Argument für die gefährlichen und teuren Operationen lautet, dass die Magenverkleinerung auf lange Sicht die einzige Möglichkeit darstellt, schwer Übergewichtigen zu helfen und die schlimmsten Folgeerkrankungen zu vermeiden. Um den Risiken der Behandlung dennoch Rechnung zu tragen und zu verhindern, dass Menschen aus rein ästhetischen Beweggründen einer solchen Operation zustimmen, gelten strenge Regeln. Bislang sind Magenverkleinerungen nur für Erwachsene mit einem BMI größer 40 erlaubt und auch nur dann, wenn andere Methoden zur Gewichtsreduktion erfolglos geblieben sind. In medizinisch gut begründeten Ausnahmefällen darf die Operation allerdings schon ab einem BMI von 35 durchgeführt werden.

Doch diese wohlbegründeten Standards drohen zu fallen. Angesichts der steigenden Zahl übergewichtiger Kinder sollen Operationen in Großbritannien schon bei Minderjährigen zugelassen werden. George Bray, der als einer der Väter der modernen Adipositas-Forschung gilt, fordert, über Magenverkleinerungen schon bei deutlich niedrigeren BMI-Werten nachzudenken.[23] Setzte sich Bray mit seiner Ansicht durch, würde einer Praxis Tür und Tor geöffnet, bei der sich Menschen in großer Zahl aus vorrangig ästhetischen Gründen einer äußerst gefährlichen Operation unterziehen.

Macht Fett fett? *oder* Wer ist eigentlich schuld an der »Übergewichts-Epidemie«?

Die Weltgesundheitsorganisation (WHO) und führende Public-Health-Experten sehen in der veränderten Ernährungsweise die Hauptursache für zunehmendes Übergewicht. Insgesamt werde zu viel gegessen, aber vor allem das Zuviel an Fett und Zucker, dem ein Zuwenig an Gemüse und Ballaststoffen gegenüberstehe, lasse die Bäuche anschwellen. Coca-Cola, McDonald's, Burger King, Pizza Hut, Smarties, Mars, Snickers, Nuts, Smacks, Südzucker, Nutella, Kaba, Pringles und Chio stehen stellvertretend für die vielen Schurken, die Schuld haben sollen an der weltweiten »Übergewichts-Epidemie«.

Den Film »Super Size Me«, in dem sich ein gewisser Morgan Spurlock über dreißig Tage ausschließlich von Mc-Donald's-Produkten ernährte, mehrere Kilo zunahm und sich angeblich schwerwiegende Schädigungen der inneren Organe zuzog, sahen in den USA wie auch hierzulande Millionen. Spurlock ist es zu verdanken, dass McDonald's seine Super-Size-Menüs aus dem Angebot genommen hat. Zwar gilt Spurlocks »Experiment« inzwischen als widerlegt. Bei einem Versuch an der Universität im schwedischen Linköping hatten sich zwölf Studenten und sechs Studentinnen der Spurlock-Diät unterzogen, einige legten deutlich, andere kaum an Gewicht zu, alle verloren den Großteil ihres zusätzlichen Gewichts wenige Wochen nach dem Experiment, keiner der Teilnehmenden litt unter gesundheitlichen Folgeschäden.[24] Aber die These, dass die Lebensmittelindustrie – und allen voran die Fast-Food-Giganten – durch den Verkauf immer größerer Portionen die Gesundheit ihrer Kunden schädigten, hat durchaus auch ernstzunehmende akademische Vertreter.

Das Rudd Center for Food Policy and Obesity an der Yale University forscht unter der Leitung von Kelly Brownell schon länger zu den Ursachen steigender Übergewichtsraten in den USA. Brownell und seine Kollegen belegen, dass die Portionen in den USA kontinuierlich größer geworden sind. In den 1950er

Jahren gab es bei McDonald's nur eine Portionsgröße für Pommes frites. Heute gibt es vier. Die kleinste, »small«, ist genauso groß wie die Standardgröße aus den 1950er Jahren. Die größte, »supersize«, ist mehr als dreimal so groß. Auch die Burger haben zugelegt, von durchschnittlich 210 Kalorien in den 1950er Jahren auf 618 Kalorien ein halbes Jahrhundert später. In den 1950er Jahren wurde Cola in 0,2-Liter-Flaschen oder -Bechern serviert. Heute gilt in den US-amerikanischen Fast-Food-Ketten eine Cola mit 0,5 Litern als »small«. Nach oben sind den Verpackungsgrößen im Land der unbegrenzten Möglichkeiten keine Grenzen gesetzt. Die 24-Stunden-Supermarktkette 7-Eleven verkauft in den USA sogar Limonaden in 1,7 Liter-Bechern.

Den Siegeszug der Riesenportionen erklären sich Brownell und seine Mitarbeiter vom Rudd Center for Food, Policy and Obesity so: Nahrung sei so billig geworden, dass die Lebensmittelindustrie nur noch über einen größeren Absatz höhere Gewinne einfahren könne. Wenn sie von den Kunden nur wenige Cent mehr für ein wesentlich größeres Menü oder Getränk verlange, lohne sich das für sie bereits.

Wie weit das auch für Deutschland und Europa gilt, wo man in Restaurants und Cafés Zuckerbrausen in 0,2-Liter-Flaschen serviert und selbst bei McDonald's die größte Cola gerade mal einen halben Liter fasst, ist fraglich. Allerdings sind die Portionsgrößen im Supermarkt auch hierzulande bei vielen Produkten größer geworden. Statt wie vor dreißig Jahren in 75-Gramm-Beuteln werden Gummibärchen heute standardmäßig in 200-Gramm- und immer häufiger sogar in 300 Gramm-Beuteln verkauft. Ähnliches gilt für Kartoffelchips und andere Snacks. Bei den Softdrinks geht der Trend ebenfalls zu größeren Verpackungen. Seit Einführung des Dosenpfands wird die 0,33-Liter-Dose für unterwegs zunehmend durch 0,5-Liter-Flaschen ersetzt. Zu Hause kommt die Cola immer häufiger aus 1,5-Liter-Flaschen. Im Unterschied zu Chips- oder Gummibärchentüten, die, einmal geöffnet, oft sofort geleert werden, sind die großen Limoflaschen aber nicht unbedingt ein Indiz für einen gestiegenen Konsum. Denn im Gegensatz zu kleineren Flaschen mit Kronkorken und Alu-Dosen lassen sie sich wieder verschließen und portionsweise konsumieren.

Insgesamt scheint es sich bei der Argumentation von Brownell ohnehin eher um ein spezifisch US-amerikanisches Phänomen zu handeln, das sich nicht ohne weiteres auf andere Länder übertragen lässt. Für Großbritannien, den zweiten Hotspot der »Übergewichts-Epidemie«, trifft die These von der immer üppigeren, fettreicheren und vitaminärmeren Ernährung jedenfalls nicht zu. Ganz im Gegenteil, der im Auftrag der britischen Regierung erstellte Family Food Report 2004 liest sich wie ein Wunschtraum der Ernährungsberater. Der Absatz von Butter und Margarine ist im Vergleich zu Zahlen aus den 1970er Jahren dramatisch eingebrochen, der fettreduzierter Brotaufstriche dagegen geradezu explodiert. Ein ähnliches Bild bei der Milch: Fettreduzierte Milch war in den 1970er Jahren beinahe unbekannt. Im Jahr 2004 kam sie für zwei Drittel des Milchkonsums auf. Die Zahl der Eier, die die Briten durchschnittlich pro Woche verzehren, sank zwischen 1974 und 2004 von 3,7 auf 1,6. Auch Zucker wird – jedenfalls in Reinform – viel weniger konsumiert als noch vor dreißig Jahren. Statt 458 Gramm pro Woche und Person werden nur noch 102 Gramm verbraucht. Ein ähnlich deutlicher Rückgang findet sich bei Sirupen und Honig. Der Fleischkonsum pro Person blieb seit den 1970er Jahren etwa auf demselben Niveau. Dafür ist der Verzehr von rotem Fleisch, insbesondere von Rindfleisch, das unter vielen Ernährungsexperten immer noch als gesundheitsschädlich gilt, zugunsten von Geflügel zurückgegangen. Der Gemüseverbrauch, Kartoffeln ausgenommen, ist stabil. Der Obstkonsum ist um über 60 Prozent angestiegen. Nicht berücksichtigt wurde bei der Erhebung von 1974 der Außerhausverzehr. 2004 kam er für neun Prozent der konsumierten Kalorien auf. Doch selbst wenn die Restaurant- und Imbissbudenbesuche, für die für das Jahr 1974 noch keine Daten vorlagen, mitberücksichtigt werden, ist die Zahl der Kalorien, die der Durchschnitts-Brite pro Tag konsumiert, von 1974 bis 2004 um nicht weniger als zehn Prozent gesunken.

Ein ähnliches Bild ergibt sich für Deutschland. Nach Angaben des von der Deutschen Gesellschaft für Ernährung herausgegebenen Ernährungsberichts 2004 ist der Obstverbrauch 1995 bis 2003 durchschnittlich um zwei Kilogramm pro Jahr und Person angestiegen. Der Rindfleischkonsum hat im selben Zeitraum um ein halbes Kilo pro Person und Jahr abgenommen. Dieser Rückgang wurde, ähnlich wie in Großbritannien, durch den erhöhten Verbrauch von Geflügelfleisch weitgehend ausgeglichen. Der durchschnittliche Bierkonsum sinkt um etwa zwei Liter pro Jahr und Person. Lag er Mitte der 1970er Jahre noch bei rund 150 Litern pro Jahr, sind es heute weniger als 110 Liter. Und auch Hochprozentiges befeuchtet immer seltener den Rachen durstiger Bundesbürger.

Der Trend zu einer fettärmeren und vitaminhaltigeren Ernährungsweise wird auch durch den Ernährungssurvey des Robert Koch-Instituts bestätigt. Gert Mensink, Wissenschaftlicher Mitarbeiter des Instituts, resümierte im zweiten Ernährungssurvey des Instituts: »Es ist ein Anstieg im Getreide- sowie Obstkonsum Ende der 90er-Jahre im Vergleich zu den 80er-Jahren zu beobachten. Auch der Gemüsekonsum hat deutlich zugenommen. (…). Der Verzehr von Butter, Speisefetten und Ölen ist bei Männern etwa um 12 Gramm, bei Frauen um 10 Gramm pro Tag gesunken. Im Vergleich zu den Daten aus der VERA-Studie [Daten aus den 1980er Jahren; Anm. d. V.] ist der Konsum von alkoholischen Getränken zurückgegangen. Bei Frauen hat sich der Alkoholkonsum sogar halbiert.« Und während der Energieanteil aus Fetten in der Verbundstudie Ernährung und Risikofaktorenanalytik (VERA) aus den Jahren 1987 und 1988 und auch noch im Nationalen Gesundheitssurvey von 1992 über 40 Prozent betragen habe, liege er inzwischen nur noch bei 33 Prozent.[25]

Offensichtlich greift also die These der Adipositas-Experten, die Überernährung mit fett- und zuckerreichen Nahrungsmitteln habe Schuld am zunehmenden Übergewicht, zu kurz. Aber wenn sie schon auf die Gesamtbevölkerung nicht zutrifft, stimmt sie denn dann wenigstens für die Übergewichtigen?

In der ersten Nationalen Verzehrsstudie von 1987 wurden sowohl der tägliche Kalorienverbrauch als auch der Konsum von fett- und zuckerhaltigen Lebensmitteln nach dem BMI der Teilnehmer aufgeschlüsselt. Entgegen der gängigen Meinung konsumierten Übergewichtige danach weniger Süßigkeiten und Fleisch und dafür mehr Gemüse und Obst als Normalgewichtige. Sie konsumierten aber nicht nur weniger »Dickmacher«, sondern auch insgesamt weniger Kalorien als Normalgewichtige.[26]

Obwohl sich also mit statistischen Mitteln weder auf der individuellen noch auf der Bevölkerungsebene ein Zusammenhang zwischen dem Konsum bestimmter Lebensmittel und dem Auftreten von Übergewicht nachweisen lässt, gibt es schon recht konkrete Vorstellungen, wie Übergewicht mit einer sogenannten Sündensteuer auf »dickmachende« Lebensmittel zu Leibe gerückt werden soll. So möchte zum Beispiel Kelly Brownell von der Yale University das Übergewichtsproblem mit einer »Twinkie Tax« – auf Deutsch: Keks-Steuer – in den Griff bekommen. Und auch in Deutschland wird immer wieder gefordert, den Mehrwertsteuersatz auf vermeintlich Ungesundes von sieben auf 19 Prozent zu erhöhen.

Vorbild dieser Maßnahmen sind die Steuern auf Alkohol und Tabak, die, obwohl sie einen erheblichen Beitrag zum gesamten Steueraufkommen tragen, nicht mit fiskalischen, sondern mit gesundheitspolitischen Argumenten begründet werden – was den Vorteil hat, dass man sie so fast nach Belieben erhöhen kann.

Das Problem ist nur, auf Tabak und Alkohol ließe sich zur Not verzichten, auf Lebensmittel dagegen nicht. Lebensmittel sind, wie der Name schon sagt, überlebenswichtig. Und das gilt für alle ihre Bestandteile, also auch für die vermeintlichen Schurken Fett und Zucker. Die Wirkung von Lebensmitteln auf Körpergewicht und Krankheiten ist bis heute durch Vorurteile geprägt, die leider immer noch im Gewand wissenschaftlicher Erkenntnis daherkommen. Dabei wäre – frei nach Fernsehkoch Tim Mälzer – »Ungesund, gibt's nicht« der einzige Ratschlag, den die Ernährungswissenschaften guten Gewissens geben könnten.

Denn wenn man von Umweltbelastungen wie Pestiziden oder Schwermetallen und hygienischen Verunreinigungen wie Schimmel- und Bakterienbefall absieht, dann ist es angesichts des heutigen Nahrungsmittelangebots fast unmöglich, sich ungesund zu ernähren.

Fett beispielsweise, lange Zeit als Killer verschrien, hat von der Deutschen Gesellschaft für Ernährung ein hervorragendes Zeugnis ausgestellt bekommen. In ihrer Fettleitlinie aus dem Jahr 2006, in der zahlreiche Studien zum Zusammenhang von Fettverzehr und Krankheiten ausgewertet wurden, konnten die Wissenschaftler weder für Diabetes noch für Krebs und auch nicht für Schlaganfall, Bluthochdruck oder andere Herz-Kreislauf-Erkrankungen einen Zusammenhang zum Fettkonsum finden. Was die Auswirkung von Fettkonsum auf die Fettleibigkeit angeht, formulieren die Autoren zurückhaltend: »Die Evidenz für den Zusammenhang wird als wahrscheinlich bewertet.«[27] Gleichzeitig aber warnen die Wissenschaftler vor den möglichen Risiken einer umfassenden Ernährungsumstellung.

Ganz anders klang das alles noch 1999. Da warb die Deutsche Gesellschaft für Ernährung (DGE) mit dem Slogan »Fett ist Dickmacher Nummer eins« für kostenpflichtige Tipps zum Fettsparen. Und formulierte barsch: »Die Deutschen essen im Schnitt 80 bis 100 Gramm Fett pro Tag, statt der von Ernährungsexperten empfohlenen 60 bis 70 Gramm.« Mittlerweile hat die DGE die Forderung, den Fettanteil an der Gesamtkalorienzufuhr auf dreißig Prozent zu senken, aus ihren Ernährungsempfehlungen gestrichen und spricht nur noch davon, dass 60 bis 80 Gramm Fett am Tag genügten. Anders sieht das immer noch die Weltgesundheitsorganisation (WHO), die den Fettanteil an der Ernährung am liebsten auf zwanzig Prozent reduziert sehen will. Was auch immer sie sich davon verspricht.

Die partielle Rehabilitierung des Fetts hat aber den Aberglauben, Obst, Gemüse und Vollkornbrot seien Garanten für ein langes und gesundes Leben, nicht aus der Welt schaffen können. Gerne beklagen Verbraucherschützer und Gesundheitsexperten in diesem Zusammenhang die Marktmacht der Hersteller von Kartoffelchips und Cheeseburgern; bedauern, wie viele Werbeminuten für Fastfood und Snacks reserviert werden und wie wenige für Obst und Gemüse. Ganz unrecht haben sie nicht damit, denn geworben wird tatsächlich vor allem für Convenience-Produkte, für Restaurantketten, Snacks, Softdrinks und Alkohol. Für Dinge des täglichen Bedarfs wie Obst, Gemüse, Mehl, Zucker, Brot oder unverarbeitetes Fleisch wird dagegen kaum geworben. Doch der Eindruck, der Anbau und Verkauf von Obst und Gemüse sei eine Angelegenheit ökonomisch hoffnungslos unterlegener Kleinproduzenten, könnte falscher nicht sein.

Denn dass die Obstriesen so wenige Werbeminuten im Kinderfernsehen kaufen, dürfte noch einen anderen Grund als mangelnde Marktmacht haben. Durch kluge Lobbypolitik ist es den Obst- und Gemüseproduzenten nämlich gelungen, für die Bewerbung ihrer Produkte Staat und Zivilgesellschaft ins Boot zu holen.

Während die Hersteller von Kartoffelchips und Limonaden sich vor Warnhinweisen auf ihren Produkten fürchten müssen, erhalten Obst- und Gemüseprodukte ein Gütesiegel, das ihren Umsatz ankurbeln soll.

Hieß es früher noch bescheiden »An apple a day keeps the doctor away«, muss es heute schon ein halber Obstkorb sein. Die Rede ist von der Kampagne »5 am Tag«. Weltweit werden obst- und gemüsehaltige Produkte mit dem »5 a Day«-Logo bestückt. Ministerien, Krankenkassen, Gesundheitsinstitute, die EU, die Deutsche Gesellschaft für Ernährung, Krebsgesellschaften weltweit und natürlich die WHO bewerben die »5 am Tag«-Kampagne, denn mindestens 400 Gramm Obst und Gemüse am Tag sollten es schon sein, um gesund zu bleiben.

Der größte Profiteur der Kampagne ist die Lebensmittelindustrie. Darunter so umstrittene Firmen wie Chiquita, Dole und Del Monte. Die drei Multis kontrollieren 70 Prozent des weltweiten Bananenanbaus und geraten immer wieder wegen unmenschlicher Produktionsbedingungen und umweltschädlichen Pestizideinsatzes in die Schlagzeilen. Ein Fair-Trade- oder Biosiegel würden ihre Produkte nie erhalten. Dank der »5 am Tag«-Kampagne können sie ihre Waren aber mit einem attraktiven Kampagnenlogo bestücken.

Begründet wird die Werbung auf Steuerkosten mit dem Argument, Obst und Gemüse beugten Krebs und einer weiteren Anzahl von Krankheiten vor. Doch – wie so häufig beim Thema Ernährung – waren auch hier nicht Fakten, sondern Vorurteile am Werk.

Schon ein Jahr nachdem die »5 am Tag«-Kampagne in Deutschland gestartet wurde, veröffentlichte der Wissenschaftliche Beirat der Kampagne eine ernüchternde Bilanz. Wörtlich heißt es darin: »Einen unmittelbaren Nachweis, dass eine Intervention mit Gemüse und Obst das Risiko für Krebs oder auch andere chronische Erkrankungen senkt, gibt es derzeitig nicht. Ebenso fehlen beobachtende epidemiologische Daten, die belegen, dass eine Änderung der Ernährungsgewohnheiten im Sinne einer Erhöhung des Gemüse- und Obstverzehrs im Erwachsenenalter das Erkrankungsrisiko für Krebs und andere chronische Erkrankungen zu senken vermag.«[28]

Nichtsdestoweniger wird die Vorgabe der Kampagne von 400 Gramm Obst- und Gemüsekonsum am Tag in Deutschland nur noch um wenige Gramm verfehlt.[29] Sorgen machen müsste man sich also weniger über den mangelnden Konsum von Obst und Gemüse als vielmehr über die Qualität der Waren, von denen wir täglich fast ein halbes Kilo verzehren sollen. Schließlich warnen Umwelt- und Verbraucherschutzorganisationen regelmäßig vor Pestiziden in Obst und Gemüse. Doch stattdessen werden die fünf Portionen Obst und Gemüse immer größer. Denn statt der international üblichen 400 Gramm spricht die deutsche Sektion von »5 am Tag« mittlerweile von 650 Gramm Obst und Gemüse, die idealerweise zu verzehren seien.

Die Ernährungswissenschaftlerin Kathrin Burger sieht die wachsenden Ansprüche an die Verbraucher kritisch. Denn, so befürchtet sie: »Jedem, der es nicht schafft, ein Glas Saft, eine

Orange, eine Portion Salat, zwei Portionen Gemüse auf seinem Speisplan unterzubringen, wird so ein schlechtes Gewissen gemacht.«[30]

Zu wenig Bewegung, Schlafmangel oder Stress? Alternative Erklärungen für Übergewicht

Public-Health-Experten glauben mittlerweile, dass der Einfluss der Ernährung auf das Körpergewicht über- und der der Bewegung unterschätzt wird. Belege für diese Theorie stehen allerdings auf wackeligen Füßen. Denn Bewegung zu messen ist noch viel schwieriger, als die Nahrungsaufnahme zu protokollieren. Bewegung findet tausendfach im Alltag statt, häufig ohne dass wir uns dessen überhaupt bewusst werden. Doch während alle Kommentatoren der »Übergewichts-Epidemie« ständig betonen, dass wir auf Schritt und Tritt von Kalorienbomben verfolgt werden, tritt der Aspekt, dass wir in einer bewegungsarmen Umwelt leben, in den Hintergrund.

Unzählige Industriezweige, viele von ihnen mächtiger und umsatzstärker als die gesamte Lebensmittelindustrie, profitieren von der bewegungsarmen Gesellschaft. Vorneweg die Automobilindustrie und der Straßenbau, aber auch andere Branchen wie das Baugewerbe, das den Traum vom eigenen Häuschen in der Vorortsiedlung fördert, der Einzelhandel, der sich immer stärker auf der grünen Wiese konzentriert und zu Fuß – jedenfalls in ländlichen und stadtrandischen Gebieten – kaum mehr zu erreichen ist, die Hersteller von Fahrstühlen und Rolltreppen, von Fernbedienungen und Haushaltsgeräten, von Unterhaltungselektronik, der Versandhandel und nicht zu vergessen das Internet – das es einem ermöglicht, unzählige Dinge liegend vom Sofa aus zu erledigen.

Gleichzeitig lebt eine ganze Industrie davon, die Menschen mit immer neuen Sportgeräten zu beglücken. Mit Heimtrainern, Laufbändern und Hantelbänken und mit teurem Freizeitgerät wie Surfbrettern, Snowboards, Carving-Ski oder Mountainbikes, die freilich meist 50 von 52 Wochen im Keller vor sich hin stauben. An der Bereitschaft, für Sport Geld auszugeben, mangelt es jedenfalls nicht. Siebenundzwanzig Millionen Menschen in Deutschland sind Mitglieder in Sportvereinen, und Fitness-studios sprießen wie Pilze aus dem Boden.

Die Bewegung in der Arbeit und im Alltag geht dagegen zurück. Nicht immer ist das schlecht für die Gesundheit. Körperliche Arbeit ist häufig einseitig belastend und kann zu schweren Folgeschäden führen. Büromenschen klagen zwar häufig über Rückenschmerzen, doch verglichen mit den Problemen, die Bauarbeiter, Fliesenleger oder Möbelpacker plagen, stehen sie noch vergleichsweise gut da. Deswegen ist die Gleichung »körperlich aktive Tätigkeit gut – sitzende Tätigkeit schlecht« auch viel zu einfach gedacht.

Bewegung im Alltag wie der Gang zum Bäcker oder zum Briefkasten, die Fahrt mit dem Fahrrad zur Arbeit oder das alltägliche Treppensteigen führen dagegen in der Summe zu einem nicht unwesentlichen Kalorienverbrauch, argumentieren Public-Health-Experten.

Auch die Politik ist auf dieses Thema aufmerksam geworden. Schon wird zum Beispiel im Maßnahmenkatalog der Bundesregierung IN FORM gefordert, mehr Fahrradwege anzulegen und die Städte fußgängerfreundlicher zu gestalten. Klingt gut, zum Beispiel als Maßnahme gegen Feinstaub, Verkehrslärm oder Unfälle; als Rezept gegen Übergewicht ist es aber kritisch zu sehen. »Leider gibt es kaum Längsschnittstudien, die den Einfluss der Bewegung auf die Gewichtszunahme in der Gesamtbevölkerung untersuchen (…). Die Hypothese, dass körperliche Aktivität das Gewicht senkt, ist logisch, doch die vorliegenden, aus Beobachtungen stammenden Daten zur langfristigen Beziehung zwischen diesen beiden Variablen sind widersprüchlich (…) man kann nicht sagen, dass gesteigerte körperliche Aktivität den altersgemäßen Gewichtszuwachs in der Gesamtpopulation tatsächlich verhindert«, argumentiert zum Beispiel Loretta Di Pietro von der Yale University.[31]

Wenn also Bewegung gefördert werden soll, wofür es ernstzunehmende ökologische, stadtplanerische aber auch medizinische Gründe gibt, dann gerne – aber bitte nicht als Mittel im Kampf gegen Übergewicht. Denn es ist unwahrscheinlich, dass eine solche Strategie irgendeinen anderen Effekt hätte als eine verstärkte Stigmatisierung Übergewichtiger, die sich den Gesundheitskampagnen zum Trotz für das Auto oder den Fahrstuhl entscheiden wollen.

Wenn sich aber Übergewicht weder durch mangelnde Bewegung noch durch zu viel bzw. die falsche Ernährung zufriedenstellend erklären lässt, bleibt die Frage, woher die ungeliebten Pfunde sonst noch kommen könnten?

An Ideen dazu mangelt es der Wissenschaft wahrlich nicht. Schlafmangel und Stress sind zwei weitere potenzielle Auslöser von Übergewicht, auf die man – neben den Klassikern Ernährung und Bewegung – in der Literatur häufiger stößt. Warum dauernde Eile und Hektik zu Übergewicht führen können, erklären Wissenschaftler durch die verstärkte Bildung des Hormons Cortisol in Stresssituationen. Cortisol hilft uns dabei, kurzfristig Leistungsreserven zu mobilisieren und die Übersicht zu behalten. Chronischer Stress führt allerdings zu einer dauerhaften Überversorgung mit Cortisol. Diese Überversorgung bringt einen gesteigerten Appetit mit sich und führt zur Bildung von Fettgewebe.

Auch aus der Cortisol-These lässt sich Profit schlagen. Nachdem sie durch den Bestseller *Fight Fat after Forty* in den USA große Verbreitung fand, brachten findige Geschäftemacher unter dem Namen CortiSlim ein Nahrungsergänzungsmittel auf den Markt, das in den USA ein gigantischer Erfolgsverkauf wurde. Die Hersteller hatten behauptet, ihr Produkt sei 15 Jahre lang erfolgreich geprüft worden und ermögliche einen Gewichtsverlust von mehr als 20 Kilogramm. In Wahrheit hatte man aber überhaupt keine Tests durchgeführt, und der versprochene Gewichtsverlust ist reine Spekulation. Die Hersteller verloren zwar einen Prozess wegen falscher Werbeversprechen, doch die Strafe von 1,12 Millionen US-Dollar blieben Peanuts im Vergleich zu den über 200 Millionen US-Dollar Umsatz, die mit dem Nahrungsergänzungsmittel insgesamt erzielt wurden.

Abgesehen davon, dass sich die Cortisol-These genauso wie jede andere Theorie zur Entstehung von Übergewicht für unseriöse Geschäftemacherei auf Kosten der Abnehmwilligen missbrauchen lässt, hat sie noch andere Schwächen; denn anscheinend führt Stress nicht bei allen Menschen zu einem erhöhten Cortisol-Spiegel. Das jedenfalls behauptet die Psychologin Elissa Epel von der University of California. Auch das New England Research Institute äußert Zweifel an der Cortisol-These. Eine Studie der Organisation fand bei übergewichtigen Männern gar einen niedrigeren Cortisol-Spiegel als bei Normalgewichtigen.[32]

Eine andere häufig genannte und gut belegte Erklärung für Übergewicht ist chronischer Schlafmangel. »Wenn Sie erfolgreich abnehmen wollen, legen Sie sich in Bett«, propagiert zum Beispiel die US-amerikanische National Sleep Foundation (NSF). Doch auch diese Organisation ist nicht unabhängig. Die Hälfte ihres Etats erhält sie von Pharmakonzernen wie Sanofi-aventis und Sepracor, die in ihrer Produktpalette neben Abnehmpillen und Aufputschmitteln auch Schlaftabletten führen.

Dennoch scheint einiges für die Theorie, die Schlafdauer könne Einfluss auf das Gewicht haben, zu sprechen. Denn Übergewichtige und Adipöse schlafen nach eigenen Angaben im Durchschnitt tatsächlich deutlich weniger als Normalgewichtige, das jedenfalls ergibt eine unabhängige Auswertung des US-amerikanischen Gesundheitssurveys.[33]

Erklärt wird der Zusammenhang von Schlafdauer und Gewichtszunahme durch das Wirken der Hormone Leptin und Ghrelin, die beide, wenn auch auf gegensätzliche Weise, den Appetit beeinflussen. Das Hormon Leptin signalisiert dem Gehirn, dass die Energiereserven aufgefüllt sind. Wenn die Zeit, die man im Tiefschlafzustand verbringt, reduziert wird, dann interpretiert das das Gehirn als einen Mangel an Energiereserven und produziert entsprechend weniger Leptin, was wiederum zu steigendem Appetit führt. Genau umgekehrt verhält es sich mit dem Hormon Ghrelin. Schlafmangel führt dazu, dass der Magen mehr Ghrelin produziert, und Ghrelin signalisiert dem Organismus Hungergefühle. Verschiedene klinische Studien scheinen diese These zu belegen.[34]

Auch wenn der Zusammenhang zwischen Schlafmangel und Übergewicht nachvollziehbar scheint, eine Patentlösung nach dem Motto »Abnehmen wie im Schlaf« lässt sich daraus dennoch nicht begründen. Allerdings ist der Einfluss der Schlafdauer auf das Körpergewicht eine völlig unterschätzte und in der öffentlichen Diskussion so gut wie nie erwähnte Theorie. In Deutschland ging die durchschnittliche Schlafdauer nach Angaben der *Apotheken-Umschau* in den letzten zwanzig Jahren um eine Dreiviertelstunde auf sieben Stunden und 14 Minuten zurück. Anlass zum Handeln wäre also gegeben, zumal Schlafmangel als unabhängiger Risikofaktor für eine ganze Reihe weiterer chronischer Krankheiten gilt.

Wenn die Bundesregierung, so wie derzeit im Rahmen ihrer IN-FORM-Kampagne, im Kampf gegen Übergewicht Plakate verklebt, dann ist da zwar viel von Bewegung und gesunder Ernährung die Rede; von der Forderung nach mehr Schlaf und weniger Stress liest man dagegen nichts. Statt »besser essen, mehr bewegen«, den Slogan »weniger stressen, mehr schlafen« zu propagieren, passt wohl nicht so recht ins Bild der Leistungsgesellschaft.

Das vererbte Übergewicht *oder* Warum die »Ausrede« von den besseren Futterverwertern keine ist

Aus unserem Alltag und aus Erzählungen kennen wir beides: Dicke, die von Diät zu Diät hasten, einen Aerobic-Kurs nach dem anderen belegen, jede freie Minute ins Fitnessstudio rennen und dennoch immer mehr zunehmen, und die schlaksigen, hageren Bohnenstangen, die Riesenportionen verdrücken und Sport nur vom Hörensagen kennen. Und doch sind viele von uns immer noch davon überzeugt, dass Dicke dick sind, weil sie zu viel essen und sich zu wenig bewegen.

Doch warum ist es eigentlich so schwer, an Gewicht zu verlieren? Warum lässt eine Einschränkung der Nahrungsaufnahme die Pfunde nicht dauerhaft purzeln? Warum macht Sport nicht zwangsläufig dünner? Warum lässt sich das Körpergewicht auch mit Medikamenten nicht dauerhaft absenken? Warum sind selbst Magenverkleinerungen kein hundertprozentiger Garant dafür, dass das Gewicht auf lange Sicht unten bleibt?

Fünfundachtzig Prozent der Bevölkerung glauben immer noch, das Körpergewicht zu regulieren sei eine Frage der Willenskraft. Prominente Beispiele und der ein oder andere Fall, den wir aus der Verwandt- und Bekanntschaft vom Hörensagen kennen, scheinen das zu belegen. Doch in Wahrheit handelt es sich bei ihnen wohl um die berühmten Ausnahmen, die die Regel bestätigen. Denn unser Körpergewicht ist weitgehend vererbt.

Natürlich haben wir einen gewissen Einfluss auf unser Gewicht, natürlich ist nicht jedes einzelne Pfund auf unseren Rippen vorherbestimmt, natürlich müssen die genetischen Vorgaben nicht voll zur Geltung kommen. Aber ob wir zu denen gehören, die schnell an Gewicht zulegen, oder zu denen, die so viel essen können, wie sie wollen, und trotzdem dünn bleiben, ist nicht eine Frage des Willens, sondern eine der biologischen Prägung. Mittlerweile häufen sich sogar die Hinweise darauf, dass auch der Appetit genetisch bedingt ist. Nicht nur wie wir die aufgenommene Nahrung verstoffwechseln, sondern auch wie schnell uns der Körper Hungersignale übermittelt, scheint in unser Genmaterial eingeschrieben zu sein.

Dasselbe gilt für den Faktor Bewegung, auch hier deuten neuere Forschungsergebnisse darauf hin, dass der Bewegungsdrang und damit letztlich auch die Freude an Bewegung wenigstens teilweise genetisch bedingt sind.

Erste Anzeichen dafür, dass das Körpergewicht, zum Teil jedenfalls, vererbt wird, fanden sich schon vor über achtzig Jahren. Um die Hypothese der Erblichkeit von Übergewicht zu beweisen, wurden 1923 erstmals sogenannte Familienuntersuchungen durchgeführt. Dabei stellte man fest, dass Kinder adipöser Eltern überdurchschnittlich oft selbst adipös werden. Unklar blieb, ob dies auf das familiäre Umfeld oder auf die Gene zurückzuführen sei. Um dieser Frage nachzugehen, wurden Adoptionsstudien durchgeführt. Das Resultat: Adoptierte Kinder von adipösen Eltern werden ebenfalls überdurchschnittlich oft adipös, und zwar unabhängig vom Gewicht ihrer Adoptiveltern. Auch in sogenannten Zwillingsstudien konnte die partielle Vererbung der Adipositas belegt werden. Während eineiige Zwillinge fast immer in etwa dasselbe relative Körpergewicht hatten, war die Varianz bei zweieiigen Zwillingen viel größer. Doch so viele Indizien sich auch für die Vererbung des Übergewichts fanden, die Suche nach dem Fett-Gen blieb zunächst erfolglos.

Das änderte sich, als man 1994 das Gen entdeckte, das die Ausschüttung von Leptin blockiert. Leptin ist ein Hormon, das dem Körper Sättigungssignale übermittelt. Schon in den 1950er Jahren hatte man extrem fette Mäuse entdeckt, die nicht in der Lage waren, Leptin zu bilden. Nachdem man das Gen, das für die Produktion von Leptin zuständig ist, entdeckt hatte, sah man sich in die Lage versetzt, es den betroffenen Mäusen künstlich zuzuführen. Das Resultat war beeindruckend: Die Mäuse nahmen innerhalb kürzester Zeit ab und hielten ihr Gewicht.

Nun sind Erkenntnisse aus Tierversuchen noch lange kein Beleg dafür, dass so etwas auch bei Menschen funktioniert. Im Fall von Leptin aber fanden der Genforscher Jeffrey Friedman von der US-amerikanischen Rockerfeller University und seine Mitarbeiter auch die menschliche Variante des Gens, das für die Ausschüttung des Hormons verantwortlich ist.

Die Entdeckung löste einen regelrechten Goldrausch aus. Die Biotech-Firma Amgen bezahlte der Rockerfeller University 20 Millionen US-Dollar für die exklusiven Nutzungsrechte von

Produkten auf der Basis von Leptin.[35] Doch die Medikamentenentwickler freuten sich zu früh. Denn es stellte sich heraus, dass weltweit wahrscheinlich nur ein paar Dutzend Menschen unter der Unfähigkeit, Leptin zu bilden, leiden.

Mittlerweile sind weitere Genvarianten gefunden worden, die Übergewicht bedingen und von der wesentlich mehr Menschen betroffen sind. Unter ihnen das Melanokortin-4-Rezeptor-Gen, das sich in Deutschland Schätzungen zufolge bei etwa 100 000 Menschen finden lässt. Frauen mit dieser Genvariante haben ein im Durchschnitt 30 Kilo höheres Gewicht als solche ohne Melanokortin-4-Rezeptor-Gen. Bei Männern wirkt sich das Gen nicht ganz so stark aus. Männer mit Melanokortin-4-Rezeptor-Gen sind im Durchschnitt 15 Kilo schwerer als solche ohne diese Genvariante.[36]

Ein anderes Gen, das noch sehr viel häufiger auftritt, ist das erst 2007 entdeckte FTO-Gen. Etwa jeder sechste Europäer hat das Gen von Mutter oder Vater vererbt bekommen. Für diesen Personenkreis erhöht sich die Wahrscheinlichkeit, adipös zu werden, um fast 70 Prozent. Die Wahrscheinlichkeit, an Diabetes zu erkranken, steigt um rund 40 Prozent.[37]

Mittlerweile geht man davon aus, dass es das eine Fett-Gen nicht gibt, wohl aber eine Reihe von Genen, die Einfluss auf das Gewicht oder den Appetit haben und deren Wirkung sich durch ungünstige Kombinationen potenzieren kann. Außerdem entdeckt man immer mehr genetische Defekte, die extremes Übergewicht verursachen, jeweils aber nur bei einer kleinen Anzahl von Menschen vorkommen. Wenn schon kleine Kinder zu extremem Übergewicht neigen, ist die Wahrscheinlichkeit hoch, dass sie an einem dieser Defekte leiden. Doch das Gros der Fälle von Adipositas, ja selbst von schwerer Adipositas lässt sich nicht durch solche seltenen Genmutationen erklären.

Zusätzlich verkompliziert wird die Suche nach den Fettmacher-Genen durch ihre komplexe Wirkungsweise. Manche führen dazu, dass die Kalorien besonders gut aufgenommen werden. Andere haben Auswirkungen auf den Geschmackssinn und sind zum Beispiel dafür verantwortlich, dass manchen Menschen fettige Speisen besonders gut schmecken. Wieder andere Genvarianten beeinflussen den Bewegungsdrang.

»Insofern«, schreiben der Mediziner Johannes Hebebrand und der Journalist Claus Peter Simon in ihrem Buch *Irrtum Übergewicht,* »haben Genvarianten auch eine Auswirkung auf den Lebensstil des Einzelnen: Wenn der Appetit bei Menschen unterschiedlich stark ausfällt, kommt dem einen das Essen nur selten in den Sinn, ein anderer ist dagegen ständig in einer Verführungssituation. Ähnlich beim Bewegungsverhalten. Der eine hat aufgrund seiner genetischen Ausstattung einen großen Bewegungsdrang, ist Mitglied in drei Sportvereinen und kann schwerlich länger als zwei Stunden sitzen. Ein anderer versucht, jede unnötige Bewegung zu vermeiden, und liebt es, einen Spielfilm nach dem anderen zu schauen.«[38]

Wo die dicksten Menschen leben: Die Südseeinsel Nauru

Wer wissen will, wie die Welt – vorausgesetzt, die Prognosen der pessimistischsten Epidemiologen treffen zu – schon in wenigen Jahrzehnten aussehen könnte, der muss nach Nauru fahren. Denn dort leben die dicksten Menschen der Welt.

Nauru liegt isoliert in den Weiten des Pazifik, mehrere tausend Kilometer östlich von Papua-Neuguinea. Das Eiland ist nach dem Vatikan und Monaco der drittkleinste Staat der Welt. Auf 21 Quadratkilometern leben ca. 9000 Menschen.

Trotz seiner räumlichen Isolation blieb Nauru von den Irrungen und Wirrungen der Weltgeschichte nicht verschont. 1798 wurde die Insel von Walfängern »entdeckt«, neunzig Jahre später, im Jahr 1888, reihte das Deutsche Kaiserreich das abgelegene Eiland zusammen mit dem vor Papua-Neuguinea gelegenen Bismarck-Archipel und einigen weiteren Inseln und Atollen in sein pazifisches Kolonialreich ein. Für die Deutsche Kolonialverwaltung war Nauru ein unerwarteter Glücksgriff: auf der abgelegenen Insel wurden reichhaltige Phosphatvorkommen gefunden. Das deutsche Intermezzo war jedoch nur von kurzer Dauer, denn mit Beginn des Ersten Weltkrieges 1914 eroberten australische Truppen die Insel.

Im Zweiten Weltkrieg besetzten die mit Deutschland verbündeten Japaner Nauru und verbannten zwei Drittel der damals knapp 2000 Inselbewohner auf das Nachbararchipel Truk, wo sie in Arbeitslagern dahinvegetierten. Über ein Drittel der Verbannten überlebte die harten Bedingungen in den Arbeitslagern nicht. Nauru selbst war versorgungstechnisch von der Außenwelt abgeriegelt und wurde aus der Luft bombardiert. Auf der Insel herrschten Hunger und Verzweiflung, Gerüchte über Kannibalismus auf Nauru machten die Runde. Über 300 japanische Besatzer und viele der verbliebenen Naurer verhungerten zwischen 1942 und 1945.

Nach dem Zweiten Weltkrieg wurde Nauru wieder australisch. 1968 erlangte die Insel schließlich die Unabhängigkeit, und erst jetzt profitierten auch die Bewohner selbst vom lukrativen Phosphatabbau. Durch die Minenindustrie änderte sich das Leben der Insulaner radikal. Fischfang und Gemüseanbau wurden weitgehend eingestellt. Versorgt wurden die Bewohner Naurus durch Importe, überwiegend Fisch- und Fleischkonserven, Reis und Toastbrot. In den Minen arbeiteten Gastarbeiter aus den umliegenden Südseerepubliken sowie aus Taiwan und China. Die Einheimischen beschäftigten sich dagegen hauptsächlich mit der traditionellen Zucht von Fregattenvögeln. Obwohl die einzige Straße, die die Insel umrundet, nur 19 Kilometer lang ist, legten sich viele Naurer mit ihrem neugewonnenen Wohlstand Autos und Motorräder zu. Mittlerweile sind die Phosphatvorräte erschöpft, Förderanlagen und die Schmalspurbahn zum Abtransport des Kunstdüngers rotten vor sich hin – die kleine Insel ist pleite.

Zu den wirtschaftlichen Problemen von Nauru kommen gesundheitliche hinzu. Über achtzig Prozent der Bewohner sind adipös, ein Drittel leidet unter Diabetes. Und die Lebenserwartung liegt niedriger als auf den wesentlich ärmeren Nachbarinseln.

Das Beispiel Nauru scheint auf den ersten Blick jedes Klischee über eine Bevölkerung, deren unnatürlicher Lebensstil das eigene Ende heraufbeschwört, zu bestätigen. Ein Volk, das über Jahrhunderte im Einklang mit der Natur gelebt hat, wird, kaum dass die Moderne mit all ihren Verlockungen über die Inselbewohner hereinbricht, bitter bestraft.

Doch die weltweit einmalig hohe Adipositas- und Diabetesrate auf Nauru allein auf den Lebensstil ihrer Bewohner zurückzuführen wird der Sache nicht gerecht. Vielmehr ist die Insel ein Beispiel dafür, wie stark Adipositas und Diabetes vererbbar sind. Die Ureinwohner Naurus und der umliegenden Pazifikinseln stammen aus Südasien. Um so entlegene Inseln wie Nauru überhaupt erreichen zu können, mussten die wagemutigen Entdecker lange Überfahrten in kleinen Kanus in Kauf nehmen. Die karge Kost an Bord und in den ersten Jahren an Land überlebten nur die Bewohner mit der günstigsten genetischen Ausstattung. Mit anderen Worten: die besten Futterverwerter.

Aus diesem kleinen Genpool entwickelte sich die heutige Bevölkerung Naurus. Die scheint nun fast ausschließlich aus Menschen zu bestehen, die unter entsprechenden Bedingungen sehr stark dazu neigen, Gewicht zuzulegen, und eine hohe Anfälligkeit für die Zuckerkrankheit Diabetes besitzen.

Möglicherweise ist das extreme Übergewicht der Bevölkerung Naurus aber noch durch einen zweiten Effekt zu erklären. Mütter, die während der Schwangerschaft Hunger gelitten haben, bringen häufig Kinder zur Welt, die leicht an Gewicht zulegen und häufig unter Diabetes und Herz-Kreislauf-Erkrankungen leiden. Insofern könnte die Bevölkerung Naurus doppelt betroffen sein, zum einen durch die langfristig angelegte genetische Veranlagung zum Übergewicht und zum anderen durch die relativ kurz zurückliegenden Entbehrungen unter japanischer Besatzung.

Belege für die These, dass Kinder, deren Mütter während der Schwangerschaft Hunger gelitten haben, einen sehr viel niedrigen Energieumsatz haben und daher zu Übergewicht, Diabetes und Herz-Kreislauf-Erkrankungen neigen, finden sich in den Niederlanden.

An der niederländischen Universität Leiden wird dieses Phänomen gerade untersucht, Anschauungsmaterial geben Menschen, die im niederländischen Hungerwinter 1944/45 geboren wurden. 1944 waren nicht mehr die gesamten Niederlande von Nazideutschland besetzt, sondern nur noch der Ostteil des Landes. Um die Versorgung der Besatzungstruppen zu unterbrechen, traten die niederländischen Bahnarbeiter in einen unbefristeten Streik. Der Streik hatte eher symbolische Wirkung, da es den Deutschen relativ schnell gelang, die niederländischen Bahnarbeiter zu ersetzen. Trotzdem sollten die Niederländer für ihren Heldenmut teuer bezahlen, denn die deutschen Truppen nahmen grausam Rache. Sie riegelten den Westen des Landes vollständig ab und verhinderten so die Versorgung der ganzen Region mit Lebensmitteln.

Obwohl Hunger den Sexualtrieb und die Fruchtbarkeit stark einschränkt, wurden viele Frauen in dieser Zeit dennoch schwanger. Bei den Kindern, die während oder unmittelbar nach dem Hungerwinter 1944/45 das Licht der Welt erblickten, stellte man eine deutlich höhere Neigung zu Übergewicht und Diabetes sowie zu Herz-Kreislauf-Erkrankungen fest.

Die Wissenschaftler der Universität Leiden untersuchen gerade das Phänomen unter einem völlig neuen Gesichtspunkt. Sie vermuten, dass die eingeschränkte Nahrungsaufnahme der Mütter das Genmaterial der Embryos verändert haben könnte. Dabei wurden aber, so die These, nicht die Gene selbst verändert, sondern der Code, der angibt, welches Gen tatsächlich aktiviert wird.

Veränderungen in der DNA-Sequenz passieren zufällig, und es braucht eine Zeitspanne von mehreren Generationen, bis sich eine passende Mutation durchsetzt. Ein neues Forschungsfeld, die Epigenetik, geht davon aus, dass bestimmte Gene, die in der DNA-Sequenz vorkommen, nur unter besonderen Voraussetzungen Wirkung entfalten können. Bislang wurden diese Sequenzen als Junk-DNA bezeichnet. Als überflüssige Information also.

Heute geht man davon aus, dass es so etwas wie überflüssiges Genmaterial nicht gibt. Stattdessen ist man jetzt davon überzeugt, dass diese Gene die in ihnen enthaltenen Informationen nur unter besonderen Umwelteinflüssen aktivieren. Dann bilden sie so etwas wie eine genetische Reserve, die in Extremsituationen kurzfristig zum Einsatz kommen kann.

Der geringe Energieumsatz der Kinder des holländischen Hungerwinters, so vermuten die Wissenschaftler daher, könnte durch epigenetische Veränderungen verursacht worden sein. Dies würde jedenfalls erklären, warum Kinder, die kurz nach dem Hungerwinter geboren wurden, häufiger adipös sind als Kinder, deren Mütter während der Schwangerschaft keinen Hunger gelitten haben.

Die in der Schwangerschaft erlebte Notlage hat nach dieser Theorie dazu geführt, dass bei vielen der betroffenen Kinder Gen-Sequenzen aktiviert wurden, die dafür sorgen, dass die eingehenden Kalorien besonders effektiv gespeichert werden. Diese unter Mangelbedingungen überlebensnotwendige Eigenschaft wird unter Überflussbedingungen, die auch in den Niederlanden schon bald nach dem Krieg die Notzeiten ablösten, zum Nachteil.

Mit den neuen Erkenntnissen der Genforschung lässt sich erklären, warum manche Menschen eher dazu neigen, übergewichtig zu werden als andere. In Extremfällen, wie bei den Bewohnern der Südseeinsel Nauru, bei der eine kleine Bevölkerung mit äußerst homogenen Erbanlagen in kurzer Zeit eine radikale Veränderung ihrer Umweltbedingungen erlebte, kann das zu gesundheitlich negativen Konsequenzen führen. Doch selbst hier ist Vorsicht vor allzu viel Fortschrittspessimismus geboten. Denn auch die Nauruer leben heute wesentlich länger als ihre Vorfahren vor fünfzig oder hundert Jahren. Und dass die Arbeit in den Phosphatminen unter der Knute der deutschen, japanischen und australischen Kolonialherren der physischen wie der psychischen Gesundheit der Nauruer so viel zuträglicher war als der Zustand heute, wird wohl auch niemand ernsthaft behaupten wollen.

III. Die fettfeindliche Gesellschaft

Neandertaler in der Konditorei –
Übergewicht im Licht der Evolutionstheorie

Die Erkenntnis, dass das Körpergewicht jedenfalls teilweise erblich bedingt ist, erklärt noch nicht den weltweiten Anstieg von Übergewichtigkeit in den letzten fünfzig Jahren. Schließlich können Gene, jedenfalls nach dem derzeitigen Kenntnisstand, in der Regel nicht in so kurzer Zeit mutieren. Ein Zusammenspiel aus erblicher Veranlagung und sich rapide verändernden Umweltbedingungen wird daher von der Mehrzahl der Experten für die steigende Zahl von Übergewichtigen verantwortlich gemacht. Für die überwiegende Mehrheit der Betroffenen hat dies keinerlei gesundheitliche Nachteile. Dennoch wird die Entwicklung von Public-Health-Experten und Gesundheitspolitikern als äußerst bedrohlich empfunden und zur globalen Krise aufgebauscht. Das Unbehagen über die »Bäuche, die sich in unseren Alltag drängen«, wie es die Grünen-Politikerin Renate Künast einmal ausdrückte, hat neben ökonomischen vor allem kulturelle Ursachen. Unser Bild von einem natürlichen, gesunden Menschen ist das eines jungen, schlanken, athletischen Menschen. Diese kulturell geprägten Vorstellungen von Schönheit, Gesundheit und Natürlichkeit werden in der Diskussion um Übergewicht als Wohlstandskrankheit wissenschaftlich aufgeladen. Evolutionsgeschichtlich, so die Argumentation, sei der Mensch nun einmal immer noch Jäger und Sammler und als solcher mit den Verlockungen des Wohlstands überfordert, das zeige sich ja schon an den vielen deformierten Körpern. Dieses Unbehagen gegenüber der sichtbaren Missachtung des vermeintlichen Naturzustands erklärt die Angst vor Übergewichtigkeit in unserer Gesellschaft besser als die vielen umstrittenen Statistiken, mit denen die Gefährlichkeit des dicken Bauchs bewiesen werden soll.

Der Mensch, seiner evolutionären und biologischen Bestimmung nach ein »Lauftier«, sei »auf Bewegung programmiert«, schreiben stellvertretend für viele die Ärzte Pape, Schwarz und Gillessen.

> »Jahrtausendelang musste er seine Nahrung erjagen und ersammeln, wofür er täglich weite Strecken zurücklegen musste. Der Körper war sein Kapital, die Fähigkeit zur Bewegung überlebensnotwendig. Die Biosoftware des heutigen Menschen ist noch immer auf die Steinzeit programmiert, denn die Evolution hat einen langen Atem – die Lebensumstände aber haben sich im Zeitalter der Industrialisierung und des Wohlstandes völlig verändert.«[1]

Der dicke Mensch steht in diesem Zitat sinnbildlich für die Entfremdung des Homo sapiens von seiner evolutionären Bestimmung als Jäger und Sammler. Übergewicht, so das Credo der Fettbekämpfer, ist die Rache der Natur für ein Leben im Überfluss, das dem Menschen so nicht vorbestimmt ist.

Visualisiert wird die These von der »Übergewichts-Epidemie« gerne durch Bilder einer fehlgeleiteten Evolution: Dem Affen voran schreitet der Steinzeitmensch, klein, behaart und mit primitivem Speer ausgestattet, davor ein athletischer Typ Mensch der Neuzeit, ganz vorneweg geht ein übergewichtiger Vertreter der Gegenwart. Gerne drücken ihm die Illustratoren einen Softdrink oder einen Burger in die Hand. Manchmal hat er sich auch in Affenhaltung mit gebeugtem Rücken vor einen Computer oder Fernseher gesetzt.

Die Botschaft ist für jeden klar und verständlich: Irgendetwas ist schiefgegangen im Verlauf der Evolution. Der Mensch wird nicht mehr schöner, größer und stärker, sondern dicker und unansehnlicher. Er hat seine biologische Bestimmung als körperlich aktiver und drahtiger Jäger und Sammler hinter sich gelassen. Doch der vermeintliche Gewinn an Bequemlichkeit, die historisch einmalige, wenn auch auf kleine Teile der Welt beschränkte Nahrungssicherheit ist ihm zum Verhängnis geworden.

»Manchmal glaube ich, dass der Teufel in Wirklichkeit ein Zuckerbäcker ist und das Schlaraffenland seine Hölle«, schrieb Künast in ihrem Buch *Die Dickmacher*. Und nicht nur aus ihrer Sicht hat das irdische Schlaraffenland die Mehrheit der Menschheit fett und krank werden lassen.

Doch woher rührt eigentlich diese irrationale Furcht vor den Früchten des Wohlstandes? Ist die Angst vor Übergewicht Teil einer säkularisierten pseudowissenschaftlichen Ersatzreligion? Hat der Theologe und Psychologe Manfred Lütz recht, wenn er die These aufstellt, die Tabuisierung, die bis vor wenigen Jahrzehnten der menschlichen Sexualität gegolten habe, werde heute auf das Körpergewicht und die Essgewohnheiten übertragen? Sicher auch. Eine viel wichtigere Rolle spielt aber eine andere, wesentliche modernere Ideologie als das Christentum. Die Rede ist vom Biologismus.

Die Erkenntnis von Charles Darwin, dass sich die Weiterentwicklung der Arten als ein »survival of the fittest«, also als ein Überleben der Bestangepassten (häufig fälschlicherweise mit den Stärksten übersetzt), abspielt, prägt das moderne Denken stärker als christliche Traditionen und erklärt das Unbehagen gegenüber den adipösen Körpern besser als religiöse Bilder. Die christliche Lehre vom Menschen, den Gott nach seinem Ebenbild geschaffen hat, weist im Gegensatz zum Darwinismus über die Betrachtung des Menschen als reinem Naturwesen hinaus. So wenig rational die biblische Schöpfungsgeschichte sein mag, liegt ihr unbestreitbarer Vorteil doch darin, anzuerkennen, dass der Mensch in der Lage ist, sich über die Natur zu erheben. »Macht euch die Erde untertan«, heißt es in der Bibel, von der Vorsicht vor immerwährenden Naturgesetzen ist nicht die Rede.

Der Biologismus dagegen spricht dem Menschen die Fähigkeit ab, sich über die Natur zu erheben, und erklärt ihn so zum Mängelwesen. Zu einem Wesen, das sich den Naturgesetzen zu unterwerfen hat und daher in einem ewigen Überlebenskampf verhaftet bleibt. Die Menschheitsgeschichte kann da nicht anders gedeutet werden als ein unendliches »survival of the fittest«, bei dem die Nichtangepassten aus Rücksichtnahme auf die Naturgesetze auf der Strecke bleiben müssen.

Problematisch ist dabei nicht die Evolutionstheorie selbst, sondern ihre Übertragung auf alle denkbaren Aspekte menschlichen Verhaltens. Als Beispiele für die Theorie, dass im Grunde alle menschlichen Verhaltensweisen in evolutionären Überlebensstrategien begründet sind, nennen die Evolutionsbiologen häufig anzutreffende Phänomene wie die Spinnenphobie oder die Höhenangst. So nehmen sie etwa an, die Angst vor Spinnen resultiere aus den Erfahrungen der Steinzeitmenschen mit giftigen Vielbeinern und sei daher eine heute meist überflüssige, aber dennoch omnipräsente Eingebung. Die Höhenangst erklären sie als einen Instinkt, der unsere steinzeitlichen Vorfahren daran gehindert habe, sich beim Jagen und Sammeln zu nah an steile Klippen heranzuwagen.

So weit, so harmlos. Problematischer wird es dort, wo die Evolutionsbiologie sich des modernen Paarungs- und Balzverhaltens annimmt. Vom aus Eifersucht tobenden und bisweilen gar prügelnden Ehemann, der lediglich einem evolutionären Trieb folgend sichergehen möchte, dass sich seine Gene und nicht die des Rivalen reproduzieren; über die evolutionäre Strategie des Fremdgehens, die, im Fall der Frau dem besten Genmaterial zum Durchbruch verhelfen soll und im Fall des Mannes die weitmöglichste Streuung der eigenen Gene garantieren soll – alles dient dazu, das eigene Erbmaterial möglichst effektiv zu reproduzieren. Selbst die Entwicklung des Gehirns erklären die Evolutionsbiologen und -psychologen als Folge einer Balzstrategie. Irgendwann hätten die Steinzeitweibchen Hirnschmalz Muskelschmalz vorgezogen und auf diese Weise der menschlichen Intelligenz zum Durchbruch verholfen.[2] Zukünftig dürften, jedenfalls wenn es nach dem Evolutionspsychologen Geoffrey Miller von der Universität in New Mexico geht, die Mülltrenner und Hybridfahrer ihre Gene bevorzugt weitergeben. In einem Artikel für die US-amerikanische

Zeitschrift *New Scientist* erklärte Miller die ökologische Wende zu einer Frage der Evolution. Schon in naher Zukunft fände das weibliche Geschlecht den vernünftigen Öko attraktiver als den PS-Protz alter Tage. Garantiere der doch der Nachkommenschaft langfristig bessere Überlebenschancen.

Bezeichnend an den evolutionären Sexualwissenschaften ist die rein passive Rolle, die den Frauen bei der geistigen Entwicklung des Homo sapiens zugeschrieben wird. Bei allem Fortschritt scheint die klassische Rollenverteilung: Mann aktiv, Frau passiv, Mann produktiv, Frau reproduktiv, bis in alle Ewigkeit in unser Genmaterial eingeschrieben.

Den Vogel in Sachen Evolutionsbiologie abgeschossen haben im Jahr 2000 Randy Thornhill und Craig Palmer mit ihrem Buch *A Natural History of Rape*. Darin erklären sie, Vergewaltigungen böten einen evolutionären Vorteil, weil aus Sicht der Evolutionstheoretiker die Weitergabe des genetischen Erbes der eigentliche Grund der (männlichen) Existenz ist. Daher seien Vergewaltigungen Teil der menschlichen Natur: ein Instinkt, der alle Zivilisierungsanstrengungen überdauert habe und dem mit unseren moralischen Kriterien nicht beizukommen sei. Die Wissenschaftler gingen so weit, jungen Frauen als Schutz vor Vergewaltigungen zu raten, sich weniger aufreizend zu kleiden, um die evolutionären Instinkte der Männer nicht überzustrapazieren. Dass diese Thesen überhaupt diskutiert und nicht von vornherein als absurd und frauenfeindlich abgelehnt wurden, zeigt, wie weit vulgärdarwinistisches Denken mittlerweile verbreitet ist.

Strukturell ähnlich gelagert wie die Wissenschaft vom evolutionären Paarungsverhalten ist die Geschichte vom modernen Menschen als einem triebgeleiteten Neandertaler in der Konditorei. Früher, so die Evolutionsbiologen, war es von Vorteil, wenn man sich bei jeder sich bietenden Gelegenheit den Bauch vollschlug, denn dieses Verhalten war überlebensnotwendig. Heute dagegen ist es kontraproduktiv, weil krank machend, aber leider ist dieses Verhalten in der »Bio-Software« des Menschen immer noch so angelegt. Bewiesen werden diese Thesen bevorzugt mit

Versuchen an Laborratten, die sich in ihren Käfigen an Fett und Zucker laben, das Laufrad aber meiden.

Dabei gilt es zwei Dinge klarzustellen: Erstens ist das Gros der Übergewichtigen nicht etwa krank, sondern lebt so gesund, gut und lange wie niemals zuvor in der Geschichte der Menschheit, und zwar wegen und nicht trotz des Überangebots an kalorienreichen Lebensmitteln und des Rückgangs unfreiwilliger körperlicher Anstrengung. Zweitens hat sich der Mensch von seiner Bestimmung als Jäger und Sammler emanzipiert und sich weitgehend von natürlichen Gegebenheiten abgekoppelt. Wir sind heute in der Lage, uns schneller als jedes Tier von A nach B zu bewegen. Wir brauchen im Winter nicht zu frieren und im Sommer nicht zu schwitzen, wir kontrollieren erfolgreich die Zahl unserer Nachkommen, wir können uns satt essen, ohne selbst zu sammeln oder zu jagen. Ein Bruchteil der arbeitsfähigen Bevölkerung genügt, um den Rest mit Essen und Trinken zu versorgen. Und trotzdem bekommen wir die Vorstellung, wir seien Naturwesen, denen die Anmaßung, das Feuer beherrschen und sich die Erde untertan machen zu wollen, eines nicht so fernen Tages noch zum Verhängnis wird, nicht aus unseren Köpfen.

Ein anderes Beispiel, wie populär vulgärdarwinistisches Denken bis heute ist und wie wenig allem technischen Fortschritt zum Trotz der menschlichen Kreativität und Intelligenz zugetraut wird, ist die Diskussion um die »Bevölkerungsexplosion«.

Die Idee von der »Bevölkerungsexplosion« beinhaltet in ihrem Kern, dass eine wachsende Nachkommenschaft zwangsläufig zu Hunger und Verelendung führen müsse. 1798 hatte der britische Ökonom und Pfarrer Thomas Malthus die berühmte Vorhersage getroffen, die Menschheit werde nie genügend Nahrungsmittel erzeugen können, um ihre reiche Kinderschar durchzufüttern.

Der medizinische und technische Fortschritt hatte damals ähnlich wie später in den Entwicklungsländern dafür gesorgt, dass die Kinder- und Säuglingssterblichkeit zurückging. Die Bevölkerungszahl in Europa war entsprechend schnell angestiegen. Thomas Malthus, der wohl erste Demographieexperte, empfahl als Abhilfe allen Ernstes sexuelle Enthaltsamkeit. Doch so weltfremd zu glauben, dies sei ein realistisches Konzept, war auch der Kirchenmann nicht. Um dennoch die Bevölkerungszahl zu begrenzen, eigneten sich seiner Ansicht nach die Vernichtung der Überflüssigen durch so praktische Einrichtungen wie den Krieg, zu enge Wohnungen, menschenfeindliche Fabriken und ungenügende Nahrung. Gar »Epidemien der Notwendigkeit« wünschte er der Überschussbevölkerung an den Hals – im bedauernden Tonfall des Menschenfreundes, versteht sich.[3]

Eine Generation nachdem Thomas Malthus seine Theorie der Überbevölkerung veröffentlicht hatte, entwickelte Charles Darwin die Evolutionstheorie. Darwin selbst übertrug seine Erkenntnisse in seinem Werk auf die menschliche Gesellschaft. So schrieb er in *The Descent of Man* 1871:

> »Auf der andern Seite thun wir civilisierte Menschen alles nur Mögliche, um den Process dieser Beseitigung [der Schwachen; Anm. d. V.] aufzuhalten. Wir bauen Zufluchtsstätten für die Schwachsinnigen, für die Krüppel und die Kranken; wir erlassen Armengesetze und unsere Aerzte strengen die grösste Geschicklichkeit an, das Leben eines Jeden bis zum letzten Moment noch zu erhalten. (…) Hierdurch geschieht es, dass auch die schwächeren Glieder der civilsirten Gesellschaft ihre Art fortpflanzen. Niemand, welcher der Zucht domesticirter Thiere seine Aufmerksamkeit gewidmet hat, wird daran zweifeln, dass dies für die Rasse des Menschen im höchsten Grade schädlich sein muss.«[4]

Dieser später unter dem Begriff Sozialdarwinismus bekanntgewordene Denkansatz beinhaltet die Vorstellung, Gesellschaften könnten sich nur dann weiterentwickeln, wenn sie sich Mitleid mit den Schwachen so weit als möglich versagten. Der Mensch ist dem Menschen in dieser Vorstellung ein Wolf. Der Stärkere setzt sich durch und bringt damit die Art als Ganzes weiter. Dieser Denkansatz passt vorzüglich zur liberalen Ideologie, nach der die Gesellschaft natürlicherweise aus konkurrierenden Individuen bestünde, die in freier und möglichst ungestörter Konkurrenz gegeneinander arbeiten sollten.

Ebenjenes kollektive Gegeneinander sollte dann, gelenkt durch die unsichtbare Hand des Marktes, auf wundersame Weise für eine optimale Versorgung aller sorgen. Denn nur so, glaubten die liberalen Theoretiker – und viele glauben es bis heute –, könnten die Gesellschaftsmitglieder letztlich zum Wohle aller produktiv werden.

Die Geschichte der industriellen Revolution hat Malthus' Theorie widerlegt. Dank des technischen Fortschritts gehören heute viele der am dichtesten besiedelten Länder zu den reichsten der Erde. Und nur weil diese Länder sich nicht nur technisch weiterentwickelt, sondern auch das Prinzip des Sozialdarwinismus immerhin partiell aufgehoben haben, können sie ihren Kranken eine medizinische Versorgung, ihren Alten ein Ruhegeld und ihren sonstwie in Not geratenen eine existenzsichernde Sozialhilfe gewähren. Dennoch schien Malthus' Lehre ausgerechnet in der zweiten Hälfte des zwanzigsten Jahrhunderts, dem Zeitpunkt, als der kollektive Wohlstand in den westlichen Industrienationen ein historisch einmaliges Niveau erreicht hatte, scheinbar so aktuell wie nie zuvor. Nur hatte sich jetzt der Schauplatz auf die Entwicklungsländer verschoben.

»Die kolossale Masse der Lebendigen verdrängt alle Vergangenheit, zermalmt den Erfahrungsschatz ihrer Bilder und Bedeutungen, pulverisiert das kollektive Gedächtnis ihrer Traditionen und Gebräuche«, fiel dem Berliner Sozialphilosophen Bernd Guggenberger in der Zeitschrift *FOCUS* 1993 zur Nachricht ein, dass aktuell erstmals mehr Menschen auf der Welt leben als in der gesamten Menschheitsgeschichte zuvor. »Der Feind der Menschheit wird der Mensch sein« – mit dieser nicht weniger düsteren Warnung wurde der Club of Rome in demselben Artikel zitiert.[5]

Da war er wieder, der Mensch, der dem Menschen ein Wolf ist und dem die Missachtung der Naturgesetze – das Revier ist zu klein und das Rudel zu groß geworden – zum Verhängnis wird. Wie praktisch, dass man da von Welthandelsstrukturen und den Spätfolgen des Kolonialismus nicht mehr zu reden brauchte.

Mittlerweile ist es still geworden um die angebliche Bevölkerungsexplosion, von der man noch vor weniger als zwei Jahrzehnten glaubte, sie werde den Planeten an den Rand des Abgrunds treiben. Die langfristigen Prognosen wurden deutlich nach unten korrigiert. Nur in Teilen Afrikas und einigen asiatischen Staaten werden noch exponentielle Wachstumsraten erreicht. Es sind dies vor allem Länder, in denen die Bevölkerung aus religiösen, kulturellen und nicht zuletzt aus ökonomischen Gründen keinen oder nur einen stark eingeschränkten Zugang zu Verhütungsmitteln hat. In Europa und Japan dagegen sinkt die Einwohnerzahl bereits, und auch vielen ehemaligen Entwicklungsländern wie beispielsweise China wird mittelfristig eine schrumpfende Bevölkerung prognostiziert. Die reflexartige Reaktion darauf ist bezeichnend. Die Katastrophe Bevölkerungsexplosion wird nahtlos abgelöst von einer angeblich verheerenden Überalterung der Gesellschaft. Zugespitzt ist von einer »Rentnerschwemme« oder gar einer sterbenden Gesellschaft die Rede. Endzeit-Visionen vom Kampf Alt gegen Jung werden herbeizitiert. Wieder einmal scheint das Ende der Menschen – oder jedenfalls der Deutschen – unmittelbar bevorzustehen.

Doch die Geschichte der Bevölkerungsentwicklung ist ein Beispiel dafür, dass sozialer Fortschritt, der sich immer nur gegen die Ideologie vom Wolfsmenschen verwirklichen lässt, im Verein mit der menschlichen Erfindungsgabe, in diesem Fall der Antibabypille, vermeintlich natürliche Grenzen sprengen kann.

Die menschliche Reproduktionsrate orientiert sich jedenfalls schon lange weniger an quasinatürlichen Gegebenheiten als an gesellschaftspolitischen Entwicklungen. Dennoch wird jede Veränderung der Bevölkerungsentwicklung als ein Betrug am angeblich auf ewig unveränderlichen Naturzustand betrachtet. Die vermeintlich aufgeklärte Wissenschaft vom Menschen weiß darauf nicht anders zu reagieren als durch apokalyptisches Wehgeschrei oder – schlimmer noch – durch Vernichtungsphantasien.

Allen genannten »Katastrophen«, ob Bevölkerungsexplosion, Überalterung oder Übergewichts-Epidemie, ist ihre geistige Verhaftung in sozialdarwinistischem Denken gemeinsam. In ihr ist der Mensch ein Naturwesen, das sich den Naturgesetzen zu beugen hat. In Vergessenheit gerät dabei, dass diese sogenannten Naturgesetze nicht von Menschen entdeckt, sondern von Menschen gemacht wurden. So schnell, wie sie »entdeckt« werden, werden sie ergänzt, korrigiert, verworfen und nicht selten auch wieder vergessen.

War im Europa des 19. Jahrhunderts angeblich die landwirtschaftlich nutzbare Fläche zu klein, um die zahlreichen Nachkommen zu ernähren, so sei im ungleich dichter besiedelten Europa des 21. Jahrhunderts die Zahl der Nachkommen zu gering, um den Erhalt der Art zu sichern. Gelingt es der Menschheit trotz eines Wirtschaftsystems, das auf dem Recht des Stärkeren basiert, wenigstens in Teilen der Welt, Not und Hunger zu besiegen, ist es ihr ungezügelter Appetit, der ihr Ende heraufbeschwört.

In diesem Punkt gleichen sich Biologismus, Sozialdarwinismus und christliche Lehre einander wieder an: sind doch für alle die Entwicklung des Menschen zu einem vernunftbegabten, sein eigenes Schicksal selbstbestimmt lenkenden Wesen gleichbedeutend mit der Vertreibung aus dem Paradies.

Selbst schuld! – Übergewicht als abweichendes Verhalten

Nicht allen schmeckt die These vom Neandertaler in der Konditorei. Nicht alle glauben, die Umwelt sei verantwortlich für massenhaftes Übergewicht. Der Londoner Bürgermeister Boris Johnson beispielsweise sieht die Verantwortung für Adipositas bei jedem Einzelnen, und er hat eine einfache Lösung für das

Problem anzubieten: »I will tell you how to solve the obesity crisis«, sagt er der gespannten Öffentlichkeit: »Eat less!«[6]

Wäre nicht die Finanzkrise dazwischengekommen, die richtige Strategie zur Lösung der »Adipositas-Epidemie« hätte in den britischen Unterhauswahlen 2009 das Zeug zum Wahlkampfthema gehabt. Der Spitzenkandidat der britischen Konservativen, David Cameron, stellte in einer wegweisenden Wahlkampfrede Übergewicht in eine Reihe sozialer Probleme, für die nicht die Gesellschaft, sondern die Betroffenen selbst zur Rechenschaft zu ziehen seien. »Menschen, die arm, fett, drogensüchtig oder alkoholabhängig sind, dürfen niemand anderen als sich selbst dafür verantwortlich machen«[7], sagte Cameron auf einer Veranstaltung in Glasgow. Seine Ausführungen waren kein impulsiver rhetorischer Ausfall. Sie sollten die inhaltliche Stoßrichtung des Wahlkampfs vorgeben. Cameron kündigte an, der Diskussion um die öffentliche Moral nicht länger auszuweichen.

> »Wir reden hier von Leuten, die von Adipositas bedroht sind, nicht von Leuten, die zu viel essen und sich zu wenig bewegen. Wir reden hier über Leute, die von Armut oder sozialem Ausschluss betroffen sind, als seien Dinge wie Übergewicht, Alkoholmissbrauch und Drogensucht äußerliche Phänomene wie das Wetter oder die Pest.«[8]

Genau das aber hatte die Labour-Regierung in ihren zahlreichen Expertisen zur Übergewichtsproblematik stets behauptet: Die »Übergewichts-Epidemie« sei vergleichbar mit einer Seuche oder der Klimakatastrophe und Übergewicht daher eben kein persönliches Problem, sondern eine gesellschaftspolitische Aufgabe.

Der konservative Schattenminister für Gesundheit, Andrew Lansley, vertiefte die Rhetorik seines Chefs im Juli 2008 in einer Parlamentsdebatte. Lansley empörte sich über Dicke, die ihr Gewicht auf »schwere Knochen« oder soziale Faktoren schöben, anstatt die Verantwortung bei sich selbst zu suchen. In seiner

Rede vor dem britischen Unterhaus mit dem Titel »Keine Bevormundung, keine Entschuldigungen« meinte Lansley wörtlich: »Sagt den Leuten, dass die Biologie oder die Umwelt schuld ist [an ihrem Übergewicht; Anm. d.V.], und sie bekommen genau das zu hören, was wir vermeiden sollten. Eine Entschuldigung.«[9]

Lansleys Erklärung für die Ausbreitung von Übergewicht ist weniger epidemiologischer als moralischer Natur: »Menschen, die viele dicke Menschen in ihrer Umgebung sehen, laufen Gefahr, selbst weiter an Gewicht zuzulegen«, glaubt er. »Gruppenzwang und soziale Normen haben großen Einfluss auf unser Verhalten, und sie bieten klassische Entschuldigungen.« Als Lösung schlägt Lansley vor, die Übergewichtigen stärker unter Druck zu setzen. »Wir müssen ihnen die Entschuldigungen nehmen (…), es gibt keine Entschuldigung dafür, sich nicht zu bewegen oder kein Obst und Gemüse zu essen.«[10]

Etwas zurückhaltender im Tonfall, inhaltlich aber durchaus ähnlich argumentiert auch die deutsche Bundesregierung. Im Dezember 2008 hatten das Gesundheits- und das Verbraucherschutzministerium ihre gemeinsame Initiative zur Bekämpfung von Übergewicht und Adipositas mit dem Namen »IN FORM« vorgestellt. »Für jede Bürgerin und jeden Bürger ist es in Deutschland grundsätzlich möglich, gesund zu leben, sich insbesondere eigenverantwortlich gesund zu ernähren und ausreichend zu bewegen«, wird dort festgestellt. »Dennoch nehmen in Deutschland und in den meisten Industrienationen Krankheiten zu«, so die Autoren weiter, »die durch eine unausgewogene Ernährung und zu wenig Bewegung begünstigt werden. Das bedeutet, dass nicht alle Menschen in der Lage oder willens sind, diese bestehenden Möglichkeiten zu nutzen.« Daher sei es erforderlich, die Kenntnisse über die Zusammenhänge von ausgewogener Ernährung, ausreichender Bewegung und Gesundheit weiter zu verbessern, zu gesunder Lebensweise zu motivieren und Rahmenbedingungen zu schaffen, die die Wahrnehmung der Verantwortung jeder Einzelnen und jedes Einzelnen für die eigene Gesundheit und die der Familie förderten. »Denn«, so die eigentliche Begründung für den ganzen Aufwand, »Gesundheit ist nicht nur ein individueller Wert, sondern eine Voraussetzung für Wohlbefinden, Lebensqualität und Leistung, ein Wirtschafts- und Standortfaktor, die Voraussetzung für die Stabilität des Generationenvertrags, und sie leistet einen Beitrag zur Teilhabe an der Gesellschaft und zur sozialen Gerechtigkeit.«[11]

Zwar will die Bundesregierung ihr Vorgehen nicht als diskriminierend verstanden wissen, und auch auf eine »Olympiade der Verbote«, wie es der frühere Verbraucherschutzminister Horst Seehofer einmal ausgedrückt hat, möchte man vorerst verzichten. Den Hinweis aber, dass es in der Bundesrepublik Deutschland des Jahres 2008 durchaus möglich sei, Übergewicht eigenverantwortlich zu vermeiden, konnten sich die Autoren nicht entgehen lassen. Auch die großzügige Ankündigung, das Ess- und Bewegungsverhalten zunächst nicht zu reglementieren, sondern lediglich Angebote und Informationen bereitzustellen, wird durch den Verweis auf den bedrohten Generationenvertrag und die soziale Gerechtigkeit gleich wieder in Frage gestellt.

Was die Bundesregierung hier formuliert hat, ist die staatsbürgerliche Pflicht zur Gesunderhaltung bzw. zu dem, was man in den zuständigen Ministerien dafür hält. Glück haben dabei die bewegungsfaulen und Junk-Food konsumierenden Dünnen. Pech haben die Dicken, und zwar unabhängig davon, wie sie ihren Kühlschrank gefüllt haben und wie sie ihr Freizeitprogramm gestalten.

Wie lange die Bundesregierung angesichts des von ihr skizzierten Bedrohungspotenzials noch auf Freiwilligkeit setzen und auf offene Diskriminierung verzichten wird, bleibt abzuwarten. Mit ihren Ausführungen hat sie jedenfalls schon einmal vorsorglich die argumentative Grundlage für weitergehende Maßnahmen gelegt.

Dick, doof und arm? –
Übergewicht und die Unterschichtendebatte

1976 erschien der dritte Ernährungsbericht der Deutschen Gesellschaft für Ernährung (DGE), der alle heutigen Horrorszenarien in Sachen Übergewicht vorwegnahm. Zwanzig bis 25 Prozent aller Kinder und jeder zweite Erwachsene galten damals bereits als übergewichtig. Rund zwei Prozent des Bruttosozialprodukts und damit ein Drittel der Kosten im Gesundheitswesen wurden ernährungsmitbedingten Krankheiten zugeschrieben.

Anders als drei Jahrzehnte später hatte man sich als Schuldigen aber nicht die Fast-Food-Ketten, die Fertignahrung oder die unkontrollierten Zwischenmahlzeiten ausgesucht, sondern die deutsche Hausfrau. Und das obwohl schon damals nur jede dritte Familie regelmäßig das Abendessen zu Hause einnahm und sogar nur jede fünfzehnte das gemeinsame Mittagessen.

Dennoch sahen die Kommentatoren den Grund für die angebliche Ernährungsmisere fast allein bei den fragwürdigen Kochkünsten der Familienversorgerinnen: Ganz so, als hätte sich seit der Fresswelle der 1950er Jahre nichts geändert. »Immer noch, aber bei völlig geänderten Lebensgewohnheiten«, schrieb zum Beispiel die Wochenzeitschrift *DIE ZEIT* im Jahr 1976, »herrscht unter den Hausfrauen das Prinzip, das von der Mutter, Schwiegermutter oder Großmutter Erlernte auf die Prise genau in der nächsten Generation weiterzukochen. Auf dass es dem Mann, dem geliebten, schmecke.« Auch *DER SPIEGEL* macht mit Bezug auf den Ernährungsbericht 1976 als Hauptschuldigen für die kollektive Fehlernährung die Hausfrau aus, die immer noch an »misslichen Ess-Traditionen« hänge. Zu einer wahren Anklageschrift gegen die Ignoranz der Hausfrauen gegenüber den Erkenntnissen der Ernährungsforschung verstiegen sich die Ernährungswissenschaftler Otto Neuloh und Hans-Jürgen Teuteberg in ihrer Studie *Ernährungsfehlverhalten im Wohlstand* aus dem Jahr 1979.

Darin heißt es unter anderem: »Die Familie isst in der Regel das, was ihr die Hausfrau vorsetzt, weshalb ihre Präferenzen und Antipathien bei der Nahrung voll durchschlagen. Kochkenntnisse werden immer noch überwiegend bei der Mutter oder autodidaktisch erworben. Obwohl die Mehrheit der Hausfrauen sich subjektiv für eine gute bis sehr gute Köchin hält, ist der Ernährungsdilettantismus unter ihnen weit verbreitet.« Selbst im Italienurlaub hatte die deutsche Hausfrau anscheinend nichts dazugelernt, wie die Autoren feststellten. Denn: »typischerweise hat der zwanzigjährige Massentourismus offenbar kaum Spuren in den alltäglichen Speiseplänen hinterlassen.« Auch über das Misstrauen der Hausfrauen gegenüber industriell vorgefertigten Lebensmitteln mokierten sich Neuloh und Teuteberg. Lebensmitteln also, die heute als einer der Hauptverursacher für Übergewicht und ernährungsmitbedingte Krankheiten gelten. »Solange die ›gute Hausfrau‹ ein ungelernter Beruf bleibt, wird sie nur schwer für bewusstes, gesundes Ernährungsverhalten zu gewinnen sein«, lautete das ernüchternde Fazit der Ernährungsverhaltensforschung aus dem Jahr 1979.

Dreißig Jahre später ist es nicht länger die Hausfrau, die Mann und Kinder mit überholten Rezepten krank kocht. Das Horrorszenario der »Adipositas-Epidemie« im 21. Jahrhundert hört sich in einer Seite-3-Reportage der *Süddeutschen Zeitung* vom September 2004, so an:

»Es ist Mittag am Bahnhof Zoo. Die Schule ist aus. (...) Eine junge, eigentlich hübsche, aber viel zu dicke Mutter tritt ihre Zigarette aus und bestellt für sich und ihre zwei eigentlich hübschen, aber viel zu dicken Buben von elf und sieben Jahren dreimal das ›Sparmenü‹ zu vier Euro neununddreißig. ›Ich mit ’nem BigMac!‹ kräht der kleinere. ›Ich auch!‹ sagt der große dicke Junge und schaut dabei nicht von seinem Handy auf: ›Und nachher noch ’n McFlurry.‹ McFlurries sind Riesenpapptöpfe voller Softeis, in das gehäckselte Süßigkeiten gemischt werden. Viel Fett, viele Kohlenhydrate, keine Vitamine. Kein

Wunder, dass die drei so fett sind. Macht zusammen 17,64 Euro. Danke sehr. Bitte sehr. Und ab nach Hause vor die Glotze.«[12]

Im Anschluss an diese szenische Beschreibung packt die Autorin der Reportage, Evelyn Roll, den Rechenschieber aus und begibt sich auf den Wochenmarkt. Für den Preis der drei Sparmenüs findet sie dort Lebensmittel, mit denen man »vier Tage lang gesunde, köstliche Mittagessen plus Nachtisch für zwei Erwachsene und zwei Kinder« zubereiten könnte. Nach dieser kleinen Haushaltskunde erklärt dann Paul Nolte, damals Juniorprofessor an der Bremer Jacobs University, heute an der Freien Universität Berlin tätig, den Zeitungslesern, dass Kinder aus der Unterschicht in Deutschland nicht deshalb so miserabel ernährt seien, weil die Eltern zu arm seien, gesundes Essen zu kaufen, sondern dass es nun einmal zum Lebensstil der Unterschicht gehöre, ihren Kindern dauerhaft ungesundes Essen, das zudem noch relativ teuer sei, zuzumuten. Denn wer kauft bei McDonald's, und wer meidet den Wochenmarkt? Klar doch: die Unterschicht.

Warum die dicke Mutter und die dicken Kinder zur Unterschicht gerechnet werden, bleibt allerdings das Geheimnis der SZ-Journalistin. Vielleicht ist ja schon die Tatsache, dass der Einkauf mittags stattgefunden hat, ein ausreichendes Indiz für potenziellen Hartz-IV-Bezug. Zigarettenkonsum der Mutter und Fast-Food-Konsum trotz bereits bestehenden Übergewichts erhärten den Verdacht, hier müsse es sich um eine Familie aus der Unterschicht handeln.

Deutschland sei zu einer verwahrlosten Gesellschaft verkommen, weil die Mehrheitsgesellschaft sich mit Geldzahlungen von den wirklichen Problemen am Rande der Gesellschaft freigekauft habe. Diese »fürsorgliche Vernachlässigung« habe die Unterschicht erst aufgepäppelt, fasst Nolte in seinem Essayband *Generation Reform* die Theorie von der postmateriellen Armut, die sich weniger durch Geldmangel als durch abweichende Verhaltensweisen auszeichne, zusammen. Ernährungsdefizite, Bewegungsmangel, Sprachdefizite, Bildungsrückstände, übermäßiger Nikotinkonsum, Antriebsarmut und schlechtes Benehmen seien der sichtbare Ausdruck dieser Unterschichtenkultur. Die damalige Verbraucherschutzministerin Renate Künast drückte es in ihrer Rede zum politischen Aschermittwoch 2005 so aus:

>Bislang glaubten wir: Die Lebensformen der Unterschicht und ihre Verhaltensweisen seien die Folge ihrer Armut. Genau das Gegenteil ist richtig: Die Armut ist eine Folge ihrer Verhaltensweise, eine Folge der Unterschichtskultur.«[13]

Als in den 1970er Jahren die erste Panikwelle in Sachen Übergewicht über Deutschland hinwegrollte, war das Land noch geteilt. In der DDR hatte man früher als im Westen die ökonomischen Gefahren von Übergewicht und Fehlernährung ins Auge gefasst. Schon 1970 schätzte man das Übergewicht der Genossen als bedrohlich für den »Arbeiter-und-Bauern-Staat« ein. Sechshundert Millionen Mark Kosten im Jahr, errechnete man damals, würden durch Übergewicht verursacht. Schuld sei ein Überangebot an kalorienreichen Lebensmitteln und mangelndes Problembewusstsein in der Bevölkerung. Empfohlen wurden von den staatlichen Ernährungswissenschaftlern ganz modern Preiserhöhungen für Dickmacher und sogar abgespeckte Sozialleistungen für selbstverschuldet Übergewichtige. Ein Unterschichtenproblem aber konnte man damals schon allein deswegen nicht erkennen, weil es im real existierenden Sozialismus so etwas wie eine Unterschicht gar nicht geben durfte.

Ähnlich stellte sich die Situation in der Bundesrepublik dar, als dort sechs Jahre später das Übergewicht ebenfalls aufs Problempodest gehoben wurde. Klassen oder Schichten sollte es in der sozialen Marktwirtschaft nicht länger geben. Die nivellierte Mittelstandsgesellschaft sollte Wohlstand und Aufstiegschancen für alle garantieren und bestehende Ungleichheiten langfristig einebnen. Als sich ab Mitte der 1970er Jahre die Schere zwischen Arm und Reich wieder weiter öffnete, wurden die Ansprüche tiefer gehängt. Nicht davon, dass langfristig alle in etwa das gleiche Niveau erreichen sollten, war nun die Rede, sondern lediglich davon, dass alle vom Aufschwung profitieren sollten: trotz fortbestehender sozialer Ungleichheit. Der deutsche Soziologe Ulrich Beck nannte das den »Fahrstuhleffekt«. Als in den 1990er Jahren die Arbeitslosigkeit ungeahnte Höhen erreichte und gleichzeitig immer mehr Menschen ihr Auskommen im Niedriglohnsektor suchen mussten, wurde auch der Fahrstuhl klammheimlich eingemottet.

Im Hartz-IV-Sommer 2004, als die dicke Mutter mit ihren dicken Kindern bei McDonald's gesichtet wurde, waren nivellierte Mittelstandsgesellschaft und Fahrstuhleffekt längst Geschichte. Geburtenrückgang, steigende Staatsverschuldung, die höchste Arbeitslosenquote seit Bestehen der Bundesrepublik und eine angebliche »Vollkasko-Mentalität« der Beschäftigten waren in den Augen der öffentlichen Meinung schuld an der Lähmung des Wirtschaftsstandorts Deutschland. Die Sparprogramme der Bundesregierung hatten nicht gefruchtet. Der Ton gegenüber abhängig Beschäftigten, Rentnern und Arbeitslosen verschärfte sich. Die einen sollten auf Kündigungsschutz und Lohn- bzw. Rentenerhöhungen verzichten und darüber hinaus längere Wochen- und längere Lebensarbeitszeiten hinnehmen: ohne finanziellen Ausgleich, versteht sich. Die anderen die Zusammenlegung von Arbeitslosenhilfe und Sozialhilfe in Kauf nehmen und sich Zwangsarbeit in Form von Ein-Euro-Jobs gefallen lassen.

Der für die Bundesrepublik historische Einschnitt in den Sozialstaat wurde mit einem beispiellosen propagandistischen Aufwand begleitet. Journalisten, Wissenschaftler und Politiker trommelten gegen die Besitzstandswahrer, die Fortschrittsverweigerer, die notorischen Jammerlappen, denen es noch viel zu gut gehe. Gewerkschaften wurden in den Worten des FDP-Vorsitzenden Guido Westerwelle zur »wahren Plage in Deutschland«. Rentner lebten auf einmal auf Kosten der künftigen Generation, Beschäftigte, die sich Lohnkürzungen nicht gefallen lassen wollten, auf Kosten der Arbeitslosen und Arbeitslose auf Kosten aller.

In diesem vermeintlichen Kampf aller gegen alle war sie auf einmal wieder da: die bereits totgesagte Unterschicht. Doch nicht als Resultat des jahrzehntelangen Nullwachstums im Geldbeutel der unteren Einkommensschichten oder der steigenden Zahl von Menschen, für die der Arbeitsmarkt keine Verwendung mehr fand, sondern in Form von unverantwortlichen, rauchenden, fernsehenden, videospielenden, chipsessenden, dosenbiertrinkenden, jogginghosentragenden Übergewichtigen.

Die so porträtierte Unterschicht sei an allem selbst schuld, außer daran, dass es ihnen noch niemand gesagt habe. Stattdessen hätten sich die Eliten aufs bequemere Wegschauen verlegt und sich in gutgemeinter, aber kontraproduktiver Zurückhaltung geübt. Diese falsche Zurückhaltung habe aber das Dilemma erst verursacht. Weil die Unterschicht ungestört Transferleistungen kassieren durfte und sich niemand darum gekümmert habe, wofür sie das schöne Geld eigentlich ausgebe, habe es überhaupt erst so weit kommen können. Ergo sei das Problem der Unterschicht nicht zu wenig Geld, sondern zu wenig Disziplin, verkörpert unter anderem durch den dicken Bauch.

Es sind »bürgerliche Ideale der Leistung, der Schlankheit, der Selbstkultivierung«, die vom Historiker und Publizisten Paul Nolte und von anderen Anhängern der Theorie von einer angeblichen Unterschichtenkultur für »besser« befunden werden. Die bürgerliche Gesellschaft müsse sich fragen dürfen, inwieweit sie bereit sei, diese schlechteren und falschen Verhaltensweisen zu tolerieren. Das gelte für die Ernährung ebenso wie für Gewaltvideos. Adipositas ist in den Worten Paul Noltes nicht die Folge einer »McDonaldisierten« Moderne, die Randgruppen stärker treffen mag, aber letztlich ein globales Problem bleibt, »sondern vor allem ein Klassen-, ein Unterschichtenproblem – unbeschadet der Tatsache, dass man auch einzelne reiche Dicke finden wird«.[14]

Von athletischen Arbeitern und dicken Direktoren – Arbeitsverhältnisse und Körperbilder im Wandel

Ganz ähnlich wie Nolte argumentiert auch der Journalist und Autor Gabor Steingart. Er charakterisiert die neuentdeckte Unterschicht so:

> »Der neue Prolet schaut den halben Tag fern, weshalb die TV-Macher bereits von ›Unterschichtenfernsehen‹ sprechen. Er isst viel und fettig, er raucht und trinkt gern. (...) Er ist kinderreich und in seinen familiären Bindungen eher instabil. (...) Er besitzt keine Bildung, und er strebt auch nicht danach. (...) Anders als der Prolet des beginnenden Industriezeitalters, der sich in Arbeitervereinen organisierte, die zugleich oft Arbeiterbildungsvereine waren, scheint es, als habe das neuzeitliche Mitglied der Unterschicht sich selbst abgeschrieben. Selbst für seine Kinder unternimmt er keine allzu großen Anstrengungen, die Tür in Richtung Zukunft aufzustoßen.«[15]

Der »neue Prolet«, von dem Steingart hier erwartet, er möge sich wie zu Zeiten der Industrialisierung in Arbeiterbildungsvereinen organisieren, ist aber im Gegensatz zum »alten Proleten« von den Produktionsmitteln abgetrennt und daher machtlos. Der »alte Prolet« mag materiell tatsächlich schlechter dagestanden haben als die Unterschicht heute, wenn auch nur absolut und nicht relativ im Vergleich zum gesamtgesellschaftlichen Wohlstand. Doch der »alte Prolet« hatte Macht und Einfluss. Alle Räder standen still, wenn sein starker Arm es wollte. Heute stehen die Räder ohnehin still, der einst so starke Arm wird nicht länger benötigt. Insofern ist der Vergleich zwischen dem neuen Prekariat und dem alten Proletariat abwegig. Wenn überhaupt, dann ließe sich der von Steingart so genannte »neue Prolet« mit der von Karl Marx einst als »Lumpenproletariat« bezeichneten Überschussbevölkerung des 19. Jahrhunderts vergleichen, nicht aber mit dem stolzen Proletarier längst vergangener Tage.

Mit dem Niedergang der Stahlindustrie, des Kohleabbaus und anderer Schwerindustrien gingen nicht nur Arbeitsplätze, sondern eine ganze Kultur verloren: die alte Arbeiterkultur mit ihren Bildungs- und Sportvereinen, ihrem Produzentenstolz und vor allem ihrer selbstauferlegten Mission, eines nicht zu fernen Tages auf den Trümmern der kapitalistischen Gesellschaft die Diktatur des Proletariats zu errichten. Die Proletenkultur vergangener Tage hatte dabei auch ihre eigene Ikonographie hervorgebracht: muskulöse, aufrechte Männer, den Hammer im Anschlag, den Blick nach vorn gewandt, bereit, die Ketten zu sprengen, sich selbst und damit die ganze Welt zu befreien.

Gleich ob für Kommunisten, Sozialdemokraten, Gewerkschafter oder die im Fundus der Arbeiterbewegung wildernden Nationalsozialisten geworben werden sollte, die Zeichnungen der Proleten auf den Plakaten waren identisch. Ebenso uniform wie die Darstellung des heldenhaften Proleten war auch das Bild des Klassenfeindes. Der war oft von kleiner Statur, manchmal bucklig, häufig kahlköpfig und immer übergewichtig. Zum Teil wurde der klassische runde Kugelbauch mit Dollarzeichen oder mit einer Eins mit ganz vielen Nullen geschmückt. Um den Unterschied in der Weltanschauung erkennen zu können, musste aufs Detail geachtet werden. Während die Linke den übergewichtigen Boss mit Symbolen wie Monokel oder eisernem Kreuz ausstattete und so auf die preußische Junkertradition anspielte, durften bei den Nazis Hakennase und Davidstern zur Kennzeichnung des Volksfeindes nicht fehlen.

Auch in unpolitischen bzw. wohlwollenden Darstellungen der Elite, etwa in Filmen der 1920er und frühen 1930er Jahre wie zum Beispiel dem »Doppelten Lottchen«, ist der Fabrikdirektor meist eher rundlich und unsportlich, der Arbeiter hingegen fast immer ein Musterbild eines Athleten.

Dieselbe Symbolik, diesmal allerdings völlig ohne negative Konnotation, findet sich nach dem Zweiten Weltkrieg in den Heinz-Erhardt-Filmen. Hier steht der dicke Familienvater für den behaglichen Wohlstand der Nachkriegszeit, der von Klassenkämpfen ebenso wenig wissen will wie von den Greueln der gerade erst zu Ende gegangenen Naziherrschaft. In der Politik wurde dieser Typus damals geradezu musterhaft durch den langjährigen Finanzminister Ludwig Erhard repräsentiert, dessen obligatorische Zigarre und Kugelbauch glaubhaft für den Slogan »Wohlstand für alle« standen.

Heute ist das Bild genau umgekehrt. Manager schwitzen auf Laufbändern, Heimrädern und Crosstrainern, stöhnen unter Gewichten und Expandern. Das Cognacgläschen ist dem Vitamindrink gewichen. Die Zigarre hat zwar ein Comeback erlebt, verqualmt aber nicht länger Büro und Wagenfond, sondern ist dem exklusiven Vergnügen im »Cigars Club« vorbehalten. Von den Titelblättern der Zeitschriften wie *Fit for Fun, Wellfit, Men's Health, myself* oder *healthy living,* in denen die Mittelschicht mit den Insignien des Aufstiegs und des Erfolgs bekannt gemacht wird, grüßen Körper, deren Proportionen denen des einstigen Musterproleten von den Propagandaplakaten der 1920er Jahre fast aufs Haar gleichen. Körper, die weder die verträumte Melancholie von magersüchtigen Modellen wie Kate Moss noch die Fleischeslust von Sexsymbolen der 1950er wie Marilyn Monroe ausstrahlen, sondern die Erotik von verchromten Sechszylindermotoren.

Die Proletenkultur war in Wahrheit allerdings alles andere als eine Gesundheitskultur, und die Proleten sahen in der Realität auch selten so athletisch aus wie auf den Plakaten der Organisationen, die behaupteten, ihre Interessen zu vertreten. Trinken, Rauchen, fettes Essen und ein insgesamt wenig schonender Umgang mit dem eigenen Körper waren fester Bestandteil der proletarischen Alltagskultur; einer Kultur, die ihren ökonomischen Zweck durchaus erfüllte, garantierte sie doch eine gewisse Gleichgültigkeit gegenüber ungesunden und körperlich anstrengenden Arbeitsverhältnissen.

Durch den Wegfall ganzer Industrien bzw. den Umbau ihrer Fabriken zu vollautomatischen Fertigungsanlagen, in denen die wenigen verbliebenen Arbeitskräfte nur noch Überwachungsaufgaben innehaben, verloren viele der ehemaligen Arbeiter den Anschluss.

Die Jobangebote, die die wegrationalisierten Arbeitsplätze in der Industrie ersetzen sollen, haben ein völlig anderes Anforderungsprofil als die Industriearbeitsplätze vergangener Tage. Der Umgang mit Kunden und die Repräsentation des Unternehmens nach außen sind jetzt von enormer Bedeutung. Dagegen waren die Kohleschächte und Hochöfen abgeschlossene Orte: Konflikte wurden hier hemdsärmlig, bisweilen auch handgreiflich ausgetragen, und ein gewisses Maß an Disziplinlosigkeit wurde als Teil der Proletenkultur toleriert.

In der Dienstleistungsbranche, die als zartes Pflänzlein auf den Industrieruinen ohnehin nur einen Bruchteil der weggefallenen Arbeitsplätze ersetzen konnte, ist die Situation eine völlig andere. Hier müssen die einstigen Helden der Arbeit auf der untersten Hierarchiestufe einsteigen, sie müssen im Kontakt mit Kunden und Vorgesetzten strenge Verhaltensregeln einhalten. Verwaltungsangestellte, die zuvor noch mit Verachtung gestraft wurden, sind nun ihre unmittelbaren Vorgesetzten. Die Bezahlung ist schlechter, die Beschäftigungsperspektive unsicherer. Der Status des fast immer männlichen Alleinverdieners fällt und damit auch die identitätsstiftende Rolle als Familienernährer.

Seit dem Niedergang der Industrie- und dem Aufstieg der Dienstleistungsgesellschaft werden die Körper daher nicht länger bei der Arbeit, sondern im Fitnessstudio gestählt. Die einstigen Insignien des wirtschaftlichen Erfolgs wie der Kugelbauch oder der Konsum von Rauchwaren und hochprozentigen Alkoholika gelten heute als typisch für die Verlierer des wirtschaftlichen Reformprozesses. In dem Augenblick, in dem der dicke Bauch nicht länger das Privileg der wirtschaftlich und politisch Mächtigen ist, wird er als Symbol der Überlegenheit unbrauchbar. An seine Stelle tritt der fitnessgestählte Körper, der nicht länger nur Männern vorbehalten ist. Im Gegensatz zum übergewichtigen steht der athletische Körper in der Dienstleistungsgesellschaft für Triebverzicht, Durchsetzungsstärke und Durchhaltevermögen. Umgekehrt wird der übergewichtige Körper zum Zeichen mangelnder Einsatzbereitschaft und fehlender Selbstdisziplin, »unbeschadet der Tatsache« – wie Paul Nolte so treffend bemerkt hatte –, »dass man auch einzelne reiche Dicke finden wird«.

Macht Bildung schlank? – Der Zusammenhang von Ausbildung und Körpergewicht

Als Anfang 2008 die zweite Nationale Verzehrsstudie vorgestellt wurde, war die Analyse der Presse eindeutig: Übergewicht ist ein Problem mangelnder Bildung und Armut.

»Dick und doof?«, titelte *Stern Online,* die *Rheinische Post* entschied sich für »Schlechte Bildung führt zu Übergewicht« als Schlagzeile für die Zusammenfassung der Ergebnisse der zweiten Nationalen Verzehrsstudie. Die *taz* wählte »Die dicke Unterschicht« als Überschrift, während das Magazin *FOCUS* seine Berichterstattung mit »Armes dickes Deutschland« überschrieb. Die »Tagesschau« lieferte dagegen den neuesten Diättipp mit der Headline »Bildung macht schlank« gleich mit.

Ganz anders noch als in den 1970er Jahren, als Übergewicht noch als Volkskrankheit galt, von der potenziell alle – vom Bandarbeiter bis zum Bankdirektor – betroffen waren, ist der dicke Bauch in der öffentlichen Wahrnehmung heute in erster Linie ein Unterschichtenphänomen.

Der Grund für die Annahme, Übergewicht sei vor allem ein Problem der bildungsfernen Unterschicht, waren die Zahlen, die die Nationale Verzehrsstudie veröffentlicht hatte. Dabei wurde vor allem bei Frauen ein deutlicher Zusammenhang zwischen Bildungsabschluss und der Wahrscheinlichkeit für Übergewicht festgestellt. So liegt in Deutschland die Zahl der übergewichtigen Frauen mit Hauptschulabschluss etwa dreimal so hoch wie die von Frauen mit Hochschulreife. Bei den Männern ist der Trend zwar nicht so stark ausgeprägt, doch auch bei ihnen finden sich unter den Hauptschulabsolventen fast doppelt so viele

Übergewichtige wie unter den Abiturienten. Weniger deutlich ist der Zusammenhang beim Haushaltseinkommen. Allerdings sind auch hier die Wohlhabenden beiderlei Geschlechts im Durchschnitt seltener übergewichtig und adipös.

Die Schlüsse, die die Presse aus den Daten der Nationalen Verzehrsstudie gezogen hatte, lassen sich in der Aussage zusammenfassen: Wer ungebildet ist, weiß wenig über Ernährung und ernährt sich entsprechend schlecht.

Nicht mehr Geld also, sondern mehr Bildung soll die Unterschicht aus ihrem selbstverschuldeten Elend befreien und sie dünn, fit und wohlhabend machen. Dass der Besitz von Geld und Bildung oft genug zusammenhängen – weil Geld Bildung kaufen kann, beispielsweise in Form von Nachhilfestunden, teuren Lernmaterialien, dem Zugang zu Privatschulen oder Studiengebühren –, bleibt dabei unerwähnt. Auch das dreigliedrige Schulsystem, das die Klassentrennung für kommende Generationen erfolgreich zementiert, stand in der Unterschichtendebatte zu keinem Zeitpunkt zur Disposition. Kein Wunder, denn wer von den an der Unterschichtendebatte beteiligten Politikern, Professoren und Journalisten will schon ernsthaft, dass die eigenen Kinder zusammen mit Hauptschülern die Schulbank drücken? Das Gerede von mehr Bildung wird so zum inhaltsleeren Mantra, das vor allem dazu dienen soll, die immer weiter auseinanderklaffende Schere von Arm und Reich zu verschleiern. So dient die Unterschichtendebatte auch im Fall des Übergewichts vor allem der verunsicherten Mittelschicht zur Abgrenzung nach unten. Frei nach dem Motto: Wenn schon arm, dann wenigstens nicht auch noch dick und doof.

Für die Anhänger der Eigenverantwortung ist die Sache klar. Übergewichtige sind übergewichtig, weil sie zu viel bzw. das Falsche essen. Und arme Menschen sind häufiger übergewichtig, weil sie sich keine Gedanken darüber machen, was sie essen sollten. Doch was sind, fernab aller Polemik, die wahren Gründe dafür, warum arme Menschen in den reichen Staaten tatsächlich häufiger dick sind als Wohlhabende?

Für die gängige These, dass die Erklärung in der Ernährungsweise zu suchen sei, liefert die Verzehrsstudie nur schwache Belege. Der Zusammenhang zwischen dem Konsum von als Dickmachern verschrienen Lebensmitteln und dem Bildungsrespektive Einkommensstatus ist geringer als zunächst vermutet. Die größten Unterschiede beim Ernährungsverhalten finden sich nicht zwischen den Schichten, sondern zwischen den Geschlechtern.

Männer trinken mehr Bier, Schnaps und Limonade und essen mehr Fleisch und weniger Obst als Frauen. Bei allen genannten Produkten waren die Unterschiede im Konsum zwischen Männern und Frauen größer als zwischen Unter-, Mittel- und Oberschicht. Einzig Wein und Sekt sind in Deutschland bis heute Getränke, die überwiegend von der Mittel- und Oberschicht konsumiert werden, und das unabhängig vom Geschlecht.

Die relativ geringen Unterschiede im Konsumverhalten können die stärkere Betroffenheit von Übergewicht in bildungsfernen und einkommensschwachen Schichten also nicht zufriedenstellend erklären. Zumal der Zusammenhang zwischen Übergewicht und dem Konsum zucker- und fetthaltiger Produkte ohnehin strittig ist. Der häufige Vorwurf, Eltern aus unteren sozialen Schichten würden ihre Kinder einseitiger und schlechter ernähren als Eltern aus der Mittel- und Oberschicht, lässt sich empirisch ebenfalls nicht halten. Drastische Einzelfälle, wie sie in TV-Sendungen oder Zeitungsreportagen präsentiert werden, dürfen nicht mit der Wirklichkeit verwechselt werden.

Gerne kritisieren Ernährungsexperten Abweichungen von gesellschaftlich akzeptierten Ernährungsweisen, wie etwa das Essen vor dem Fernseher oder häufigen und unkontrollierten Fast-Food- und Süßwaren-Konsum. An diesen Beispielen zeigt sich sehr deutlich, wie sich mittelständische Vorstellungen von gutem Essen und Leben zu pseudowissenschaftlichen Glaubenssätzen verdichten können. Denn dieselbe Tüte Chips, die vor dem Fernseher oder der Spielkonsole angeblich besonders schnell geleert wird, dürfte wohl ebenso wenig den Lesegenuss eines unter Bildungsaspekten als wertvoll einzustufenden Romans überdauern. Und auch Fast- oder Convenience-Food ist für sich genommen noch kein schlechtes Essen, nur weil es schnell und unkompliziert zubereitet wird. Unser Verdauungssystem unterscheidet nun mal nicht zwischen Kaviar und Fischstäbchen.

Dass hier eine von mittelständischen Vorstellungen abweichende Esskultur als krank machend verdammt wird, zeigt, wie sehr moralische Konflikte mittlerweile auf dem Feld der Gesundheit ausgetragen werden. Die Diskussion um Tischmanieren und die Frage, ob und wie viele Süßigkeiten man seinen Kindern geben sollte, ist, um nur ein Beispiel zu nennen, wesentlich älter als die Diskussion um Übergewicht und krank machende Ernährung. So beschreiben Monika Setzwein und Hans-Werner Prahl in ihrem Buch *Soziologie der Ernährung,* wie übermäßiger Süßigkeitenkonsum im 19. Jahrhundert nicht aus gesundheitlichen Gründen, sondern mit dem Argument, die Gewöhnung der Kinder an die Leckereien führe zu deren moralischem Verfall und zu späteren kriminellen Handlungen, abgelehnt wurde. »Erst später gewannen die rationalen Erklärungen der naturwissenschaftlich ausgerichteten Medizin an Dominanz und fungierten schließlich als nachträgliche Bestätigungen und Legitimationen«, so Prahl und Setzwein.

Wenn heute von Gesundheit die Rede ist, geht es in Wahrheit gerade beim Thema Ernährung häufig um das Bedürfnis, sich sozial nach unten abzugrenzen. Der französische Soziologe Pierre Bourdieu hat das schon in den 1970er Jahren anhand aufwendiger Studien zum Klassengeschmack dargestellt. Durch eine Vielzahl empirischer Daten und die Auswertung zahlreicher Interviews konnte er zeigen, dass der individuelle Geschmack keine bewusste Entscheidung zwischen vorhandenen Alternativen, sondern das Produkt der Prägung durch Familie und Gesellschaft ist.

Dasselbe Phänomen ist nicht nur bei der Auswahl der Speisen, sondern auch in Bezug auf Tischsitten und Essgewohnheiten zu beobachten. Warum sich Familien aus unteren sozialen Schichten hier mehr Ungezwungenheiten und Formlosigkeiten leisten, erklärt Bourdieu damit, dass man sich »angesichts all der Not und all der Zwänge des tagtäglichen Daseins (...) nicht auch noch im häuslichen Leben, der einzigen Freiheitsinsel, selbstauferlegten Verhaltensnormen und -kontrollen« beugen möchte.[16]

Der gesellschaftlich akzeptierte Geschmack ist laut Bourdieu immer der der Mittelklasse. Ganz gleich ob es sich um Musik, Kleidung, Unterhaltung oder Ernährung handelt. Der Geschmack der Oberschicht gilt dagegen als verschwenderisch und dekadent, der Geschmack der Unterschicht als ordinär. Da sich über Geschmack aber bekanntlich nicht streiten lässt, werden scheinbar übergeordnete Kategorien wie Moral oder Gesundheit zur Diskriminierung abweichender Geschmäcker verwendet. Erst wenn der Trivialgeschmack, gleich ob es um Literatur, Film oder um Essen geht, als für die Gesellschaft gefährlich eingestuft wird – sei es, weil er angeblich Gewalt oder eben Übergewicht auslöst –, lässt er sich von einem scheinbar neutralen Standpunkt aus verurteilen.

Auch die Soziologin Eva Barlösius formuliert in Anlehnung an Bourdieu in ihrem Buch *Soziologie des Essens* scharfe Kritik an der Normierung und Klassendiskriminierung, die sich hinter den Lehrsätzen der Ernährungswissenschaften verbirgt. So sei das, was als gesunde Ernährung gelte, keineswegs sozial neutral, wie durch den Bezug auf naturwissenschaftliche Zusammenhänge unterstellt werde, sondern entspreche weitgehend den Vorstellungen der Mittelschicht davon, was ein gutes Essen und Leben sei. Wenn nun die Ernährungsaufklärung diesen Essstil als falsch abstemple, entwerte sie ihn damit auch kulturell.

»Insofern könnte der Eindruck stimmen, dass sich hinter dem geringen Erfolg der Ernährungsberatung in unteren sozialen Lagen sozialer Protest verbirgt. Dieser bezieht sich wahrscheinlich weniger auf das ernährungspolitisch angestrebte

Körperbild und die propagierte Ernährungsweise. Vielmehr drückt sich darin die Wertschätzung der eigenen kulturellen Vorstellungen von einem ›guten Essen und Leben‹ aus, die entschieden verteidigt werden. Von der Ernährungsaufklärung und -erziehung wird dies häufig als Uneinsichtigkeit und Trotzigkeit interpretiert und nicht als soziales Ringen um einen eigenen Lebensstil, der kulturelle Identität herstellt und sichert.«[17]

Menü Sarrazin – Ernährung in Armutshaushalten

Das wichtigste Argument für die angeblich selbstverschuldete Ernährungsverwahrlosung der Unterschicht ist noch gar nicht genannt worden: die Behauptung, in den westlichen Industrienationen habe jeder die finanziellen Möglichkeiten dazu, sich ausgewogen zu ernähren. Tue er das nicht, sei das alleine seine Entscheidung und keine Frage des Geldbeutels.

Gegen das Argument, mangelndes Ernährungswissen oder schlicht Ignoranz und nicht Geldmangel seien der Grund für die schlechtere Versorgungslage Einkommensschwacher, spricht unter anderem, dass die Kosten für Ernährung im Gegensatz zu fast allen anderen Haushaltsposten dehnbar sind. Ernährung kommt im Unterschied zu Kleidung, Handy und der Teilhabe an sozialen Ereignissen eine geringe Bedeutung für den sozialen Status zu. Denn was zu Hause gegessen wird, entzieht sich den Blicken der anderen. In kritischen finanziellen Situationen lässt sich außerdem am leichtesten an den Ausgaben für Lebensmittel sparen. Andere Haushaltsposten wie Strom, Telefon oder Miete sind dagegen Fixkosten.

Gerne wird behauptet, fett- und energiereiche Nahrungsmittel seien überhaupt nicht billiger als Obst und Gemüse. Die vermeintlich ungesunde Wahl sei sogar häufig die teurere Wahl. Auch dieses Argument ist falsch. Wissenschaftler aus Großbritannien haben errechnet, wie viel 100 Kalorien den Verbraucher in Abhängigkeit vom gewählten Nahrungsmittel kosten: 2000 bis 3000 Kalorien sind nötig, um eine erwachsene Person einen Tag lang satt zu bekommen. Herausgefunden haben sie, dass 100 Kalorien aus frischem Broccoli den britischen Verbraucher 51 Pence kosten, während dieselbe Kalorienzahl in Form von tiefgefrorenen Pommes frites nur mit zwei Pence zu Buche schlägt. Die Verhältnisse dürften in Deutschland ähnlich liegen, wovon sich jeder selbst beim Gang durch den nächsten Supermarkt überzeugen kann.

Neben dem Preis hat der Broccoli gegenüber den Pommes Frites aber noch andere Nachteile. Er muss aufwendig zubereitet werden und wird bei den eigenen Kindern nicht unbedingt Freude auslösen. Die Entscheidung für das wesentlich teurere und umständlicher zu verarbeitende Gemüse setzt also weniger ein Wissen um die vielen Vorzüge des Broccolis voraus als Lebensumstände, die den Genuss von unverarbeitetem Gemüse aus geschmacklichen und ideellen Gründen sinnvoll erscheinen lassen. Denn nur dann erscheinen der höhere Preis und die komplizierte Zubereitung als lohnende Investition in die eigene Gesundheit und die der Kinder.

Es ist daher alles andere als irrational, wenn Familien mit wenig Geld auf den Kauf von frischem Gemüse und Obst weitgehend verzichten. Denn anders als mit kalorienreichen Lebensmitteln sind Familien mit einem knappen Haushaltsbudget gar nicht satt zu bekommen. Dass Frauen und Männer aus den unteren sozialen Schichten nach Angaben der zweiten Verzehrsstudie dennoch beinahe genauso viel Obst konsumieren wie Frauen und Männer aus der Oberschicht, deutet darauf hin, dass trotz knapper Ressourcen das vergleichsweise teure Obst billigeren Süßwarenprodukten vorgezogen wird. Ob die Gründe dafür in erster Linie Geschmackspräferenzen sind oder eine Übernahme des allgegenwärtigen Gesundheitsdiskurses, bleibt unklar. Aus Studien, bei denen die Vorstände von Armutshaushalten nach ihren Essgewohnheiten befragt wurden, weiß man aber, dass Mütter aus einkommensschwachen Haushalten sehr viel Wert darauf legen, ihre Kinder trotz knappen Haushaltsbudgets mit Milch und frischem Obst zu versorgen, und dafür auch bereit sind, eigene Bedürfnisse zurückzustellen.[18]

Auch der vielzitierte Fast-Food-Konsum der Unterschicht ist nur dann teuer, wenn er mit selbst zubereitetem Essen zu Hause verglichen wird. Das legitime Bedürfnis, der Enge der eigenen vier Wände wenigstens gelegentlich zu entfliehen und den Kindern etwas zu bieten, ist dagegen nirgendwo billiger zu haben als in der Imbissbude oder im Fast-Food-Lokal.

In der gegenwärtigen Debatte um die Höhe der Hartz-IV-Sätze geht es allerdings längst nicht mehr darum, ob die Sätze für eine gesunde Ernährung ausreichen, sondern darum, ob man sich davon überhaupt ausreichend ernähren kann. Den Beweis dafür hat, wenn auch unfreiwillig, im Frühjahr 2008 der damalige Berliner Finanzsenator Thilo Sarrazin angetreten. Der Senator und seine Frau haben sich drei Tage lang freiwillig auf Hartz IV gesetzt und der Öffentlichkeit bewiesen, wie gut es sich doch mit den für Lebensmittel vorgesehenen 4,28 Euro pro Person und Tag einkaufen lässt.

Am ersten Tag gab es bei Sarrazins jeweils zum Frühstück zwei Brötchen, eines davon mit Käse, eines mit Marmelade, dazu jeweils einen Apfel und zwei Tassen Tee. Mittags wurden Spaghetti bolognese aufgetischt, mehr als 125 Gramm Nudeln und 100 Gramm Hackfleisch pro Person waren aber nicht vorgesehen. Nachtisch? Fehlanzeige. Erst am Nachmittag war dann zum Kaffee sogar ein Joghurt drin. Der musste reichen, bis zum Abendessen eine Scheibe Leberkäse mit Kartoffelsalat und einer halben Gurke gereicht wurde.

Noch kärglicher nahmen sich die Menüs an den folgenden Tagen aus. Am zweiten Tag gab es genau drei Kekse zum Kaffee, am dritten eine Banane. Abends blieb die Küche ab dem zweiten Tag kalt. Zwei Scheiben Brot, zwei Scheiben Käse, eine Scheibe Bierschinken, dazu 100 Gramm Krautsalat wurden am zweiten Tag zum Abendessen serviert. Am dritten Tag gab es dann vor dem Zubettgehen Kräuterquark und Schinken zu den vertrauten zwei Scheiben Brot.

Alles in allem war das Menü Sarrazin also sowohl mengenmäßig als auch in puncto Abwechslung eine ziemlich magere Kost. Doch zum Glück für die Sarrazins war ja auch nach drei Tagen schon wieder Schluss mit Hartz IV. Im Anschluss an das aus seiner Sicht geglückte Experiment verkündete der ehemalige Finanzsenator zufrieden, dass nun endlich bewiesen sei, wie wunderbar ausgewogen und abwechslungsreich man sich mit den gegenwärtigen Hartz-IV-Sätzen ernähren könne.

Die Kritik an so viel Zynismus ließ nicht lange auf sich warten. Es sei würdelos, den Menschen jede Käsescheibe vorzurechnen, meinten viele, unter ihnen auch Sarrazins direkter Vorgesetzter, der Berliner Bürgermeister Klaus Wowereit. Dass es noch würdeloser ist, Menschen mit derartigen Almosen abzuspeisen, ging ihm freilich nicht über die Lippen.

Mehrfach wurde außerdem moniert, dass die Berechnungen unrealistisch seien. Tatsächlich basiert Sarrazins Kalkulation auf dem Kauf von Großpackungen. Leberkäse, Würstchen, Käsescheiben und Bierschinken wurden von den Sarrazins nicht an der Frischetheke, die es im Discounter sowieso nicht gibt, sondern aus dem Kühlregal geholt. Da er den insgesamt mehr als sieben Millionen Hartz-IV-Empfängern im Land – Familienangehörige eingerechnet – aber penibel jede Wurstscheibe vorrechnet, kommt man mit seinem Menü nur dann über die Runden, wenn mehrere Tage lang dasselbe gegessen wird; sonst werden die Sachen schlecht.

Vom CDU-Sozialpolitiker Heiner Geißler kam der Vorwurf, Sarrazins Menü sei mit durchschnittlich 1550 Kalorien staatlich verordnete Unterernährung. Tatsächlich reichen 1550 Kalorien pro Tag nicht annähernd aus, den Tagesbedarf eines erwachsenen Menschen zu decken. Nach Angaben der Deutschen Gesellschaft für Ernährung liegt der durchschnittliche Tagesbedarf eines Mannes im Alter von 25 bis 50 Jahren selbst bei sitzender Tätigkeit schon bei 2400 Kalorien.

Mitarbeiter des Deutschen Instituts für Ernährungsforschung schätzten den Energiegehalt von Sarrazins Menü immerhin auf 2000 Kalorien. Eine Mitarbeiterin kommentierte den Speiseplan des Senators sogar positiv mit den Worten: »Vor fünfzig Jahren hätte man sich beglückwünscht, so eine Vielfalt zur Verfügung zu haben. Wir sind schon sehr verwöhnt.«[19] Damit spricht sie Sarrazin, der so gerne betont, wie spartanisch er erzogen wurde, und der Sozialhilfeempfängern schon mal empfiehlt, den Wollpullover herauszuholen, statt die Heizung aufzudrehen, natürlich aus dem Herzen.

Doch gleich, ob nun 1550 oder 2000 Kalorien, Sarrazins Menüplan bewegt sich in jedem Fall am unteren Rand des täglichen Bedarfs. Er mag für ältere Menschen gerade so ausreichend sein, für Heranwachsende und junge Erwachsene wird es dagegen eng. Was Thilo Sarrazin bei seiner Kalkulation zudem völlig unter den Tisch fallen ließ, ist die Tatsache, dass es sich bei den 4,28 Euro pro Tag für Lebensmittel, Getränke und Tabakwaren um den Satz für Einpersonenhaushalte handelt. Für Paare gilt dagegen ein um zehn Prozent niedrigerer Satz. Für die Bedarfsgemeinschaft der Sarrazins hätten also nur 3,85 Euro pro Tag und Person zur Verfügung gestanden, damit wäre selbst sein Sparmenü nicht mehr finanzierbar gewesen. Für Kinder unter 13 Jahren sind derzeit sogar nur 60 Prozent des Regelsatzes vorgesehen, das sind pro Tag und Kind gerade mal 2,57 Euro. Für Kinder zwischen 13 und 18 Jahren bzw. erwachsene Kinder, die mit im Haushalt leben, werden 80 Prozent bewilligt, sprich 3,42 Euro pro Tag.

Das Kinderforschungsinstitut Dortmund hat ausgerechnet, was es kostet, Kinder mit der von der Bundesregierung empfohlenen optimierten Mischkost zu versorgen. Die optimierte Mischkost setzt sich aus den Nahrungsbestandteilen Fisch, Fleisch, Brot und Kohlenhydraten in Form von Kartoffeln, Nudeln und Reis zusammen, legt daneben aber auch Wert auf einen hohen Anteil an frischem Obst und Gemüse. Pro Tag, errechneten die Mitarbeiter des Institutes im Herbst 2007, müssten für jedes Kind aus der Gruppe der 15- bis 17-Jährigen 6,06 Euro zur Verfügung gestellt werden, für die Gruppe der 10- bis 12-Jährigen wären es immerhin noch 4,65 Euro. Einzig für die 2- bis 3-jährigen Kinder reichten die gegenwärtigen Hartz-IV-Sätze von 2,57 Euro für eine Ernährung nach Maßgabe der optimierten Mischkost aus.[20] Mittlerweile hat das Bundesverfassungsgericht die Hartz-IV-Sätze für Kinder unter 14 Jahren für verfassungswidrig erklärt und eine Neuregelung durch die Politik angemahnt. Im Rahmen des zweiten Konjunkturpakets zur Ankurbelung der darbenden Wirtschaft war für Kinder zwischen sechs und 13 Jahren, die in Hartz-IV-Haushalten leben, ohnehin eine Erhöhung ab Juli 2009 vorgesehen. Diese wurde allerdings ausschließlich wirtschafts- und nicht sozialpolitisch gerechtfertigt. Grund für die Erhöhung war allein die Hoffnung, durch den zusätzlichen Konsum der Hartz-IV-Empfänger die Gesamtwirtschaft wieder anzukurbeln. Im Umkehrschluss bedeutet das, dass die Kinder aus Armutshaushalten ohne Finanzkrise wohl leer ausgegangen wären. Zumal Unionspolitiker wie der Vorsitzende der Jungen Union Philipp Mißfelder oder der unlängst von den Grünen zur CDU gewechselte Oswald Metzger ohnehin schon zu wissen scheinen, wofür die in Not geratenen Eltern das zusätzliche Geld ausgeben werden. Mißfelder hatte die Erhöhung der Hartz-IV-Regelsätze für Kinder als »Anschub für die Tabak- und Spirituosenindustrie« abgetan. Metzger hatte geäußert, viele Sozialhilfeempfänger sähen nun mal ihren Lebenssinn darin, Kohlenhydrate oder Alkohol in sich hineinzustopfen, vor dem Fernseher zu sitzen und das Gleiche ihren Kindern angedeihen zu lassen. Kein Wunder also, dass die dann verdummt und verdickt aufwüchsen.

Sowohl in der Regierungserklärung von Verbraucherschutzminister Horst Seehofer aus dem Jahr 2007 als auch im Nationalen Aktionsplan »IN FORM« ist davon die Rede, dass eine ausgewogene Ernährung in Deutschland keine Frage des Geldbeutels sei. Dass dem nicht so ist, hat das Kinderforschungsinstitut Dortmund eindeutig belegt. Mehr als jedes sechste Kind lebt nach offiziellen Angaben in Deutschland in Armut. Das bedeutet, ein Sechstel aller Kinder bleibt von dieser ausgewogenen Ernährung ausgeschlossen. Ob die Kinder deshalb dick werden, sei dahingestellt. Viel schwerer wiegt die Tatsache, dass eine gesellschaftliche Teilhabe – also alles, was über die reine Lebenserhaltungsfunktion hinausgeht – für ein Sechstel der in Deutschland lebenden Kinder nicht einmal beim Essen, beispielsweise in Form sporadischer Restaurantbesuche oder einfach nur durch die Möglichkeit, beim Einkaufen nicht allein auf den Preis achten zu müssen und auch mal auf dem Markt bzw. an der Frischetheke einkaufen zu können, gewährleistet ist. Das ist eine Schande für eines der reichsten Länder der Welt und ein viel größeres Problem als ein paar zusätzliche Kilos an Kinderkörpern.

Die Medienpropaganda von Nolte und anderen Anhängern der Theorie von einer angeblichen Unterschichtenkultur im Sommer 2004 hat Wirkung gezeigt. Die Hartz-IV-Arbeitsmarktgesetze wurden 2005 trotz anfänglicher Proteste ohne wesentliche Korrekturen eingeführt und die Hartz-IV-Sätze anschließend faktisch eingefroren. Die Regelsätze für das Arbeitslosengeld II (wie Hartz IV eigentlich heißt) sind in der gesamten Zeitspanne von 2005 bis 2009 insgesamt um gerade mal 1,7 Prozent angehoben worden. Dagegen sind die Preise von Lebensmittelfrischeprodukten nach Angaben der Centralen Marketing Gesellschaft der deutschen Agrarwirtschaft (CMA) allein zwischen Oktober 2006 und Oktober 2007 um 9,7 Prozent gestiegen.

Das Armuts-Jojo – Vom Mangel in der Überflussgesellschaft

In den USA geht man traditionell offener als in Deutschland mit dem Thema Armut um. Gerade weil man dort davon ausgeht, dass Armut, von extremen Einzelfällen abgesehen, selbstverschuldet ist, hat man weniger Probleme damit, die Dinge beim Namen zu nennen. Entsprechend wird das Phänomen, dass im reichsten Land der Erde weite Teile der Bevölkerung unzureichend ernährt sind, unter dem Stichwort »food insecurity« als solches anerkannt. Hierzulande gilt es dagegen immer noch als Unterstellung, wenn behauptet wird, die Sozialhilfesätze und die Einkommen im Niedriglohnbereich reichten nicht aus, um sich davon anständig zu ernähren.

Wie groß das Ausmaß der Mangelernährung in der größten Volkswirtschaft der Welt ist, zeigen die folgenden Zahlen: Ende 2008 waren 31,5 Millionen US-Amerikaner auf Lebensmittelmarken – sogenannte Food Stamps – angewiesen. Das sind mehr als zehn Prozent der Bevölkerung. Die Zahlen dürften im Krisenjahr 2009 noch einmal stark angestiegen sein.

Food Stamps zu beantragen ist zwar relativ unkompliziert, allerdings müssen die Gutscheine jede Woche persönlich abgeholt werden. Ihr Wert beläuft sich auf gerade einmal drei US-Dollar pro Tag und Person. Die Not muss also schon ziemlich groß sein, wenn sich Menschen jede Woche die Mühe machen, für diesen lächerlichen Betrag Schlange zu stehen. Hinzu kommt noch die psychologische Hürde, die Gutscheine auch wirklich einzulösen. Denn spätestens an der Supermarktkasse wird die eigene Notlage dann für die neugierigen Nachbarn offensichtlich.

Ähnlich wie in Deutschland, wo der ehemalige Berliner Finanzsenator Thilo Sarrazin gegenüber seinen Kritikern angemerkt hatte, dass es mit der Mangelernährung der Hartz-IV-Empfänger doch nicht so weit her sein könne, schließlich seien wesentlich mehr Leistungsempfänger übergewichtig als untergewichtig, sind auch in den USA die Empfänger von Food Stamps häufiger übergewichtig als die Durchschnittsbevölkerung. Der Grund, warum Arme in den Industriestaaten – und zum Teil auch schon in den Schwellenländern – häufiger unter Adipositas leiden als Wohlhabende, könnte ironischerweise ausgerechnet ein Mangel an Nahrungsmitteln sein.

In den USA ist der Zusammenhang zwischen Mangelernährung und Übergewicht gut untersucht. Als Gründe für Übergewicht trotz Lebensmittelmangel werden in der Literatur sowohl physiologische, sozialpsychologische als auch sozioökonomische Faktoren genannt. Unter den physiologischen Faktoren steht an erster Stelle der Konsum von energiereichen Lebensmitteln.

Zwar ist es für die Gesamtkalorienzufuhr nicht entscheidend, ob die Kalorien aus kalorienreichen oder kalorienarmen Lebensmitteln gewonnen werden, doch beim fast ausschließlichen Genuss von hochkalorischen Lebensmitteln ist es wesentlich einfacher, auf einen Schlag eine sehr hohe Kalorienmenge zu sich zu nehmen. Da kalorienreiche Lebensmittel in den wohlhabenden Industriestaaten viel billiger sind als Lebensmittel mit relativ wenigen Kalorien, werden sie von Menschen mit geringem Einkommen sehr viel häufiger konsumiert. Ein weiterer Grund, warum arme Menschen Konserven und Fertignahrung häufiger kaufen als frische Ware, gleich ob es sich dabei um Fleisch, Obst oder Gemüse handelt, ist deren längere Haltbarkeit. Lebensmittel, die nicht schlecht werden können, entlasten die Haushaltskasse. Das Argument, Arme würden nicht aus Geldmangel, sondern aus Bequemlichkeit so viel Fertignahrung kaufen, ist empirisch nicht zu halten. Denn wenn auf Markenware verzichtet wird, sind Tiefkühlprodukte wie Pizza, Pommes Frites oder Chicken Nuggets gegenüber allen anderen Produkten preislich unschlagbar. Wer etwa eine Fertigpizza in den Ofen schiebt, muss nur einmal für die Pizza bezahlen, wer dagegen die Pizza selbst zubereiten möchte, muss eine Vielzahl von Lebensmitteln kaufen – angefangen beim Teig über den Belag bis hin zu den Gewürzen. Der Konsum von Fertignahrung ist also nicht allein eine Frage der Bequemlichkeit, sondern auch eine Frage des Geldbeutels.

Ohnehin liegt das Problem weniger in der Zusammensetzung der Nährstoffe: Schließlich ist die klassische Mangelernährung, die früher zu Krankheiten wie Skorbut, Beriberi oder Nachtblindheit geführt hat, heute in den Industriestaaten kein Thema mehr. Sehr wohl aber geht es um die Möglichkeit, unterschiedliche Lebensmittel zu kombinieren und das Essen zu kaufen, auf das man gerade Appetit hat, und nicht immer nur das, was gerade am billigsten ist oder am schnellsten satt macht.

Studien aus den USA zeigen, dass Haushalte als Reaktion auf sinkende finanzielle Ressourcen weniger an der Menge als an der Qualität der Nahrung sparen. Sie konsumieren zunächst mehr energieintensive Produkte, Produkte also, die besonders viel Fett und Zucker enthalten. Erst wenn diese Möglichkeit ausgereizt wurde und die finanzielle Notlage fortbesteht, sinkt die Gesamt-kalorienaufnahme.[21]

Der entscheidende Grund aber, warum Armut zu Adipositas führen kann, ist die ungleichmäßige Nahrungsaufnahme. Während des Zweiten Weltkriegs wurde in den USA die sogenannte Minnesota-Studie durchgeführt. Dabei wurde einer Gruppe von Männern die tägliche Lebensmittelration für sechs Monate auf die Hälfte dessen reduziert, was sie üblicherweise zu sich genommen hatten. Nach Beendigung des Experiments zeigten die Teilnehmer schwere psychologische Störungen. Es gelang ihnen nicht, ihre alten Ernährungsgewohnheiten wiederaufzunehmen, viele litten anschließend unter regelrechten Essattacken. Die Autoren einer Studie zum Zusammenhang zwischen Mangel-ernährung und Adipositas unter kalifornischen Frauen kamen zu dem Schluss, dass Menschen mit umfangreicher Diätgeschichte und Menschen, die in ihrer Kindheit regelmäßig mit Essensent-zug bestraft wurden, überdurchschnittlich oft unter zwanghaften Essattacken leiden.[22]

Dasselbe Phänomen könnte für Menschen zutreffen, die am Monats- bzw. Wochenende regelmäßig unfreiwillig Diät halten müssen, schlicht und ergreifend, weil die Haushaltskasse leer ist bzw. die Essensmarken aufgebraucht sind. Erschwerend kommt hier das physiologische Phänomen hinzu, dass sich der Energie-umsatz des Menschen in Mangelzeiten reduziert. Ebenso wie Menschen, die nach einer Crashdiät viel schneller zunehmen, als sie abgenommen haben, ergeht es den Armuts-Diätern. Auch sie befinden sich in einem, wenn auch unfreiwilligen, Jo-Jo-Zirkel. Die Diät dauert in der Regel so lange, bis der nächste Lohn bzw.

die nächste Sozialhilferate ausgezahlt oder die nächsten Essensmarken bewilligt werden. Auf den Mangel folgt der Heißhunger, der Körper reagiert auf die unerwartete Kalorienzufuhr, indem er sie besonders sorgfältig speichert.

Auch wenn die Gesamtkalorienzufuhr über eine Woche oder einen Monat gerechnet nicht besonders hoch liegt, wird so die Entwicklung von Adipositas begünstigt. Mit dieser These erklären sich Wissenschaftler in den USA auch, warum Frauen in Armut häufiger adipös sind als Männer. Viele der Frauen, die Essensmarken erhalten, sind alleinerziehende Mütter. Sie sparen in Notzeiten die Nahrung für ihre Kinder auf und kompensieren dann diesen Verzicht, sobald wieder genug zu essen da ist. Im Ergebnis führt dies zu überhöhter Kalorienaufnahme am Monats- bzw. Wochenanfang, abgelöst durch Hungerphasen am Monats- bzw. Wochenende. Auf Essensmarken angewiesene Männer müssen dagegen häufig nur sich selbst versorgen und können sich die knappen Ressourcen deshalb etwas besser einteilen.[23]

Das Phänomen, dass Mangelernährung zu Übergewicht führen kann, ist nicht länger allein auf die reichsten Staaten der Welt beschränkt. Es könnte auch der Grund dafür sein, dass, wie Ernährungsexperten wiederholt berichten, in Entwicklungsländern Menschen mit Hungerödem und Menschen mit Übergewicht häufig Tür an Tür leben.

IV. Keine Angst vor dicken Kindern!

»Zehn Prozent sind zu dick« –
Wie Übergewicht bei Kindern gemessen wird

Kaum eine Facette in der Debatte um die Gefahren des Übergewichts wird so emotional diskutiert, ist so mit Vorurteilen behaf-
tet, sträubt sich so nachhaltig gegen jede Empirie wie das Thema
Übergewicht bei Kindern. Es fängt schon damit an, dass niemand
so genau sagen kann, wie Übergewicht bei Kindern eigentlich
definiert wird. Mal ist, wie in der Regierungserklärung von
Renate Künast aus dem Jahr 2004 oder den Worten der Familien-
ministerin von der Leyen im Jahr 2007 jedes fünfte Kind und
sogar jeder dritte Jugendliche zu dick.[1] Dann verkündet das
Robert Koch-Institut, dass ca. 15 Prozent der Kinder als übergewichtig gelten. Wer hat recht, wie kommen die Zahlen zustande,
und was sagen sie aus?

Adipositas ist definiert als kritisch erhöhter Fettanteil an der
Gesamtkörpermasse, das ist bei Kindern nicht anders als bei
Erwachsenen. Während für Erwachsene aber wenigstens einheitliche Grenzwerte vorliegen, gibt es diese für Kinder und Jugendliche nicht. Kinder befinden sich im Wachstum, ihre körperlichen
Proportionen sind im Fluss; ein Schwellenwert für alle macht da
wenig Sinn. Eine medizinische Rechtfertigung für die BMI-Wer-
te, die Übergewicht und Adipositas bei Kindern festlegen, gibt es
allerdings auch nicht. Deshalb wird Übergewicht bei Kindern
allein nach statistischen Kriterien definiert.

Wie das geht? Ganz einfach: Man nehme eine genügend hohe
Anzahl von Kindern beiderlei Geschlechts und aller Altersgruppen, messe ihre Größe und ihr Gewicht, nehme sich die zehn,
in manchen Ländern auch fünfzehn Prozent, mit dem höchsten
BMI heraus und definiere sie als übergewichtig. Von diesen zehn
bzw. fünfzehn Prozent nehme man sich das schwerste Drittel
noch einmal separat zur Brust und definiere es als adipös.

Den ersten Index zur Bestimmung von Übergewicht und Adipositas bei Kindern, der nach diesem Prinzip funktioniert, hat eine Gruppe um die französische Epidemiologin Marie Rolland-Cachera erstellt. Über einen Zeitraum von 16 Jahren haben Rolland-Cachera und ihr Team die Entwicklung von Körpergröße und -gewicht bei Kindern beobachtet. Begonnen wurde mit der Beobachtung schon 1953, zu einer Zeit also, als die vorherrschenden Probleme nicht Übergewicht und Adipositas, sondern Untergewicht und Mangelernährung hießen. Von den 494 Kindern, mit denen die Studie ursprünglich gestartet war, wurden 117 bis zum Erreichen des 16. Lebensjahres beobachtet. Später wurden die Zahlen mit Daten aus anderen Erhebungen ergänzt. Aus den von Rolland-Cachera gewonnen Zahlenreihen hat man, aufgeteilt nach Alter und Geschlecht, Perzentile erstellt. Perzentile sind Prozentwerte. Im konkreten Fall ist das 90. Perzentil, also der Wert, den 90 Prozent der untersuchten Kinder unterschreiten und zehn Prozent von ihnen überschreiten, als Übergewicht definiert worden. Das 97. Perzentil gilt entsprechend als Grenzwert für die kindliche Adipositas.[2]

Wenn Frau Künast oder Frau von der Leyen davon sprechen, dass jedes fünfte Kind und sogar jeder dritte Jugendliche zu dick seien, dann beziehen sie sich auf die Grenzwerte von Rolland-Cachera. Mit anderen Worten, zwanzig Prozent der Kinder und ein Drittel der Jugendlichen haben einen BMI, der mindestens so hoch liegt wie der der dicksten zehn Prozent der damals von Rolland-Cachera untersuchten Kinder und Jugendlichen.

Der Index von Rolland-Cachera ist allerdings äußerst umstritten. Kritisiert wird, dass es wenig sinnvoll sei, das relative Körpergewicht von heute in Deutschland lebenden Kindern mit dem einer geringen Zahl französischer Kinder aus den Nachkriegsjahren zu vergleichen. Denn Kinder sind heute nicht nur schwerer, sondern auch größer, ihre körperliche Entwicklung verläuft schneller als noch vor einigen Jahrzehnten, entsprechend früher kommen sie in die Pubertät.

Um für Deutschland endlich aussagekräftige Referenzwerte

zu bekommen, sammelte eine Gruppe um die Jenaer Professorin Katrin Kromeyer-Hauschild Daten, die für Deutschland repräsentativ sein sollten.[3] Das Zustandekommen der Zahlen des Indexes von Kromeyer-Hauschild ist allerdings umstritten. Denn bei ihren Referenzwerten handelt es sich nicht um Zahlen aus einer geschlossenen Erhebung, sondern um ein Datensample. Viele Daten aus verschiedenen Quellen sind darin vermengt worden. Zudem wurden für den Index von Kromeyer-Hauschild nicht nur Messdaten, sondern auch Befragungsdaten verwendet. Befragungsdaten sind aber gerade bei kleinen Kindern häufig sehr ungenau, da hier schon eine geringfügige Unter- bzw. Überschätzung des Gewichts oder der Körpergröße zu deutlichen Fehleinschätzungen führen kann.

Dennoch gibt ein Vergleich mit den Referenzwerten von Kromeyer-Hauschild, mit Daten also, die in den 1980er und 1990er Jahren erhoben wurden, ein sehr viel realistischeres Bild, wenn es um die Einschätzung des Gewichts von Kindern und Jugendlichen heute geht, als ein Vergleich mit den Daten von Rolland-Cachera aus den Nachkriegsjahrzehnten.

Von kleinen Mädchen und großen Lügen – Die größten Mythen über dicke Kinder

2003 starb in Großbritannien ein kleines Mädchen an Herzversagen. Die Dreijährige brachte vor ihrem Tod 37 Kilo auf die Waage. Damit war sie das bislang jüngste Opfer der »Übergewichts-Epidemie« im Vereinigten Königreich.

So jedenfalls stand es im Bericht einer parlamentarischen Untersuchungskommission über die Folgen der Wohlstandskrankheit in Großbritannien. Von der Geschichte des Mädchens erfahren hatten die Kommissionsmitglieder durch die behandelnde Ärztin Dr. McKenzie. McKenzie glaubte, die Informationen, die sie den Parlamentariern gegeben hatte, seien vertraulich. Doch auf die Story von dem kleinen Mädchen wollte die Untersuchungskommission auf gar keinen Fall verzichten. Um ganz sicherzugehen, dass sie keinem Pressevertreter entgehen würde, stellten sie sie an den Anfang ihres Reports.

Der Regierungsbericht, der andernfalls wohl nur auf interessierte Kenntnisnahme gestoßen wäre, hatte nun das Zeug zur Titelgeschichte. Die britischen Boulevardblätter stürzten sich auf das Schicksal des Mädchens. *The Sun* titelte »Fett und Tod … mit drei Jahren«. *The Express* brachte den Aufmacher »Dreijähriges Kind stirbt an Fettleibigkeit. Die schreckliche Wahrheit hinter der britischen Übergewichts-Epidemie«. Kommentatoren in Presse und Hörfunk warfen den Eltern des Mädchens vor, ihr Kind zu Tode gemästet zu haben, und nannten den Fall einen dringend notwendigen Weckruf. Dr. McKenzie reagierte schockiert über den Vertrauensbruch der Parlamentarier. Gegenüber der BBC[4] sagte sie, ihr täten vor allem die Eltern des Kindes leid. Der Bericht vermittle den Eindruck, die Eltern des Mädchens hätten ihr Kind zu Tode gefüttert. Doch das sei schlicht und ergreifend falsch.

Wenige Wochen, nachdem die Nachricht vom jüngsten Opfer der britischen »Übergewichts-Epidemie« die Runde gemacht hatte, meldete sich Sadaf Farooqi, Wissenschaftler an der Universität Cambridge, zu Wort. Genetische Tests, von seinem Team durchgeführt, hätten eindeutig ergeben, dass das Mädchen an einem seltenen Gen-Defekt gelitten habe. Die Tageszeitung *The Guardian* berichtete über die neuen Erkenntnisse in einem ausführlichen Artikel. Darin wurde auch der Vorsitzende der parlamentarischen Kommission zur Untersuchung der Folgen der »Übergewichts-Epidemie«, David Hinchliffe, mit den Aussagen von Farooqi konfrontiert.

Hinchliffe allerdings wollte sich kein Fehlverhalten vorwerfen lassen. Stattdessen gab er den Schwarzen Peter an die Boulevardpresse weiter. Die habe einseitig über den Fall berichtet und nicht den ganzen Report zur Kenntnis genommen. Und überhaupt, so Hinchliffe weiter, wäre eine Unterschlagung des Falls umgekehrt als »Unterdrückung von Beweisen« interpretiert worden.

Am 17. Juni 2004, genau eine Woche nachdem *The Guardian* die wahren Hintergründe des Todes des fettleibigen Mädchens veröffentlicht hatte, trat die damalige Verbraucherschutzministerin Renate Künast vor den Bundestag, um für eine Ernährungsbewegung in Deutschland zu werben. Auch Künast konnte der Versuchung nicht widerstehen, das Schicksal des Mädchens an den Anfang ihrer Regierungserklärung zu stellen. Vom Gendefekt des Mädchens war in Künasts Ansprache allerdings keine Rede. Künast sprach lediglich von einem »Herzinfarkt infolge von Übergewicht«. Am 27. Juni fiel auch ihr die Geschichte auf die Füße. Da nämlich berichtigte die *Frankfurter Allgemeine Sonntagszeitung* das Märchen vom zu Tode gemästeten Kind. Doch ihr Ziel, mit dem tragischen Schicksal des Kindes die vermeintlichen Gefahren des Übergewichts spektakulär zu illustrieren, hatte Künast da längst erreicht.

Um die Bevölkerung vom Ernst der Lage zu überzeugen und sie auf unpopuläre Maßnahmen vorzubereiten, reichen Zahlen, und seien sie noch so spektakulär, nicht aus. Das Leiden von unschuldigen Kindern dagegen ist immer geeignet, Emotionen zu wecken, und garantiert die uneingeschränkte Aufmerksamkeit der Medien. Das mag der Grund sein, warum Politiker und Lobbyisten, die sich für eine Verschärfung der Maßnahmen im Kampf gegen Übergewicht aussprechen, so gerne das traurige Schicksal übergewichtiger Kinder bemühen.

Gleichzeitig bildet die steigende Zahl schwergewichtiger Kinder die Grundlage der These der »Übergewichts-Epidemie«. Denn daran, dass die Bevölkerungsmehrheit als übergewichtig gilt, hat man sich längst gewöhnt. Anders ist das, wenn es um Kinder geht. Dicke Kinder, das ist etwas, was es – jedenfalls in diesem Ausmaß – früher nicht gab: Davon sind wir überzeugt. Wurde früher noch den ganzen Tag gespielt, gerannt und gesprungen, sitzen heute schon die Kleinsten vor der Glotze oder der Spielkonsole, stopfen dabei unentwegt Chips, Gummibärchen und käseschwere Baguettes in sich hinein und trinken Limo literweise, so wie es die ehemalige Verbraucherschutzministerin Künast in ihrem Buch

Die Dickmacher beschrieben hatte. Da sollte sich niemand mehr wundern, wenn sich, wie Künast in ihrer Regierungserklärung behauptete, die Zahl der übergewichtigen Schulanfänger in den letzten zwanzig Jahren verdreifacht hat.

Woher Künast von der Verdreifachung der übergewichtigen Abc-Schützen erfahren haben will, wird wohl ihr Geheimnis bleiben. In Wahrheit nämlich fällt die Zunahme von Übergewicht bei Kindern längst nicht so dramatisch aus, wie es in der gegenwärtigen Debatte den Anschein hat. Die repräsentativen, ausschließlich auf Messdaten beruhenden Ergebnisse des Kinder und Jugendgesundheitssurvey KiGGS von 2006 hatten bundesweit einen Anteil übergewichtiger Kinder von 15 Prozent und einen Anteil adipöser Kinder von sechs Prozent ermittelt. Das bedeutet im Vergleich zu den Referenzwerten von Katrin Kromeyer-Hauschild, die größtenteils in den 1980er Jahren und frühen 1990er Jahren erhoben wurden, einen Anstieg um fünf Prozent beim Übergewicht insgesamt und um drei Prozent bei der Adipositas.

Das ist eine deutliche, aber keinesfalls dramatische Entwicklung. Denn ein Anstieg des Anteils adipöser Kinder von drei auf sechs Prozent in zwanzig Jahren ist für eine Epidemie ein bisschen wenig. Ein genauerer Blick auf den KiGGS-Datensatz zeigt außerdem noch etwas, das nicht so recht zur These von der »Übergewichts-Epidemie« bei Kindern passen will. Der Anteil der übergewichtigen Kinder nimmt erst nach dem Schuleintritt zu. Im Kleinkindalter ist dagegen sogar ein leichter Rückgang im Vergleich zu den Referenzwerten von Kromeyer-Hauschild festzustellen. Diese Tendenz wird auch durch Zahlen aus aktuellen Schuleingangsuntersuchungen bestätigt. In vielen Bundesländern stagniert die Zahl der übergewichtigen Schulanfänger seit Ende der 1990er Jahre. In einigen Bundesländern, darunter Bayern, Brandenburg, Berlin, Hessen und Nordrhein-Westfalen, ist sie sogar leicht rückläufig.[4] Die deutschen Schuleingangsuntersuchungen sind beileibe kein Einzelfall. Auch in den USA scheint die Zahl übergewichtiger Kinder nicht weiter zu steigen.[5]

»Aus dicken Kindern werden dicke Erwachsene«: diese Aussage gilt heute als Binsenweisheit; doch wie so vieles, was in der Diskussion um Übergewicht behauptet wird, ist auch die Annahme, aus dicken Kindern würden zwangsläufig dicke Erwachsene, so nicht haltbar. »Übergewicht bei Kindern und Jugendlichen ist nicht immer streng mit der Manifestation einer Adipositas im Erwachsenenalter assoziiert«, schreiben zum Beispiel die Autoren der Kieler Adipositas-Präventionsstudie (KOPS). Übergewichtige Babys im Alter von sechs Monaten würden nur zu 14 Prozent auch übergewichtige Erwachsene, ca. 40 Prozent der im Alter von sieben Jahren übergewichtigen Kinder würden später adipös; in der Altersgruppe der zehn- bis 13-jährigen Adipösen seien es dann allerdings schon 80 Prozent.[6] Zu ähnlichen Ergebnissen kommt auch eine ältere Studie aus den USA, die die Vorhersagekraft des BMI für Adipositas im Alter von 35 Jahren ermittelte. Bei 18-Jährigen sei die Aussagekraft des BMI sehr hoch, bei 13-Jährigen befriedigend, bei vorpubertären Kindern hingegen als mangelhaft einzuschätzen.[7] Eine Längsschnittstudie aus Großbritannien ermittelte, dass 52 Prozent der adipösen Zehnjährigen im Alter von 30 Jahren ebenfalls adipös waren.[8] Wie gering die Aussagekraft dieser Zahlen letztlich ist, zeigt das Gesamtergebnis der Studie. Während im Alter von zehn Jahren 4,3 Prozent der Untersuchten als adipös klassifiziert wurden, waren es im Alter von 30 Jahren schon 16,3 Prozent. Nur ein geringer Anteil (13,7 Prozent) der adipösen 30-Jährigen galt demnach im Alter von zehn Jahren schon als adipös. Entsprechend hätten frühzeitige Maßnahmen, selbst bei hoher Erfolgsquote, nur wenige Fälle von Adipositas im Erwachsenenalter verhindern können.

Ein erhöhter BMI ist erst ab der Pubertät ein verlässlicher Indikator für Übergewicht im Erwachsenenalter. Der Babyspeck dagegen verwächst sich offensichtlich in der Mehrzahl der Fälle wieder. Hinzu kommt, dass sich Kinder gerade in den ersten Lebensjahren sehr unterschiedlich entwickeln. Wachstumsschübe und starke Gewichtszunahmen treten in kürzester Zeit auf und machen einen Abgleich mit fixen Werten sinnlos. Denn schon wenige Kilo Gewichtszunahme können schnell dazu führen, dass ein eben noch normalgewichtiges Kleinkind als übergewichtig oder sogar adipös gilt.

Nehmen wir ein dreijähriges Mädchen, 93 cm groß und 15 kg schwer. Es wäre mit einem BMI von 17,3 nach dem Referenzsystem von Kromeyer-Hauschild normalgewichtig. Nimmt das Mädchen nur um ein Kilo zu, dann liegt der BMI bereits bei 18,5. Damit gilt das Mädchen schon als übergewichtig. Nimmt das Kind zwei Kilo zu, liegt der BMI bei 19,6. Jetzt ist das arme Mädchen sogar schon krankhaft fettleibig.

Es muss also schon eine erhebliche Abweichung von den Referenzwerten vorliegen, um von einer problematischen Gewichtsentwicklung bei Kleinkindern sprechen zu können. Doch gerade bei Extremfällen ist Vorsicht vor allzu schnellen Schuldzuweisungen an die Adresse der Eltern geboten. Hinter einer außergewöhnlichen Gewichtszunahme bei Kleinkindern steckt nicht selten ein genetischer Defekt, wie das Beispiel des britischen Mädchens aus der Künastschen Regierungserklärung zeigt. Panikmache vor einem bisschen Babyspeck bei Vorschulkindern führt dagegen zu einer unnötigen Verunsicherung der Eltern, die sich letztlich auch im Wohlbefinden des Kindes niederschlägt.

Das haben mittlerweile auch die Verantwortlichen für den Kinder- und Jugendgesundheitssurvey KiGGS vom Robert Koch-Institut erkannt. Deshalb unterscheiden sie in ihrer Erhebung zwischen dem gefühlten und dem tatsächlichen Körpergewicht von Kindern und Jugendlichen.

Genau wie Erwachsene leiden Kinder und Jugendliche demnach stärker unter dem gefühlten als unter dem tatsächlichen Gewicht. Laut den Daten des KiGGS fühlt sich die Hälfte der Mädchen im Alter von elf bis 17 Jahren entweder »ein bisschen zu dick« oder sogar »viel zu dick«. Bei den Jungen sind es 35,5 Prozent. Wenn man bedenkt, dass selbst nach den ohnehin umstrittenen Grenzwerten von Kromeyer-Hauschild nur knapp 18 Prozent der Jugendlichen als übergewichtig eingestuft werden, ist das eine erstaunlich hohe Zahl.

Im Vergleich zu einer Erhebung von Anfang der 1990er Jahre ist der Anteil der Jugendlichen, die sich zu dick fühlen, noch einmal deutlich gestiegen. Denn damals hielten sich erst 43,7 Prozent der zwölf- bis 16-jährigen Mädchen und 22,9 Prozent der Jungen für »ein bisschen zu dick« oder »viel zu dick«. Damit ist der Anteil derer, die sich zu dick fühlen, viel stärker gestiegen als derjenigen, die nach den gegenwärtigen Kriterien tatsächlich übergewichtig sind.

Mittlerweile sind diejenigen, die sich als »gerade richtig« einschätzen, in der Minderheit. Gerade einmal 36,6 Prozent der Mädchen und 44,1 Prozent der Jungen im Alter von elf bis 17 Jahren schätzen nach den aktuellen KiGGS-Daten ihr Gewicht als »gerade richtig« ein, obwohl drei Viertel von ihnen nach den Referenzwerten von Kromeyer-Hauschild im Normalgewichtsbereich liegen. Die Hälfte der normalgewichtigen Mädchen hält sich für zu dick, bei den Jungen ist es etwas mehr als ein Viertel. Diejenigen, die nach ihrem BMI zu urteilen als adipös gelten, fühlen sich dagegen häufig ganz wohl in ihrer Haut. Nur ein Drittel der adipösen Jungs und 60 Prozent der adipösen Mädchen sehen sich selbst als zu dick.

Doch gerade die anscheinende Unfähigkeit, sich selbst einzuschätzen, ist Gold für das Selbstwertgefühl der dicken Kinder. Denn während diejenigen, die sich für zu dick halten, unabhängig von ihrem tatsächlichen Gewicht unter einer eingeschränkten Lebensqualität leiden, geht es denen, die sich genau richtig fühlen, offensichtlich besser. Folgerichtig resümieren die Autorinnen:

»Eine Beeinträchtigung der Lebensqualität wird mehr durch das ›gefühlte‹ Übergewicht hervorgerufen als durch das objektive. Dies soll die Auswirkungen von Adipositas auf die körperliche Gesundheit keineswegs relativieren. Allerdings stellt sich die Frage: Muss eine realistische Körpereinschätzung adipöser Kinder und Jugendlicher erreicht werden, um die Veränderungsbereitschaft des Betroffenen zu fördern, wenn der Preis eine verminderte Lebensqualität ist?«[9]

Allein die Frage galt vielen vor wenigen Jahren noch als Ketzerei. Wo es eine Epidemie zu bekämpfen gilt, kann man sich solche Sentimentalitäten einfach nicht leisten. Doch die Autorinnen, unter ihnen die Direktorin der Abteilung Epidemiologie und Gesundheitsberichterstattung des Robert Koch-Instituts Bärbel-Maria Kurth, gehen noch weiter und üben, jedenfalls indirekt, Kritik an den gegenwärtigen Kampagnen gegen kindliches Übergewicht. Es sei sehr sorgsam zu überlegen, »inwieweit die derzeit allgegenwärtigen Kampagnen gegen das Übergewicht den Anteil der Jugendlichen erhöht, der sich ohne Grund als zu dick erachtet«[10], schreiben sie und verweisen auf den Zusammenhang zwischen einem gestörten Körperbild und der Entwicklung von Essstörungen.

Übergewicht als »besonders perfide Form der Misshandlung« – Die Sorgerechtsdebatte

Im Jahr 2000 wurde im US-amerikanischen Bundesstaat New Mexico die damals dreijährige Anamarie Martinez-Regino der Obhut ihrer Eltern entzogen und in ein Heim überstellt. Zuvor hatten die Eltern nichts unversucht gelassen, um das Kind, das mit über 50 Kilo nicht nur extrem schwer, sondern auch doppelt so groß wie andere Kinder in dem Alter war, behalten zu dürfen. Doch selbst die Hungerdiät von 550 Kalorien täglich, auf die sie Anamarie am Ende auf Anraten der Ärzte gesetzt hatten, bewahrte das Mädchen nicht vor dem Zugriff durch die staatlichen Behörden. Bei einem Krankenhausaufenthalt wurde den Martinez-Reginos unangekündigt – und für die Eltern völlig überraschend – das Sorgerecht für ihr Kind entzogen. Die Ärzte und Sozialarbeiter, die die für den Sorgerechtsentzug notwendigen Gutachten verfasst hatten, hatten die Familie zuvor nicht einmal zu Hause besucht. Allein das extreme Gewicht war ihnen Beweis genug für eine angebliche Misshandlung des Mädchens.[11]

Das Pech von Anamarie war neben ihrer extremen körperlichen Entwicklung ihre Herkunft. Ihre Eltern sind mexikanischer Abstammung, der Vater spricht kaum Englisch. Geld für teure Anwälte fehlt. Die Behörden hatten so leichtes Spiel. Die beteiligten Ärzte und Sozialarbeiter unterstellten den Eltern, sie hätten das Kind mit Absicht gemästet, um ihr krankhaftes Bedürfnis nach Aufmerksamkeit zu befriedigen. Die Frage, wie es möglich sein soll, eine Dreijährige gegen ihren Willen auf über 50 Kilo hochzupäppeln, ließen die Gutachter offen.

Der Fall Anamarie löste in den USA große Proteste aus, die am Ende Erfolg hatten. Zweieinhalb Monate war den Martinez-Reginos die Kontaktaufnahme zu ihrer Tochter untersagt, dann entschied das zuständige Gericht, dass die Tochter unter Auflagen zu ihren Eltern zurückkehren dürfe. Die folgende Beobachtung des Alltags der Familie durch Sozialarbeiter blieb ohne Beanstandung. Das Mädchen hatte abgesehen von seinem extremen Gewicht keine akuten medizinischen Probleme. Die Ursachen für die ungewöhnliche Entwicklung des Mädchens sind bis heute unklar.

Am 4. August 2004 wurde der achtjährige Dakota Main aus dem US-Bundesstaat Indiana einer Pflegefamilie übergeben. Der Vorwurf gegen die alleinerziehende Mutter lautete auf Misshandlung. Der Beweis: Dakota wog mit seinen acht Jahren bei einer Körpergröße von 1,20 Meter rund 80 Kilo. Wiederum hatten die Behörden es nicht für nötig befunden, die Familie vor dem Sorgerechtsentzug zu Hause aufzusuchen. Nach massiven Protesten versprach der Gouverneur von Indiana im September 2004, den Fall prüfen zu lassen. Im Mai 2005 durfte Dakota zu Mutter und Schwester zurückkehren.

Im Februar 2007 stand in der kleinen nordenglischen Ortschaft Wallsend das Schicksal des achtjährigen Connor Mc-Creaddie zur Verhandlung. Der Junge brachte bei einer Körpergröße von 1,50 Meter 90 Kilo auf die Waage. Zwei Krankenschwestern, der Vize-Direktor von Connors Schule, ein Polizist und zwei Sozialarbeiter entschieden über eine mögliche Einweisung des Jungen in ein Heim.

Weltweit wurde in den Medien über den »dicksten Jungen der Welt« berichtet. Und die Reporter schienen sich ihrer Sache ganz sicher zu sein: Schuld am extremen Übergewicht des Jungen habe allein die Inkonsequenz der Mutter. Die Verteidigung der Mutter, ihr Kind habe eben ständig Hunger, wurde von fast allen Medien als faule Ausrede dargestellt. Der deutsche Fernsehsender RTL schickte eigens ein Kamerateam in die nordenglische Peripherie und filmte im Haus der McCreaddies. Das Team inspizierte den Kühlschrank und stellte voller Tadel fest, dass »da ja gar kein Gemüse drin ist«. Als Nächstes installierten die Investigativ-Reporter von RTL eine versteckte Kamera, die den Jungen prompt dabei ertappte, wie er nachts zum Kühlschrank schlich, während die Mutter sich im Wohnzimmer mit Freunden unterhielt. Auch der Garten wurde gefilmt. Bei den Aufnahmen regnete es in Strömen. Den Reportern fiel nichts Besseres ein, als sich darüber zu beklagen, dass Trampolin und Basketball unbenutzt blieben. Kein Wunder, dass der Junge so dick ist, wenn er nie Sport macht! Am Ende ließen sie das arme Kind auch noch im Hof herumspringen, um dem Fernsehpublikum zu beweisen, dass der Junge völlig unbeweglich ist.

Die Riege der internationalen »Adipositas-Experten« meldete sich zu Wort. Der Vorsitzende des National Obesity Forum Colin Waine bescheinigte dem Jungen mal eben so per Ferndiagnose eine Lebenserwartung von maximal dreißig Jahren. Die Vorsitzende der US-amerikanischen Organisation National Action Against Obesity MeMe Roth spuckte im Nachrichtensender CNN Gift und Galle gegen die Mutter, der sie Missbrauch an ihrem Jungen vorwarf.

Keiner der Journalisten und Gesundheitsexperten kam auf die Idee, dass der extreme Appetit des Jungen irgendeine andere Ursache als die falsch verstandene Zuneigung bzw. die Inkonsequenz der Mutter haben könnte. Nicola McCreaddie erzählt den Reportern, dass ihr Kind schon als Baby extrem hungrig gewesen sei. Im Stundentakt habe er nach der Flasche geschrien, schon mit 18 Monaten habe er Kleidung für Fünfjährige getragen. Doch ihre Beteuerung nützte Nicola McCreaddie genauso wenig wie die der Eltern von Anamarie oder der Mutter von Dakota. Bei dicken Kindern gilt offensichtlich: im Zweifel gegen die angeklagten Eltern, vor allem, wenn diese aus einfachen Verhältnissen kommen. Nicola McCreaddie ist arbeitslos, sie lebt mit ihrem Sohn in einer bescheidenen Siedlung.

Die Möglichkeit, es könne einen genetischen oder sonstwie krankheitsbedingten Grund für den extremen Appetit, das schnelle Körperlängenwachstum und den rasanten körperlichen Reifeprozess der Kinder geben, wurde überhaupt nicht in Betracht gezogen. Einzig die US-amerikanische Tageszeitung *Herald Tribune* verwies in ihrer Berichterstattung über Connor McCreaddie auf genetische Defekte wie das Bardet-Biedl- oder das Prader-Willi-Syndrom als mögliche Ursache des extremen Appetits des Jungen.

Kinder mit Prader-Willi-Syndrom leiden unter Dauerhunger und lassen sich durch nichts vom Essen abbringen. Immerhin ein Kind unter 10 000 ist von dem erst 1981 entdeckten genetischen Defekt betroffen. Die Beschreibung passt gut auf Connor, von dem die Mutter sagt, dass er auf Zwangsdiäten reagierte, indem er Essen hortet, stiehlt oder bei den Nachbarn erbettelt. Doch selbst wenn es keines der bekannten Krankheitsbilder ist: Das Phänomen, dass Kinder unter Dauerhunger leiden, gleich wie viel sie zu Essen bekommen, findet sich häufiger in der medizinischen Fachliteratur.

Im Fall Connor McCreaddie kam es nicht zum Äußersten. Die zuständigen Mediziner und Pädagogen entschieden sich gegen eine Einweisung des Jungen in ein Heim. Als mildernder Umstand wurde angeführt, dass der Junge in den zwei Monaten vor der Verhandlung fast zehn Kilo abgenommen hatte. Außerdem litt Connor zwar unter gewichtsbedingten Gelenkschmerzen und Kurzatmigkeit, nicht aber unter Krankheiten wie Diabetes oder Herz-Kreislauf-Beschwerden. Unter strengen Auflagen durfte Nicola McCreaddie ihr Kind daher bis auf Weiteres behalten.

Doch der Fall McCreaddie hatte für Großbritannien Signalwirkung. Mittlerweile gehört der Sorgerechtsentzug für die Eltern von extrem adipösen Kindern in Großbritannien schon fast zum Alltag. Die BBC berichtete Anfang 2007 von mindestens 20 Fällen, bei denen über ein Sorgerechtsentzugsverfahren wegen starken Übergewichts bei Kindern verhandelt wurde. Ergebnisse wurden nicht genannt.

Im Juni 2007 forderten britische Ärzte auf einer Konferenz, starkes Übergewicht rechtlich wie Kindesmisshandlung zu bewerten, um Sorgerechtsentzüge für übergewichtige Kinder zu erleichtern. Immer wieder wurde dabei von Medizinern der Vergleich zwischen mangelernährten und übergewichtigen Kindern gezogen. Dr. Matthew Capehorn, Allgemeinmediziner aus dem nordenglischen Rotherham, begründete die Notwendigkeit für eine Gesetzesänderung so:

> »Wenn ein Kind zur Vorsorgeuntersuchung mit freiliegenden Knochen erscheint, regen sich alle auf, und es wird ein Verfahren eingeleitet, das darüber entscheidet, ob das Kind weiterhin zu Hause leben darf oder nicht. Bei übergewichtigen Kindern passiert das nicht.«[12]

Der Vorschlag der Ärzteversammlung blieb zunächst folgenlos. Doch auch ohne eine entsprechende Gesetzesänderung entschieden sich die Behörden immer öfter dafür, übergewichtige Kinder gegen den Willen der Eltern in eine Pflegefamilie oder ein Heim zu geben. Im September 2007 berichtete die Zeitung *Daily Mail* über drei Fälle von Sorgerechtsentzug wegen Adipositas. Im Sommer 2008 hatte die Local Government Association (LGA), die 400 Kommunen in England und Wales vertritt, empfohlen, Übergewicht bei Kindern ebenso wie Unterernährung als elterliche Vernachlässigung zu behandeln und dabei verstärkt von der schärfsten Sanktion gegenüber beratungsresistenten Eltern Gebrauch zu machen: dem Sorgerechtsentzug.

Zur Rechtfertigung dieser radikalen Maßnahmen führten die Kommunalpolitiker keine medizinischen, sondern finanzielle

Gründe an. Die Kommunen könnten sich die auf sie zukommenden Ausgaben für entsprechende Bestuhlung in der Verwaltung, aber auch in Klassenzimmern und Kantinen nicht länger leisten. Doch nicht nur die XXL-Möbel verursachten zusätzliche Kosten, sondern auch die Behandlung stark Übergewichtiger in Krankenhäusern. Die zusätzlichen Ausgaben für die Rettung Adipöser durch die Feuerwehr blieben ebenso wenig unerwähnt wie die angeblich notwendige Aufrüstung der Krankenwagen. Selbst die letzte Ruhestätte für ihre übergewichtigen Gemeindemitglieder bereitete den Kommunalpolitikern Kopfzerbrechen. Gräber, Särge und Leichenschauhäuser seien nicht auf die vielen übergewichtigen Leichen vorbereitet. Selbst die Krematorien müssten für viel Geld umgebaut werden.

Auch in Deutschland mehren sich die Stimmen derjenigen, die fordern, Eltern stark übergewichtiger Kinder das Sorgerecht zu entziehen. Der Geschäftsführer der privaten Spessart-Klinik Edmund Fröhlich bezeichnete 2007 in einem Gastkommentar für die *Süddeutsche Zeitung* Übergewicht bei Kindern als besonders perfide Form der Misshandlung und führte genau wie seine britischen Kollegen den Vergleich zwischen Eltern, die ihre Kinder an Mangelernährung leiden ließen, und solchen, die sie überfütterten, an.

Wörtlich sagte Fröhlich: »Wenn Eltern ihr fettsüchtiges Kind trotz kinderärztlicher Hinweise oder Ansprache von Lehrern und Ärzten des schulmedizinischen Dienstes nicht kompetent behandeln lassen, ist dies – je nach Schweregrad und Uneinsichtigkeit – eine Form von ›Vernachlässigung‹ oder, ›unterlassener Hilfeleistung‹. Und damit ein Straftatbestand.« Doch Fröhlich ging noch weiter: als Kindesmisshandlung möchte er das Verhalten der Eltern bereits dann definiert wissen, »wenn zu Hause bewusst fett gekocht wird, weil man sich ›von einem Arzt keine Vorschriften machen lassen will‹, oder ›weil man besser weiß, was gut für das Kind ist!‹« Ebenfalls als Kindesmisshandlung wertete er, wenn »die Hinzuziehung weiterer Therapeuten abgelehnt oder eine Rehabilitation verweigert wird.« Zwar seien die Verletzungen, die solche Eltern ihren Kindern zufügen, nicht durch Blutergüsse ersichtlich und auch nicht durch gebrochene Knochen. Aber die Schädigung der Gesundheit könne so nachhaltig sein, dass ein vorzeitiger Tod der Kinder nicht ausgeschlossen sei.

> »Sagen wir es so, wie es ist: Es handelt sich dabei um eine besonders perfide Art der Misshandlung. Von Eltern, die ihre Kinder grün und blau schlagen, unterscheiden sich diese Eltern nur in einem: Sie sind sich ihrer Untaten gar nicht bewusst.«[13]

Wenn Eltern, die für die Behandlung ihres übergewichtigen Kindes die Hinzuziehung weiterer Therapeuten ablehnen oder trotz der ärztlichen Warnung weiterhin fett kochen, gleichgesetzt werden mit Eltern, die ihr Kind verprügeln, verletzen, hungern lassen oder sonst wie misshandeln, wird einer Praxis Tür und Tor geöffnet, in der dicke Kinder massenhaft in Pflegeheime und -familien eingewiesen werden. Denn nach dieser Lesart wäre jedes adipöse Kind, dessen Eltern nicht blind den Empfehlungen der Experten Folge leisten, von einer solchen Maßnahme bedroht.

Angesichts des atemberaubenden Tempos, mit dem im Kampf gegen die »Übergewichts-Epidemie« die Tabus fallen, ist es nicht ausgeschlossen, dass die Zahl der adipösen Kinder, die aus ihren Familien gerissen werden, schon in wenigen Jahrzehnten in die Tausende gehen könnte. Es wäre nicht das erste Mal in der Geschichte von demokratischen Rechtsstaaten, dass Kinder ihren Eltern in großer Zahl weggenommen werden. In Australien beispielsweise wurden bis in die 1970er Jahre Tausende Kinder von Aborigines in Pflegefamilien gegeben. Zur Begründung wurde angegeben, die Eltern seien aufgrund ihrer Abstammung nicht in der Lage, ihre Kinder zu vollwertigen Mitgliedern der Gesellschaft zu erziehen.

Doch die rechtsstaatlichen Eingriffe gingen oft noch weiter:

Fast alle westlichen Staaten haben noch lange nach dem Zweiten Weltkrieg Programme zur Zwangssterilisierung von Prostituierten, Kriminellen, Suchtkranken, »Asozialen«, Erbkranken und geistig wie körperlich Behinderten durchgeführt. In den USA wurden Zwangssterilisationen in einigen Bundesstaaten erst in den 1980er Jahren abgeschafft. In keinem demokratisch verfassten Staat aber wurde öfter vom Instrument der Zwangssterilisation Gebrauch gemacht als in Schweden. Von 1934 bis zur Einstellung der Praxis im Jahr 1976 waren es nach offiziellen Angaben ca. 60 000 Fälle.

So gesehen hat die Tatsache, dass sich die Indizien für genetische Ursachen bei der Entwicklung von Adipositas häufen, aus Sicht der Betroffenen zwei Seiten. Einerseits werden Übergewichtige durch das Bekanntwerden genetischer Faktoren vor Schuldzuweisungen durch Dritte geschützt, andererseits besteht die Gefahr, dass durch weitergehende gentechnische Erkenntnisse die Identifizierung potenziell adipöser Föten erleichtert wird. Schon heute würden 75 Prozent aller Paare ihr Kind abtreiben, wenn nur eine fünfzigprozentige Chance bestünde, dass es zu dick werden könnte. Bestünde die Möglichkeit, aufgrund eines genetischen Screenings die spätere Entwicklung einer Adipositas vorauszusagen, dürfte zudem der soziale Druck auf die Eltern in spe, ihr Kind im Namen der Volksgesundheit doch bitte schön nicht auf die Welt zu bringen, massiv steigen. Schon heute gibt es fast keine Kinder mit Down-Syndrom mehr. Aktivisten der US-amerikanischen »Fat-Acceptance-Bewegung«, die sich für die gesellschaftliche Anerkennung Übergewichtiger einsetzen, befürchten, dass adipösen Kindern ein ähnliches Schicksal drohen könnte.

Grundsätzlich besteht ein entscheidender Unterschied zwischen dem berechtigten und notwendigen Schutz des Kindeswohles und dem Wunsch, ideale, sprich produktive und kostengünstige Staatsbürger heranzuziehen. Besonders entlarvend ist daher die Argumentation der britischen Kommunalpolitiker, die für das Wohl ihres Stadtsäckels bereit sind, adipöse Kinder in großer Zahl in Heime und Pflegefamilien einzuweisen. Doch auch das Argument, die Maßnahme geschehe letztlich zum Wohle der Kinder, ist kritisch zu hinterfragen. Dass übergewichtige Kinder gehänselt werden und im späteren Berufsleben benachteiligt sind, fällt letztlich auf die Gesellschaft zurück. Denn die Hänseleien bzw. die schlechteren Chancen im Berufsleben sind Folge der gesellschaftlichen Diskriminierung Übergewichtiger und nicht des Übergewichts. Finden dicke Kinder später einen Arbeitsplatz, belasten sie die Sozialversicherungen nicht, sondern stützen sie. Auch die vermeintliche Gefährdung der Gesundheit der Kinder ist ein fragwürdiges Argument. Weder Anamarie noch Dakota, noch Connor litten unter schwerwiegenden Krankheiten. Allein ihr extremes Gewicht war Grund genug, um eine angebliche Lebensgefahr herbeizuzitieren und damit die Herausnahme der Kinder aus den Familien zu rechtfertigen.

Statt adipöse Kinder gegen ihren eigenen und den Willen der Eltern in Heime und Pflegefamilien einzuweisen, sollten Eltern extrem adipöser Kinder vor Schuldzuweisungen in Schutz genommen werden und Hilfestellungen im Alltag erhalten. Das, und nicht Eltern mit unberechtigten Misshandlungsvorwürfen zu diffamieren, ist die eigentliche Aufgabe von Ärzten, Lehrern und Sozialarbeitern.

Die Pausenbrotpolizei – Übergewichtsprävention an Kindergärten und Schulen

In dem Kinderbuch *Bootleg* von Alex Shearer hat die »Good For You Party« die Macht übernommen und es sich zur Aufgabe gemacht, vermeintlich Gesundheitsschädliches rigoros zu bekämpfen. Die Partei hat auch eine Jugendorganisation gegründet: die »Young Pioniers«. Ihre Mitglieder begrüßen sich mit der Formel »Crunchy Apples to you«, woraufhin das Gegenüber mit »Juicy Orange to you. Have a banana« antwortet.

Alles, was zu viel Zucker, Salz oder Fett enthält, wird unter der Herrschaft der »Good For You Party« rigoros verboten. Regelmäßige Razzien an den Schulen bringen noch den letzten Junk-Food-Hedonisten zur Strecke. Die ertappten Gesundheitsstraftäter werden in Umerziehungslager gesteckt, in denen sie unter strenger Anleitung die Freuden gesunder Ernährung und Bewegung lernen sollen. Die Helden des Buchs sind zwei rebellische Jungs, die sich dem Schokoladenverbot widersetzen und heimlich »*Bootleg*-« also Schmuggelware herstellen und später sogar in einen illegalen Club an ihre Mitschüler veräußern.

Das Buch traf offensichtlich den Nerv der Zeit: Es verkaufte sich nicht nur gut, sondern wurde 2003 sogar in einem BBC-Dreiteiler verfilmt. Eine Wiederholung der Serie im britischen Fernsehprogramm ist allerdings unwahrscheinlich, denn innerhalb weniger Jahre hat sich die Realität der in Bootleg beschriebenen Fiktion erstaunlich schnell angepasst.

Im Londoner Vorort Barnet beispielsweise beschwerten sich unlängst Eltern über die »Foodbox-Stasi« an der dortigen Grundschule, wie die Tageszeitung *The Daily Mail* berichtete. Regelmäßig hatten Lehrer die Lunchboxes der Kinder inspiziert und alles, was gegen die von der britischen Regierung aufgestellten Richtlinien gesunder Ernährung verstößt, konfisziert und nur auf ausdrückliches Nachhaken der Eltern nach dem Unterricht wieder herausgegeben. Die Eltern beschwerten sich, sie dürften ihren Kinder nicht einmal ein paar Smarties zu den staatlich geprüften Sandwichs, Salaten und Obststückchen mitgeben. Und die einzigen Kartoffelchips, die Kinder noch legalerweise in die Schule mitbringen dürften, kosteten ein Vermögen. Die Schulleitung hatte dagegen an alle Eltern ein Schreiben verschickt, in dem sie die verstärkten Kontrollen mit dem Argument rechtfertigte, dem grassierenden Schmuggel ungesunder Lebensmittel wie Schokoriegeln, Kartoffelchips und Cola-Dosen sei anders nicht Einhalt zu gebieten.

Um zu verhindern, dass sich die Schüler trotz der auch andernorts zunehmenden Lunchbox-Razzien in den Pausen dennoch mit Süßem und Fettigem versorgen, ist man in vielen britischen Gemeinden dazu übergegangen, rund um die Lehrstätten Junk-Food-Bannmeilen einzuführen, in denen zum Beispiel die in England so beliebten mobilen Fish-&-Chips-Buden nicht mehr anhalten dürfen. Auch Pizza- und Sandwichlieferanten, die den Schülern das staatlicherseits unerwünschte Essen bis an den Schulzaun bringen, werden regelmäßig von der Polizei vertrieben. An einigen Modellschulen in England wird die Essensauswahl der Kinder gar per Fingerabdruck gespeichert und werden die Eltern über das Ernährungsverhalten ihrer Zöglinge informiert.

Doch nicht nur in Großbritannien werden die Maßnahmen gegen kindliches Übergewicht dieser Tage intensiviert. Weltweit verschwinden Schokoriegel, Gummibärchen und Softdrinks aus den Schulen. In Deutschland wurden im Rahmen der sogenannten Müsli-Erlasse schon in den 1990er Jahren Limonaden, Schokoriegel und andere Süßigkeiten zugunsten von Müsliriegeln, Milch, Wasser und Fruchtsäften aus den meist vom Hausmeister betriebenen Büdchen in den Schulaulen entfernt. Ein bundesweites Gesetz, das den Pausenverkauf an Schulen regeln würde, gibt es aber schon alleine deswegen nicht, weil Bildung in Deutschland Ländersache ist. Verbraucherschutzorganisationen drängen dennoch regelmäßig darauf, die sogenannten Müsli-Erlasse in allen Bundesländern zur Regel werden zu lassen.

Der südostasiatische Stadtstaat Singapur hat seinen Pummelchen nicht nur den Fast-Food-Genuss in den Schulmensen untersagt, sondern sie von der ersten bis zur Abschlussklasse in verpflichtende zusätzliche Sportkurse gesteckt – selbst in den Pausen müssen die Übergewichtigen zur Gymnastik antreten. Zwar wurde das Programm aufgrund massiver Elternproteste mittlerweile eingestellt, doch die britische Regierung scheint sich die autoritären Ideen aus Singapur zum Vorbild zu nehmen. Ein Diskussionspapier des britischen Wissenschaftsministeriums jedenfalls lobt das Modell als besonders effektiv. Gleichzeitig setzt man in Großbritannien auf regelmäßige Reihen-Wiegungen, um zu erfahren, wie sich das Gewicht der Kinder entwickelt. Die Eltern erhalten einen Brief, in dem sie über das Gewicht ihrer Zöglinge informiert werden. Kleiner Nebeneffekt: Die Kinder erfahren es gleich mit und wissen jetzt immer genau, ob sie sich zu dick fühlen müssen.

Ähnlich verfährt man in schleswig-holsteinischen Kindergärten: Dort wurde vor ein paar Jahren mit dem Programm OptiKids ein »Frühwarnsystem« zur Bekämpfung von Adipositas aufgebaut. Um sich ein möglichst flächendeckendes und vollständiges Bild über Adipositas bei Kindern zu machen, wurde »jeweils zu Beginn und Ende des Kindergartenjahres der BMI der Kinder festgehalten und ein Bewegungstest durchgeführt«. Zudem wurden Erzieherinnen und Eltern zum Ernährungs- und Bewegungsverhalten der Kinder in Kindergarten und zu Hause befragt. Zur Begründung hieß es: Auf diese Weise »können einerseits in ihrem Essverhalten auffällige Kinder, die unter Umständen übergewichtig werden könnten, erfasst und gezielt beraten beziehungsweise unterstützt werden, zum anderen werden Kinder, die bereits im Kindergartenalter die 90er Perzentile überschreiten, an Hilfeangebote weitervermittelt.«

Allein die Tatsache, dass die Kinder einen medizinisch bedeutungslosen Schwellenwert überschreiten, genügt also, um gesunde Kinder als krank zu definieren und zu intervenieren. Doch damit nicht genug: Sogar schon auffälliges Essverhalten, also das, was man früher als einen gesunden Appetit bezeichnet hätte, macht heute verdächtig.

In Niedersachsen wurde 2005 eine flächendeckende Datenbank für Fitnesswerte von allen rund 750 000 Schülerinnen und Schülern von der ersten bis zur zehnten Klasse eingerichtet. Die Schulreife markiert hier zugleich die Reife für eigenverantwortliches Handeln: Seit Juli 2005 können Schülerinnen und Schüler über ein internetgestütztes System mit eigenem passwortgeschützten Zugang ihre im Sportunterricht der Schule einmal jährlich erhobenen Fitnesswerte vergleichen, einordnen und Anregungen zur Verbesserung gewinnen. Hintergrund der Aktion ist die Sorge des damaligen niedersächsischen Kultusministers Bernd Busemann (und seiner Mitstreiter aus Sportverbänden und

Krankenkassen) um die Fitnesswerte der Kinder und Jugendlichen in Niedersachsen: Diese lägen unterhalb des Bundesdurchschnitts und würden seit dem Jahr 2000 stetig absinken.

2007, zwei Jahre nach der Einführung, hatte der Fitnesstest zwar noch keine verlässlichen Werte geliefert, dafür aber viel Chaos und Ärger bei Sportlehrern, Eltern und Schülern verursacht: Moniert wurden unter anderem die komplizierte Dateneingabe, der ungeklärte Datenschutz, der immense Zeitaufwand sowie der zweifelhafte Sinn der Übungen. Mittlerweile ist es den Schulen überlassen, ob sie den unpopulären Fitnesstest weiterhin durchführen wollen oder nicht.

Auf das Pausenbrot der Kleinsten hat man es in Bayern abgesehen. »TigerKids«, so heißt das Programm, soll Kleine groß und – natürlich – dünn machen. Praktisch sieht das Programm so aus, dass neben kindgerechten Informationen über gesunde Ernährung das mitgebrachte Essen der Kinder durch die Erzieherinnen bewertet wird.

Niemand scheint sich Gedanken über Risiken und Nebenwirkungen solcher Programme zu machen. Denn statt den Kindern wirklich Spaß an Ernährung und Bewegung zu vermitteln, wird ihnen etwa bei Programmen wie OptiKids schon sehr früh mitgeteilt, dass sie so, wie sie sind, nicht in Ordnung sind, sondern zu dick. Das ist fatal, denn bisher war der Kindergarten noch ein Schutzraum für dicke Kinder. Spätestens in der Grundschule stehen sie dann in der Beliebtheitsskala ohnehin ganz unten.

Ähnlich problematisch ist der Ansatz von TigerKids, das mitgebrachte Pausenbrot zu bewerten. Schon unter ernährungswissenschaftlichen Gesichtspunkten ist das Vorgehen fragwürdig. Richtig schlimm ist die Pausenbrotbewertung aber unter pädagogischen Aspekten. Die eigentliche Idee hinter der Pausenbrotbewertung ist, über die Kinder Druck auf die Eltern auszuüben. Da man der Eltern selbst nicht so recht habhaft wird, sucht man den Umweg über die Kinder. Das ist ein sehr problematischer Weg. Denn die Kinder haben eine Bindung zu den Lebensmitteln, die sie von zu Hause kennen und mit denen sie bestimmte Erinnerungen und Gefühle verbinden.

Unklar bleibt zudem, was man den Kindern eigentlich beibringen möchte angesichts der Kurzlebigkeit von populären Ernährungsempfehlungen. »Gemüse macht munter, Äpfel sind gesund, Wasser macht frisch«, heißt es in den Texten der Songs, die sich Erzieherinnen und Erzieher auf der TigerKids-Website herunterladen können. Nun mag man argumentieren, der Genuss von pestizidarmem Gemüse, Äpfeln und Trinkwasser würde den Kindern zumindest nicht schaden. Das ist sicher richtig: Problematisch ist allerdings, dass den Kindern so schon früh eine Einteilung in gute und böse Lebensmittel vermittelt wird. Und das fördert sicher nicht die Freude am Essen, sondern eher schon ein schlechtes Gewissen.

Schlimmer wird es leider dann, wenn die Erzieherinnen und Erzieher – angestiftet von den halbgaren Ernährungsbotschaften der TigerKids-Experten – selbst aktiv werden. Ein besonders unschönes Beispiel dafür ist ebenfalls auf der Webseite von TigerKids zu sehen. Beschrieben wird dort ein Märchen, das die Erzieherinnen des Kindergartens St. Elisabeth in Dahn (Rheinland-Pfalz) selbst geschrieben und im Rahmen von TigerKids inszeniert haben. In dem Stück locken die beiden »hinterhältigen Hexen Zuckerbein und Media« die Kinder »mit allerlei Süßigkeiten und technischem ›Schnickschnack‹ in ihr Hexenhaus. Aber die ›süßen Früchtchen‹ sind am Ende doch schlauer und können gemeinsam mit der Fruchtfee und unter lauten Anfeuerungsrufen ›Fruchtalarm‹ die Kinder befreien. Die beiden Hexen werden mit ordentlichen Zahnschmerzen bestraft.«

Diese moderne Art der Hexenverbrennung ist sicher nicht geeignet, um Kinder in einer hochtechnisierten Welt ein entspanntes und aufgeklärtes Verhältnis zu den sie umgebenden Lebensmitteln und Medien zu vermitteln. Denn die Welt der Kinder heute besteht nun mal nicht mehr allein aus Bauklötzchen und Früchtchen, und das ist auch gut so!

Nicht nur im Kindergarten, auch in der Schule geht vieles

schief beim Versuch, Kindern beizubringen, was gesunde Ernährung sein soll. In Deutschland sind im Zuge der Debatte um die Folgen von Übergewicht und ungesunder Ernährung wiederholt Forderungen nach einem Ernährungsunterricht an Schulen laut geworden. Doch Bildung ist in Deutschland bekanntlich Ländersache, und deshalb lässt sich ein Ernährungsunterricht auch nicht aus Berlin verordnen, erst recht nicht von einer Gesundheitsministerin.

In den Fächern Hauswirtschaft, Sachunterricht und Biologie, in denen das Thema Ernährung heute schon fester Bestandteil der Curricula ist, trägt der Unterricht häufig eher zur Ansammlung von Vorurteilen als zur Wissensvermittlung bei. Das liegt zum einen daran, dass Lehrerinnen und Lehrer in diesem Bereich nicht gut genug aus- und fortgebildet werden, zum anderen aber auch an veralteten Schulbüchern.

In einer Studie zum Stand des Ernährungsunterrichts an Schulen wurden zahlreiche wissenschaftlich unhaltbare Aussagen gefunden.[14] Unter anderem liest man in den Schulbüchern, ein hoher Zuckerkonsum führe zum Ausbruch von Diabetes mellitus und Übergewicht. Doch diese Behauptung lässt sich durch Forschungsergebnisse nicht belegen. Auch Salz wird als Auslöser von Übergewicht genannt, obwohl ein Zusammenhang hier ebenso wenig nachweisbar ist. Zucker wird fälschlicherweise als Vitamin-B-Räuber bezeichnet. Von Hamburgern, Pommes und Cola wird sogar behauptet, ihr Konsum führe zu Persönlichkeitsveränderungen. Die Zahl der Vitamine wird mit 20 und mehr beziffert, obwohl es nur 13 gibt. Außerdem wird behauptet, der Konsum kalter Getränke zum Essen sei schädlich und der Konsum von zu viel Flüssigkeit führe zu Gesundheitsschäden, wofür sich ebenfalls keine Beweise finden lassen. Der Vizepräsident der Deutschen Gesellschaft für Ernährung Helmut Heseker kommentierte die Ergebnisse der von ihm geleiteten Schulbuchanalyse so: »Insgesamt ist festzustellen, dass viele der populären Ernährungsirrtümer offenbar über Schulbücher verbreitet werden.«[15]

In Großbritannien wurde 2008 im Rahmen der Maßnahmen zur Bekämpfung des kindlichen Übergewichts auch Kochunterricht an Schulen eingeführt. Eigentlich eine schöne Sache, bei der Kinder und Jugendliche nicht nur neue Geschmackswelten erleben können, sondern auch im Gegensatz zum ansonsten allgegenwärtigen Frontalunterricht die Möglichkeit haben, Dinge selbst auszuprobieren und im Team zusammenzuarbeiten. Doch wenn eine Regierung Kochunterricht als Mittel gegen eine angebliche Epidemie in Stellung bringt, die in den Köpfen der Minister und Parlamentarier selbst die Gefahren des Klimawandels übertrifft, ist Skepsis geboten. Der geplante Kochunterricht, befürchten Kritiker, könne den Schönheitsfehler haben, aggressiv vermeintlich gesunde Ernährung zu propagieren, statt tatsächlich Spaß am Essen und Kochen zu vermitteln. Die Broschüre, mit der Lobbygruppen erfolgreich für die Einführung des verpflichtenden Kochunterrichts an britischen Schulen geworben hatten, scheint diesen Verdacht zu bestätigen. Denn darin werden neben dem obligatorischen Verweis auf steigendes Übergewicht und das Ausmaß der Fehlernährung britischer Kinder ganz explizit auch die Auswirkungen von bestimmten Ernährungsweisen auf das Verhalten der Kinder genannt. Kinder, deren Ernährung zu wenig Vitamine, Mineralien und essenzielle Fettsäuren enthalte, lieferten schlechtere Leistungen ab, seien häufiger unkonzentriert und aggressiv, ist dort zu lesen, und das, obwohl diese Behauptungen durch eine im Auftrag des britischen Bildungsministeriums gegebene Studie bereits 2006 widerlegt wurden.[16]

Der britische Soziologe Neil Davenport jedenfalls ist angesichts solcher Vorzeichen skeptisch, was den Kochunterricht auf der Insel angeht:

»Während die Regierung einerseits vom Thema Ernährung völlig besessen zu sein scheint, zeigt sie für das Essen selbst überhaupt keine Wertschätzung. Die philisterhafte Haltung der Regierung gegenüber dem Essen reduziert Menschen zu biologischen Einheiten, die den richtigen Treibstoff benötigen«.[17]

Daher, befürchtet Davenport, werde der staatlich verordnete Kochunterricht nicht dazu beitragen, den Erfahrungsschatz junger Menschen zu bereichern, sondern lediglich zu einem weiteren Baustein der sozialen Kontrolle werden.

Die Mission des britischen Starkochs Jamie Oliver *oder* Wie ich lernte, den Sellerie zu lieben

Schulessen hat in Großbritannien eine lange Tradition. Die Versorgung der Schüler mit einer vollwertigen Mahlzeit war traditionell eine der wichtigsten Forderungen der Arbeiterklasse. Ihre Kinder sollten weder in Lumpen gekleidet – daher die Schuluniformen – noch mit knurrendem Magen die Schulbank drücken müssen. Die konservative Reformerin Margaret Thatcher zerschlug zwar erfolgreich die starken britischen Gewerkschaften und privatisierte Schlüsselindustrien wie die Werften, die Kohleförderung oder die Stahlerzeugung. Doch an einige Ikonen des britischen Sozialstaates wie den staatlichen Gesundheitsdienst NHS oder das Schulessen wagte sich auch die eiserne Lady nicht. Auf welches Minenfeld sich Mrs. Thatcher bei einem so emotionalen Thema wie der Schulverpflegung begab, musste sie gleich zu Beginn ihrer Amtszeit erfahren. Als eine ihrer ersten Amtshandlungen hatte Thatcher die subventionierten Milchrationen an Schulen gestrichen. Fortan bezeichneten sie ihre Gegner mit Vorliebe als Milchdiebin (»Thatcher the milk snatcher«). Ein Spitznamen, den sie lange Zeit nicht mehr loswurde.

Nach dieser Erfahrung ging die britische Premierministerin vorsichtiger vor. Statt das hochsubventionierte Schulessen einfach abzuschaffen, erhöhte die Thatcher-Administration den Kostendruck. Folge war, dass fast alle Schulküchen geschlossen wurden und die Verpflegung der Schüler Cateringfirmen anvertraut wurde. Qualitätsstandards spielten keine Rolle, einziges Kriterium war der Preis, und der lag zum Teil bei nur 37 Pence pro Mahlzeit.

2006 organisierte der Starkoch Jamie Oliver den Protest gegen den Zustand der Schulverpflegung im Vereinigten Königreich. Obwohl die konservative Partei schon über ein Jahrzehnt die Oppositionsbank drückte, hatte sich bis dahin niemand ernstlich an den Zuständen gestört. Die sozialdemokratische Labour-Partei hatte zwar den Kampf gegen Übergewicht und ungesunde Ernährung zu einem ihrer Hauptanliegen erklärt, dabei aber allein auf Rhetorik gesetzt. Allzu viel Geld ausgeben wollte man nicht, und so blieb das Schulessen unangetastet, jedenfalls bis Jamie Oliver kam, sah und sagte, dass es so nicht weitergehen könne, da das Schulessen »die Entwicklung der Kinder zu fetten, kränkelnden Bastarden« unterstütze.[18]

Der quirlige Starkoch begann Unterschriften für eine bessere Schulverpflegung zu sammeln. Innerhalb kürzester Zeit brachte er 270 000 Unterschriften für die von ihm so benannte Initiative »Feed Me Better!« zusammen. Tony Blair, der damalige britische Premierminister, war von Olivers Initiative höchst angetan und versprach, ihm finanziell unter die Arme zu greifen. Auch der Fernsehsender Channel 4 schloss sich Olivers Mission an und begleitete ihn regelmäßig zur besten Sendezeit. Die Sendung »Jamie's School Dinners« lief auch in Deutschland auf RTL II. Darin ist Oliver dabei zu sehen, wie er die angestellten Schulköchinnen – die sogenannten Dinner Ladies – anleitet, einfache, aber vollwertige und vor allem frische Mahlzeiten zuzubereiten und den Kindern schmackhaft zu machen.

Doch Olivers Experiment stieß auf größere Schwierigkeiten als erwartet. Die ohnehin chronisch unterbezahlten Dinner Ladies waren über den unbezahlten Mehraufwand – bisher mussten sie die Fertignahrung nur aufwärmen und austeilen – wenig begeistert. Oliver hingegen machte das immer noch knappe Nahrungsmittelbudget zu schaffen, und die Kinder mussten sich auch erst an das neue Essen gewöhnen. An vielen Schulen flohen die Schülerinnen und Schüler vor dem gesünderen, aber auch teureren Essen. Ein weiteres Ärgernis waren die langen Wartezeiten, die mit der Neuorganisation der Schulverpflegung einhergingen. Vielen Schülern war es schlicht nicht mehr möglich, sich innerhalb der knapp bemessenen Pausen mit Essen zu versorgen. Als Reaktion darauf griffen viele Kinder auf die mobilen Imbissbuden zurück oder brachten sich Verpflegung von zu Hause mit. Die Zahl der Mittagesser in den Schulkantinen sank um bis zu 30 Prozent.

Im nordenglischen Rotherham eskalierte die Situation schließlich. Die örtliche Schule hatte mit Einführung der neuen Mittagsverpflegung den Schülern das Verlassen des Schulgeländes untersagt. Offensichtlich fürchtete man, die Kinder könnten sich außerhalb der Schule mit Junk-Food versorgen und so das gesunde Mittagessen sabotieren.

»Anders als die dankbaren Strolche aus der populären Fernsehsendung Jamie's School Dinners beschwerten sich die Kinder aus Rawmarsh bei ihren Eltern über eklige Tomaten, überteuerte Ofenkartoffeln und zu wenig Pommes frites«, berichtete die *Sunday Times*. Einige Mütter brachten ihren Schützlingen daraufhin die vertrauten Leckereien an den Schulzaun. Ihr Angebot war so populär, dass sich bald über 60 Schüler von den rebellischen Müttern versorgen ließen. Doch dem Treiben wurde Einhalt geboten, der Schuldirektor holte kurzerhand die Polizei. Fernsehen und Presse fielen daraufhin in Massen in die kleine Ortschaft in der nordenglischen Peripherie ein. Und sie staunten nicht schlecht über das, was sie da sahen. Rotherham sei »Jamies Alptraum«: ein Ort, in dem sich »niemand Gedanken darüber macht, dass Kinder, die jeden Tag Pommes frites essen, am Ende des Jahres mehr als fünf Liter Küchenöl zu sich genommen haben werden«, ein Ort, in dem sich »in den Supermarktregalen Cherry Cola an Cherry Cola reiht«, in dem »Kleinkinder Riesen-Burger verdrücken«, in dem »die Einheimischen entweder o-beinig oder extrem fett sind« und sich – so »wie der Fettwanst, der sich seines T-Shirts entledigt hat, um in der Sonne seine panierte Wurst genießen zu können« – dafür offensichtlich »nicht einmal schämen«. So jedenfalls sah es die ins kulinarische Notstandsgebiet entsandte Korrespondentin der angesehenen *Sunday Times*.

Doch auch die Yellow Press, von der man hätte erwarten können, dass sie die Interessen ihrer mutmaßlich ebenfalls Junk-Food konsumierenden Leserschaft vertreten würde, blies ins selbe Horn. Großbritanniens größte Boulevardzeitung *The Sun* beispielsweise titelte »Sinner Ladies sell kids junk food«, und veröffentlichte eine Karikatur von extrem adipösen, tätowierten Frauen in Leggings und Bikini, die ebenso dicken Kindern Burger und Pizza durch den Schulzaun reichten, obwohl das Foto auf der Titelseite, dem die Zeichnung offensichtlich nachempfunden war, überwiegend normalgewichtige und -angezogene Kinder und Mütter zeigte.

Oliver indes ließ den »Junk-Food-Müttern« über die Medien ausrichten, wenn sie ihre Kinder umbringen wollten, sollten sie nur so weitermachen. Er sei lange genug politisch korrekt mit den Eltern umgegangen. »Wenn ihr euren kleinen Kindern Softdrinks gebt, seid ihr verdammte Arschlöcher und Wichser. Wenn ihr ihnen Kartoffelchips gebt, seid ihr Idioten«, gab er den Abtrünnigen laut der Tageszeitung *The Mirror* mit auf den Weg.

Zwei Jahre nach dem Aufstand der »Junk-Food-Mütter« in Rotherham kehrte Jamie Oliver an den Tatort zurück und gründete in der nordenglischen Peripherie sein erstes Ministry-of-Food-Lokal. Damit spielt er auf die gleichnamige Einrichtung in der Nachkriegszeit an. Damals regelte das Ministerium die Versorgung der Bevölkerung mit Grundnahrungsmitteln und erklärte den Müttern, wie sie mit den kargen Rationen, die sie über Gutscheine erhielten, ihrer Familie eine vollwertige Mahlzeit auftischen können.

Der Starkoch sah angesichts der Adipositaskrise erneut die Notwendigkeit für solche Einrichtungen. Doch Jamie Oliver wäre nicht Jamie Oliver, hätte er nicht die Gelegenheit genutzt, sein Vorhaben ganz groß rauszubringen. Zusammen mit seinem Medienpartner Channel 4 produzierte er einen Vierteiler, der im Herbst 2008 im britischen Fernsehen zu sehen war.

In der ersten Folge fährt Jamie Oliver mit seinem Landrover bei seiner einstigen Rivalin Julie Critchlow, der Anführerin der

Frittenrevolte, vor und versöhnt sich vor laufender Kamera mit der Frau, die er zwei Jahre zuvor noch als »fettes Flittchen« beschimpft hatte. Dann tritt er in Aktion.

Sein erster Fall ist Natascha, eine alleinerziehende Mutter. Natascha speist ihr Kind nach eigenen Angaben jeden Abend mit demselben Menü ab: Kebab und mit Käse überbackene Pommes frites. Das Ganze wird direkt aus der Styroporverpackung vom Wohnzimmerboden gegessen. Natascha und ihre Tochter sind beide gertenschlank. Trotzdem äußert die Mutter vor der Kamera die Sorge, ihre Tochter werde durch die schlechte Ernährung, die sie ihr biete, früher oder später adipös werden und an Diabetes erkranken. Oliver zeigt sich erschüttert und aufgewühlt angesichts von so viel Elend.

»Jamie go home«, ein Internet-Blog aus Rotherham, der dem Treiben Jamie Olivers kritisch gegenübersteht, hält die Geschichte vom täglichen Kebab allerdings für unwahrscheinlich. Immerhin arbeite Nataschas Freund in einer Cafeteria. Auch die Selbstsicherheit, mit der Natascha bei Olivers anschließender kleiner Kochstunde das Küchenmesser führt, lässt Zweifel aufkommen, ob diese Frau tatsächlich noch nie in ihrem Leben gekocht hat.

In der zweiten Folge trifft Oliver den Kumpel »Mick the Miner«. Mick verkörpert auf klassische Weise den Proleten vergangener Tage. Mick ist nicht nur einer der letzten »Miner« in einer der letzten Kohleminen Englands. Mick ist auch fest davon überzeugt, dass echte Männer nicht kochen. Bis er Jamie trifft. Der ist natürlich auch ein echter Mann, was er allein schon dadurch beweist, dass er unablässig flucht; und er kann kochen. In nur einer Viertelstunde hat der Millionär und Starkoch Jamie Oliver Mick the Miner, wie er es selbst ausdrückt, bekehrt. Oliver ist von seiner Überzeugungskraft jetzt so begeistert, dass er beschließt, das örtliche Stadion für eine Großkochshow zu mieten. Kurz darauf lässt er seine Jünger, alles Männer wie Mick the Miner: mittleres Alter, kariertes Hemd und ein breiter Akzent – der Working-Class-Hintergrund ist förmlich mit Händen zu greifen –, im örtlichen Footballstadion antreten. Dort hämmern die Bekehrungswilligen mit Pfannen auf Hühnerbrüste ein und braten diese scharf mit grünem Spargel an. Fertig ist das erste selbstgekochte Gericht. Alle Beteiligten wirken am Ende seltsam verklärt.

Oliver begegnet auf seiner Reise in die Peripherie noch weiteren kulinarischen Analphabeten, Freaks, die, gleich ob echt oder nur geschauspielert, mit ihren Macken das Publikum erfreuen. Unter ihnen ist eine Frau, die sich ausschließlich von Chips ernährt und die geleerten Packungen hinter sich in den Garten wirft. Oliver zeigt ihr, wie man Salat zubereitet, und begeistert sie sogar für Sellerie. Mit Tränen in den Augen berichtet sie dem Fernsehpublikum, wie sie und ihre Kinder lernten, den Sellerie zu lieben. Vor ihnen liegt eine bessere Zukunft, so suggeriert es die Serie, eine Welt, in der die wirklich wichtigen Dinge im Leben zählen. Sellerie und der Wunsch, dass es die Kinder einmal besser haben sollen.

Das Muster der Begegnungen ist immer gleich. Oliver lehrt die Geschmacksblinden kochen, und über diesem Erweckungserlebnis scheinen dann alle Alltagsprobleme von den unbezahlten Rechnungen über die unklaren Zukunftsaussichten in der vom industriellen Strukturwandel gebeutelten Region zu verblassen. Zwar hat das, was Oliver ihnen da beigebracht hat, noch nicht so wahnsinnig viel mit Kochkunst zu tun. Aber darum scheint es auch gar nicht zu gehen. Oliver hat in ihnen den Ehrgeiz geweckt, etwas zu ändern, das Leben endlich in den Griff zu bekommen. Die Kunst, eine Hühnerbrust mit grünem Spargel zuzubereiten oder statt Kartoffelchips Salat und Sellerie zu verzehren, wird zur symbolischen Eintrittskarte in ein besseres Leben.

Umgekehrt wird die Verweigerung der Kochbekehrung zur Gefahr. Denn wer nicht mitmacht, der macht sich verdächtig. »Jamies Fleischklößchen versprechen mitnichten eine Chance auf sozialen Aufstieg.« Sie seien vielmehr ein Angebot, das Natascha, Mick und all die anderen nicht ablehnen könnten, wenn sie nicht das Stigma der »unwürdigen Armen« tragen wollten, meint die Kulturwissenschaftlerin Kathrin Ottovay.[19]

In erster Linie ist Olivers Kochmission aber ein riesiger Marketingerfolg. Hinter der Marke Jamie Oliver steht mittlerweile ein Großunternehmen, sein privates Vermögen wird auf 28 Millionen Euro geschätzt. Seine beiden Restaurantketten »Jamie's Italian« und »Fifteen« sorgen dabei nur noch für einen Bruchteil der Einnahmen. Das meiste Geld verdient er längst am Verkauf seiner Kochbücher und den Gagen für Fernsehshows und Werbeaufnahmen. Das »Ministry of Food«, und das betont Oliver mehrfach, hat er vorfinanziert. Doch die Gemeinde Rotherham wollte sich gegenüber dem edlen Gönner nicht knauserig zeigen und hat die Kosten von über 100 000 Pfund jährlich für den weiteren Betrieb des zentral gelegenen Kochstudios übernommen.

Olivers Gerichte entsprechen nicht unbedingt dem, was Ernährungsexperten als gesund bezeichnen, und sie taugen auch nicht zum Abnehmen. Dafür sind sie einfach zu kochen, mal mediterran, mal orientalisch angehaucht und treffen im Wesentlichen den Geschmack der urbanen britischen Mittelklasse. Dagegen wäre im Prinzip überhaupt nichts einzuwenden. Wäre da nicht Olivers Marketingstrategie, so zu tun, als böten seine Kochkünste ein Allheilrezept gegen Adipositas, Diabetes und andere Unbilden des Lebens. Bliebe Jamie Oliver bei seiner Rolle als Fernsehkoch, wäre er einfach nur ein gutverdienender Promi. Doch der Mann hat eine Mission: Er versteht sich als Retter der Nation vor einer eingebildeten Krankheit, wo er doch nichts weiter ist als ein guter Koch und ein genialer Selbstvermarkter.

Der Spagat zwischen der Rolle als Fernsehkoch und der Rolle als St. Jamie, dem Schutzheiligen der von Junk-Food bedrohten Kinder, bringt ihn dabei ständig in Interessenkonflikte. Die Produzenten des Junk-Food, das er zum Feind erklärt, darf er nicht attackieren, da er es sich sonst mit seinen Werbepartnern verderben würde. Nachdem er in einer anderen Fernsehshow bereits die Massentierhaltung angeprangert hatte, hat ihm sein wichtigster Werbepartner, die Supermarktkette Sainsbury's, einen Maulkorb verpasst. Eine Million Pfund Jahresgage steht auf dem Spiel, wenn Oliver noch einmal wiederholt, was er in der heißen

Phase der Frittenrevolte von sich gegeben hat: etwa, dass Eltern, die ihren Kindern Chips und Cola geben, Idioten seien, die ihre Kinder vorsätzlich umbrächten. Der Lebensmittelkonzern Sainsbury's verbittet sich verständlicherweise solche Verbalattacken. Schließlich möchte man auch weiterhin nicht allein am Verkauf von Gemüse und Biofleisch, sondern auch an Chicken Nuggets, Tiefkühlpizzas, Kartoffelchips und Zuckerbrause Geld verdienen.

Die Gemeinde Rotherham hat mit der Ministry-of-Food-Serie einen weniger guten Deal gemacht als der Starkoch. Die klamme Gemeinde bleibt allein auf den weiteren Betriebskosten für Jamies Ladenlokal sitzen. Und auch die Leute, die in der Show zu sehen waren, dürften kaum dazu beigetragen haben, das ohnehin ramponierte Image der Region aufzubessern. Die britischen Fernsehzuschauer wissen nun, dass Rotherham die Stadt mit den meisten Dicken im ganzen Königreich ist und dass es dort Leute gibt, die ihren Kindern nichts anderes als Kebab zu essen geben und sich selbst ausschließlich von Kartoffelchips ernähren. Und der Eindruck, die Bewohner der nordenglischen Peripherie seien primitive Proleten mit perversen Essgewohnheiten, wird beim Fernsehpublikum auch dann noch hängenbleiben, wenn sich St. Jamie schon längst ins nächste Projekt gestürzt hat.

Wie es anders gehen könnte: Alternative Überlegungen zu Interventionen an Kindergärten und Schulen

Kleine Kinder sind von Natur aus neugierig und aktiv. Freude am Kochen und an Bewegung muss hier nicht geweckt werden: Sie ist schon da. In der Realität sieht es allerdings häufig so aus, dass Kindergärten und Schulen diesen Bedürfnissen gar nicht gerecht werden können, weil zum Beispiel schlicht nicht genug Platz zum Spielen und Toben vorhanden ist oder weil sie keine eigenen Küchen haben, in denen Kinder selbst mit Lebensmitteln experimentieren könnten.

In der Debatte um Kinder, die keine Purzelbäume mehr schlagen können und deren motorische Leistungen immer schlechter werden, wird gerne vergessen, dass es die Institutionen Kindergarten und Grundschule selbst sind, die die Kinder dazu erziehen, still zu sitzen und ihren natürlichen Bewegungsdrang zu unterdrücken. Einerseits fehlt es an Räumlichkeiten und an Personal, andererseits – zum Teil jedenfalls – sicher auch an der Bereitschaft der Erzieherinnen und Erzieher, Lehrerinnen und Lehrer, dem Bedürfnis der Kinder nach Bewegung außerhalb des Sportunterrichts Rechnung zu tragen. Kinder, die still sitzen, sind leichter zu kontrollieren, verletzen sich seltener, machen weniger kaputt und brauchen weniger Platz. Mit anderen Worten, ein bewegungsfeindlicher Kindergarten ist ein billiger Kindergarten. Doch statt diese Probleme ernsthaft anzugehen und großflächig Geld in bewegungsfreundliche Kindergärten, Horte und Schulen zu stecken, ist es wesentlich bequemer, auf Computerspiele, Fernsehen, Fast-Food und die ignoranten Eltern zu schimpfen.

Mittlerweile scheint sich hier allerdings im wahrsten Sinne des Wortes etwas zu bewegen. Bewegungsfreundliche Kindergärten werden aus der Taufe gehoben, und selbst an Schulen muss nicht mehr den ganzen Tag still gesessen werden. Ausgerechnet Niedersachsen, das mit seiner Fitnesslandkarte allen gezeigt hat, wie man es besser nicht macht, geht hier mit gutem Beispiel voran. Das Programm, das an dortigen Lehranstalten eingeführt werden soll, heißt »Bewegte Schule« und setzt statt auf Leistungsdruck und Eigenverantwortung darauf, den Schülern das Ausleben ihres natürlichen Bewegungsdrangs zu erleichtern. Doch dabei bleibt »Bewegte Schule« nicht stehen. Schließlich möchte man explizit nicht nur die Schulhöfe bewegungsfreundlicher gestalten, sondern die Schule als Ganzes verändern. Zum Beispiel durch »eine kind-, lehrer- und lerngerechte Rhythmisierung des Unterrichts, durch bewegtes und selbsttätiges Lernen, durch bewegte Pausen, durch bewegte und beteiligende Organisationsstrukturen, durch Öffnung der Schule nach außen, durch vernetztes Denken«, heißt es auf der Webseite der Initiative. Das klingt zwar alles noch etwas unspezifisch, doch das Projekt steht ja auch erst an seinem Anfang. Und einige Punkte wirken geradezu revolutionär. Etwa, dass sich Schülerinnen und Schüler während der Unterrichtstunden bewegen dürfen, ja sogar sollen. Man höre und staune, was alles möglich ist, um unsere Kleinen vor der »Übergewichts-Epidemie« zu bewahren.

Das Projekt »Bewegte Schule« ist auch insofern eine positive Ausnahme, als in seiner Konzeption von dicken Kindern gar keine Rede ist. Das lässt hoffen, dass es sich hierbei um ein Programm handelt, dessen Erfolg nicht am BMI der Kinder, sondern an ihren Bedürfnissen gemessen wird.

»Bewegte Schule« ist leider immer noch eine große Ausnahme. Denn die meisten Initiativen für mehr Bewegung an Kindergärten und Schulen werden nach wie vor von der Vorannahme geleitet, ohne ihre Intervention wüchse eine unbewegliche, übergewichtige und durch die Früchte der Moderne wie Fernsehen, Computer und Fast-Food korrumpierte Generation heran, die unfähig sei, den hart erarbeiteten Wohlstand in diesem Land zu erhalten respektive im Wettbewerb der Standorte zu bestehen, wie es Renate Künast in *Die Dickmacher* so anschaulich formuliert hatte:

»Kein Gesundheitssystem der Welt kann bewältigen, was Übergewicht und Fettleibigkeit uns an immensen Kosten aufbürden, kein Sozialsystem aufbringen, was Millionen Arbeitsunfähiger benötigen. Und niemand kann heute einschätzen, wie eigentlich eine Gesellschaft innovativ und kreativ sein kann, wenn ein immer größer werdender Teil der Kinder und Jugendlichen ihre Bildungspotentiale nicht mehr nutzen können.«[20]

Doch nicht immer mehr unsportliche oder übergewichtige Kinder sind das eigentliche Problem, sondern der stetig steigende Anpassungs- und Leistungsdruck, dem sich schon kleine Kinder heute ausgesetzt sehen. Kinder sollen nach Möglichkeit schon mit fünf Jahren eingeschult werden, bis zum Alter von zehn Jahren sollen sie dann mindestens eine Fremdsprache beherrschen, und auch in Mathe und den Naturwissenschaften heißt es: mehr Lernen in kürzerer Zeit, um im Wettbewerb mit den anderen PISA-Nationen wieder aufzuholen. Dem allgemeinen Lamento über das mangelnde Leistungsniveau an deutschen Schulen wollen natürlich auch die Sportlehrer nicht nachstehen und beklagen mit derselben sorgenvollen Miene wie ihre Kollegen aus den Kernfächern die Defizite der Kleinen in Sachen Bewegung und Motorik.

Spaß an Bewegung zu fördern, das klingt erst einmal positiv. Geschehen solche Maßnahmen aber aus der Sorge um die Leistungs- und Konkurrenzfähigkeit der kommenden Generation, führen sie schnell dazu, dass auch in diesem Bereich Kinder und Jugendliche in Verlierer und Gewinner geteilt werden. Es braucht wenig Phantasie, um sich vorzustellen, auf welcher Seite die dicken Kinder stehen werden.

Nach wie vor besteht der Glaube, man könne die Kinder durch mehr Sport irgendwie wieder dünn bekommen. Wenn aber unter dieser Prämisse zusätzlicher Sportunterricht gefordert wird, ist das keine gute Nachricht für dicke Kinder. Was dagegen bislang an deutschen Schulen völlig fehlt, sind Konzepte, wie ein Sportunterricht, in dem auch übergewichtige Kinder und Jugendliche auf ihre Kosten kommen, im Lehrplan verankert werden könnte.

Ähnlich ist die Situation beim Thema Ernährung: Alle Versuche, Essen in gut und böse respektive gesund und ungesund zu dividieren, haben keine gesicherte wissenschaftliche Evidenz und sind zudem ungeeignet, Freude am Essen und Kochen zu fördern. Ein sinnvoller Kochunterricht an Schulen wäre also in erster Linie die Vermittlung eines Handwerks, bei der nebenbei auch soziale Kompetenzen gefördert würden.

Ein solcher Kochunterricht existiert an Haupt- und Realschulen bereits heute. Zweifelsohne müssten hier die Lehrpläne entstaubt und der multikulturellen und globalisierten Gegenwartsgesellschaft angepasst werden. Nichts spräche außerdem dagegen, mit einem solchen Unterricht bereits in der Grundschule zu beginnen. Im Gegenteil: Kleinere Kinder lassen sich mit Sicherheit noch leichter fürs Kochen und Backen begeistern als größere. Würde ein Kochunterricht unter dieser Prämisse eingeführt, wäre er eine schöne Ergänzung des Schulunterrichts. Ähnlich wie ein engagierter Musik- oder Kunstunterricht hätte ein solcher Kochunterricht das Potenzial, bei einigen Schülern – fernab von der Angst vor schlechten Zensuren – eine andernfalls vielleicht unentdeckt bleibende Leidenschaft aufzuspüren. Diese Art von Kochunterricht hätte dann aber nichts mehr mit dem vormaligen Anliegen zu tun, schon die Kleinsten zu einem gesunden, sprich angepassten Lebensstil erziehen zu wollen, und würde sich daher schwerlich als Teil einer Kampagne für besseres Essen und mehr Bewegung verkaufen lassen können.

Auch im Bereich Ernährung gibt es mittlerweile ein paar gelungene Beispiele dafür, wie Kinder Spaß am Essen und Kochen bekommen können, ohne dass dabei auf Verbote und Abschreckung gesetzt wird. In Italien hat sich vor allem die Slow-Food-Bewegung zum Ziel gesetzt, den Kindern Spaß am Essen und Kochen zu vermitteln. Annalisa D'Onorio, eine Aktivistin bei Slow Food, bestätigt in einem Interview mit der österreichischen Tageszeitung *Der Standard* den Erfolg des Programms. »Bei den Treffen mit den Eltern hören wir oft, dass es die Kinder waren, die sie auf die Idee brachten, anderes Gemüse zu kaufen – oder überhaupt wieder richtig zu kochen.« Diesen Effekt erklärt sie sich durch das Konzept von Slow Food, das vor allem auf den Faktor Genuss statt auf die Betonung von Gesundheit setzt, wie D'Onorio erläutert:

> »Was man auf jeden Fall vermeiden sollte, ist zu viel von Kohlenhydraten, Vitaminen, Kalorien usw. zu sprechen, wenn vom guten Essen die Rede ist. Das wollen die Kinder nicht hören. Der Zugang sollte eher spielerisch und sinnlich sein, anstatt zu viel Augenmerk auf Gesundheitsfaktoren zu legen.«[21]

Doch auch die gutgemeinte Initiative von Slow Food hat einen Haken. Sie entspricht nicht der Lebensrealität vieler Kinder, die in sozial benachteiligten Familien in Großstädten aufwachsen. Mit ihrer Überbetonung von Qualität und der Bedeutung regional hergestellter Lebensmittel tendiert sie dazu, das Schema gut/böse, gesund/ungesund durch das ebenfalls schwarzweiß gehaltene Muster Qualität gegen Massenware zu ersetzen. Außerdem reduziert sie die Auswahl an Lebensmitteln selbst wieder, indem sie sie auf die regional verfügbaren Lebensmittel beschränkt und importierte ebenso wie weiterverarbeitete Lebensmittel ausschließt. Das mag in der Toskana oder dem Friaul mit seinen kleinbäuerlichen Strukturen und seinen vielen regionalen Spezialitäten vielleicht noch funktionieren. Doch die Frage muss erlaubt sein, wie ein solches Konzept im Ruhrgebiet, in Berlin oder in Manchester aufgenommen würde. Nicht zuletzt auch deshalb, weil die Küche der Kinder mit Migrationshintergrund in einem solchen Konzept keinen Platz hätte.

Auch nicht vergessen sollte man, dass die Nahrungsmittelproduktion in modernen Industriegesellschaften nicht dem Idyll einer kleinbäuerlichen Produktionsweise entspricht. Deshalb ist es entscheidend, neben der Geschmacksvielfalt und der Qualität der Nahrungsmittel die sozialen Aspekte des Kochens und Essens in den Vordergrund zu rücken. Denn sonst werden solche Programme – zu Recht – als weltfremd und elitär wahrgenommen.

V. Schlanke Bürger im schlanken Staat

Was kostet das Übergewicht? *oder*
Wie die Dicken die Pharmaindustrie mästen,
ohne die Krankenkassen zu schröpfen

Die Übertreibung der Kosten, die angeblich durch Übergewicht und Fehlernährung verursacht werden, hat in Deutschland eine lange Tradition. Schon unter den Nationalsozialisten wurde das Thema »gesunde Ernährung« großgeschrieben, und dabei wurden auch die Kosten, die eine fett- und zuckerreiche Kost verursache, betont. »Mit viel Gemüse und Obst spart ihr nicht nur Milliarden an Geld für Krankenhäuser und Krankenkassen, sondern ihr erspart euch selber Schmerzen und Krankheiten«[1], hieß es 1941 in einer Broschüre der Hitlerjugend angesichts des tobenden Weltkriegs ungewollt ironisch.

Die Vorliebe der Nazis für Gemüse, Obst und Vollkornbrot hatte verschiedene Gründe. Zum einen glaubte man wohl tatsächlich an die gesundheitsfördernde Wirkung dieser Nahrungsmittel: ein Erbe der in Deutschland besonders fest verankerten Lebensreformbewegung. Die Lebensreformer entwickelten sich im 19. Jahrhundert als eine Gegenbewegung zur aufkommenden Moderne. Deren unerwünschte Folgen wie Industrialisierung und Urbanisierung wurde ein »Zurück zur Natur« entgegengestellt. Dazu gehörten die Gründung von Landkommunen, die Freikörperkultur, die Anwendung von Naturheilkundeverfahren und die Umstellung auf eine vegetarische Ernährung mit möglichst hohem Anteil an Vollkorn- und Rohkostprodukten. Auch die Reformhäuser sind auf Initiative der Lebensreformbewegung entstanden und haben ihr ihren Namen zu verdanken.

Ein geistiges Kind der Lebensreformbewegung und gleichzeitig wichtigster Ernährungsexperte während des Nationalsozialismus war Werner Kollath. Kollath, der sich zunächst als Professor für Hygiene und Bakteriologie der nationalsozialistischen

»Rassenhygiene« widmete und dabei die Ausschaltung »Minderwertiger« von der Fortpflanzung explizit begrüßte, wandte sich später ernährungswissenschaftlichen Fragestellungen zu. 1942 veröffentlichte er sein ernährungswissenschaftliches Hauptwerk *Die Ordnung unserer Nahrung,* das bis heute in 17 Auflagen erschienen und immer noch lieferbar ist. Darin stellte er die These auf, dass jede Nahrung, die erhitzt wird, ihre wertvollen Inhaltsstoffe verliert und für den Körper zur Belastung wird. Auch das Korn ist seiner Ansicht nach nur als Vollkorn wirklich genießbar und sollte natürlich am besten unbehandelt verzehrt werden. Vor geschrotetem Grau- und Weißmehl dagegen warnte Kollath ebenso wie vor tierischen Fetten.

Wer sich nicht an die Rohkosternährung halte, dessen Körper drohe zu degenerieren, behauptete Kollath. Chronische Krankheiten seien die unausbleibliche Folge des Verzehrs erhitzter und industriell verarbeiteter Lebensmittel. Später verstieg sich Kollath sogar zu der These, die Folgen der falschen Ernähung würden auch vor dem Gehirn nicht länger haltmachen. Kollath setzte auch nach dem Zweiten Weltkrieg seinen Einsatz für die Vollwerternährung fort. Nach ihm ist das »Kollath-Frühstück« benannt, ein Weizenkornbrei, der saisonal durch einheimische Obstsorten ergänzt werden kann. Er dürfte ähnlich schwer im Magen liegen wie seine Lesekost.

Neben der ideologischen Komponente passte die Glorifizierung der vermeintlich gesunden Ernährung und der Verdammung von Fett, Fleisch und Zucker den Nationalsozialisten auch aus ökonomischen Gründen gut ins Konzept. Schließlich war Krieg, und die Vorräte waren daher begrenzt. »Wenn das Essen knapp wurde und nicht mehr schmeckte, musste es doch wenigstens gesund sein«[2], kommentiert der Ernährungsexperte Udo Pollmer die nationalsozialistische Ernährungspropaganda.

Nach dem Krieg wollte man von Durchhalte- und Verzichtsparolen erst mal nichts mehr hören. Jetzt, wo es endlich wieder genug Fleisch, Zucker und andere Wohlstandsgüter gab, stand die Pflicht zur Gesunderhaltung für Volk und Führer, wie sie die

Nationalsozialisten angemahnt hatten, nicht mehr auf der Tages-ordnung. Ändern sollte sich dies, als die Fresswelle kein Ende nehmen wollte und sich die Bäuche der Bürger in beiden deut-schen Staaten merklich wölbten. Früher noch als in der Bun-desrepublik wurden in der DDR die Folgen der Volkskrankheit skandalisiert.

Schon 1970 sprach man dort von einem volkswirtschaftlichen Verlust in Höhe von 600 Millionen Mark jährlich.[3] Zur Bekämp-fung der dicken Bäuche empfahlen Wissenschaftler vom Zentral-institut für Ernährung in Potsdam-Rehbrücke, neben »Erzie-hungs- und Bildungsarbeit« auch materielle Hebel anzusetzen. Der Bürger, der unvernünftig lebt, solle für seine Laster zur Kasse gebeten werden, hieß es schon damals. Als Möglichkeit wurde un-ter anderem vorgeschlagen, dickmachende Genussmittel im Preis heraufzusetzen; sogar die Abstufung von Sozialleistungen nach dem Grad des selbstverschuldeten Übergewicht wurde diskutiert.

Sechs Jahre später, im Jahr 1976, ging der Kampf gegen die Fettsucht in der DDR bereits in die zweite Phase. Nun war nicht länger nur von 600 Millionen, sondern von drei Milliarden Mark die Rede, die übergewichtsbedingte Belastungen die Volkswirt-schaft jährlich kosten würden.[4] Drei Milliarden Mark, das sind Ende der 1970er Jahre fast 40 Prozent der gesamten Ausgaben für das Gesundheitswesen der DDR bzw. rund zwei Prozent des Bruttosozialprodukts, die durch das »erhebliche Übergewicht« von 40 Prozent der Frauen, 20 Prozent der Männer und 15 Pro-zent der Kinder im »Arbeiter-und-Bauern-Staat« angeblich ver-ursacht wurden. Allein 35 Kilogramm mehr Zucker als empfoh-len konsumierten die DDR-Bürger nach Ansicht von Gesund-heitsexperten im Jahr 1976. Kein Wunder also, dass die Genossen statistisch gesehen angeblich 84 000 Tonnen Fett zu viel mit sich herumtrügen.

In der DDR waren die wirtschaftlich guten Zeiten Ende der 1970er Jahre längst passé: Die Politik des Wettrüstens, die Kür-zung subventionierter Erdöllieferungen aus der Sowjetunion und eine zunehmende Ausrichtung der Wirtschaft auf den Export in

Devisenländer führten im selbsternannten »Paradies der Werktätigen« zu steigendem ökonomischem Druck auf die Beschäftigten. Die Investitionen in das Gesundheitssystem und den Aufbau gesundheitsfördernder Strukturen wurden zurückgefahren. An ihrer Stelle trat der Appell an die Eigenverantwortung, der in der Sprache des Realsozialismus freilich anders klingt als das neoliberale Mantra unserer Tage. Statt an den Homo oeconomicus zu appellieren, erklärten die Gesundheits- und Sozialpolitiker der DDR gesundheitsgerechtes Verhalten zum Merkmal einer sozialistischen Persönlichkeit. Kurz bevor die DDR endgültig kollabierte, erhielt diese Politik noch einmal neuen Auftrieb. Das Politbüro der SED befasste sich 1986 ungewöhnlich kritisch mit »Informationen über die Entwicklung des Gesundheitszustandes der Bevölkerung der DDR und mit Schlussfolgerungen für die Entwicklung des Gesundheitsschutzes«. Als besondere Probleme wurden »Mängel im gesundheitsgerechten Verhalten, ungenügende Nutzung der Möglichkeiten zur psychischen Konditionierung, Übergewicht, Rauchen und Alkoholmissbrauch sowie die Unfähigkeit vieler Menschen, Probleme und Konflikte zu bewältigen«, genannt. Vor dem Reflex, ökonomische Krisen auf die Disziplinlosigkeit und mangelnde Leistungsbereitschaft der Bevölkerung zurückzuführen, ist offensichtlich kein System gefeit.

Das Jahr 1974 gilt allgemein als Schlusspunkt einer einmaligen Wachstumsperiode in den westlichen Industriestaaten. Von kleineren Wachstumsdellen abgesehen, war es bis dahin nach dem Zweiten Weltkrieg stetig bergauf gegangen. Die Arbeitslosigkeit sank, die Reallöhne stiegen, der Sozialstaat wurde ausgebaut.

Mitte der 1970er Jahre leitete Bundeskanzler Helmut Schmidt die Wende ein. Seitdem wird der Sozialstaat zusammengekürzt, und zwar völlig unabhängig davon, welche Partei gerade den Kanzler bzw. die Kanzlerin stellt.

Mit Veröffentlichung des dritten Ernährungsberichts der Deutschen Gesellschaft für Ernährung 1976 griff die Übergewichtspanik auch auf die BRD über. Alle großen Zeitungen verbreiteten die neue Hiobsbotschaft, dass die Kosten von Fehlernährung mittlerweile auf 17 Milliarden DM und damit auf über zwei Prozent des Bruttosozialprodukts angestiegen seien.

Seitdem, also mittlerweile seit rund dreißig Jahren, gehören Gesundheitsrisiken wie Übergewicht und Fehlernährung in der BRD zu den meistgenannten Gründen dafür, dass die Ausgaben der Krankenkassen außer Kontrolle geraten seien. Seitdem kann man sich darauf verlassen, dass immer dann, wenn es im Gesundheitswesen mal wieder kriselt, die angeblichen Kostentreiber Fehlernährung und Übergewicht ausgepackt werden, so auch 2004.

Damals warf Verbraucherschutzministerin Renate Künast die Zahl von 70 Milliarden Euro Kosten für Fehlernährung in den Ring. Und auch nach dem Regierungswechsel 2005 hielt die Bundesregierung an den alten Zahlen fest. Künasts Nachfolger Horst Seehofer sprach bei seiner Regierungserklärung zur Übergewichtskrise 2007 ebenfalls von »mehr als 70 Milliarden Euro« Kosten, die falsche Ernährung jährlich verursache. Seine Nachfolgerin Ilse Aigner wiederholte die Zahl, als sie Dezember 2008 »IN FORM«, den neuesten Maßnahmenkatalog der Bundesregierung, vorstellte.

Doch was steckt eigentlich hinter der Sieben mit den vielen Nullen? Was hat die Zahl wirklich mit den Kosten des Übergewichts zu tun, und wie lassen sich die Folgekosten von Übergewicht überhaupt berechnen?

Grundsätzlich treten bei den Berechnungen der Kosten von Übergewicht dieselben Probleme auf wie bei dem Versuch, die Auswirkungen von Übergewicht auf die Lebenserwartung zu ermitteln. Denn die Frage, welchen Einfluss das Übergewicht bei der Entstehung chronischer Krankheiten hat, ist umstritten. Gleichzeitig ist aber die Beantwortung dieser Frage die Voraussetzung dafür, die durch Übergewicht bedingten Behandlungskosten ermitteln zu können.

Pionierarbeit bei der Berechnung der Kosten von Übergewicht

hat in den USA Graham Colditz geleistet. Er ermittelte für eine Vielzahl von mit Übergewicht und Adipositas assoziierten Krankheiten relative Risiken und addierte sie, wobei er nach eigenen Angaben darauf achtete, Doppelungen auszuschließen. Colditz berechnete neben direkten medizinischen Kosten von Übergewicht und Adipositas auch die indirekten Kosten – das sind die Kosten, die durch Arbeits- und Produktionsausfälle entstehen. Auch hier lauern zahlreiche Fallstricke. Denn bei der Ermittlung von indirekten Kosten spielt es zum Beispiel eine wichtige Rolle, ob die theoretischen Kosten eines krankheitsbedingten Arbeitsausfalls berechnet werden oder die tatsächlichen Kosten unter Berücksichtigung der Ersetzbarkeit von Arbeitskräften.

In seiner ersten Prognose von 1992 schätzte Colditz die volkswirtschaftliche Belastung durch Übergewicht und Adipositas auf knapp 40 Milliarden US-Dollar.[5] Sieben Jahre später erhöhte er auf 70 Milliarden US-Dollar allein für Übergewicht und Adipositas zuzüglich 24 Milliarden US-Dollar für Bewegungsmangel.[6] 2004 waren es dann sogar schon 117 Milliarden US-Dollar Kosten allein für die Folgen der Fettleibigkeit.[7]

Der atemberaubende Anstieg der mutmaßlich durch Übergewicht verursachten Kosten im Gesundheitswesen ist möglicherweise kein Zufall. Denn auch Graham Colditz ist kein unbeschriebenes Blatt. Er hat, wie so viele andere Adipositas-Experten, von den Pharmakonzernen Roche und Knoll (heute Abbott) finanzierte Studien zur Wirksamkeit von Schlankheitsmitteln durchgeführt. Kritiker unterstellen ihm deshalb, die Kosten von Übergewicht und Adipositas zu übertreiben. Dennoch liegen Colditz' Schätzungen der Kosten von Übergewicht deutlich unter denen, die die offen als Lobbyorganisation der Pharmaindustrie agierende American Obesity Association (AOA) nennt. Die spricht nämlich von 238 Milliarden US-Dollar jährlich.

Angesichts der Interessenkonflikte derjenigen, die solche Zahlen in Umlauf bringen, sowie der großen Interpretationsspielräume, die bei der Berechnung der Kosten auftreten, darf angezweifelt werden, dass die genannten Zahlen allzu viel mit der Wirklichkeit zu tun haben. Trotzdem haben Colditz' Arbeiten die Grundlage für vergleichbare Kostenschätzungen in anderen Ländern gelegt. Die WHO hat in ihrer Konferenz vom Juni 1997 mit ausdrücklichem Bezug auf die Arbeiten von Colditz davon gesprochen, dass die durch Übergewicht und Adipositas verursachten Kosten in entwickelten Ländern zwischen zwei und sieben Prozent der Gesamtkosten im Gesundheitswesen betrügen. Das wäre für die Bundesrepublik ein Betrag irgendwo zwischen fünf und 17 Milliarden Euro.

Innerhalb dieses Korridors liegen auch die Schätzungen von deutschen Gesundheitsexperten. Das Robert Koch-Institut nennt, »je nach Berechnungsmethode«, Kosten in Höhe zwischen 7,75 und 13,55 Milliarden Euro. Die Bundesärztekammer schätzt die Kosten dagegen auf 15 bis 20 Milliarden Euro jährlich. Damit bewegt sie sich am oberen Rand des von der WHO vorgegebenen Bereichs.

Doch selbst die größten Schwarzmaler in Sachen Übergewicht nähern sich nicht einmal ansatzweise der von der Bundesregierung seit Jahren genannten Zahl von über 70 Milliarden Euro an Ausgaben für Übergewicht und Fehlernährung. Zwar räumen die zuständigen Ministerien für Gesundheit und Verbraucherschutz einerseits gerne ein, dass Fehlernährung und Übergewicht nicht pauschal gleichzusetzen seien, andererseits taucht die Zahl von 70 Milliarden Euro Kosten für Fehlernährung aber regelmäßig im Zusammenhang mit den Folgen von Übergewicht und Adipositas auf. So entsteht fast zwangsläufig der Eindruck, dass zumindest ein Großteil dieser Kosten durch Übergewicht und Adipositas verursacht würden. Dass sich hinter der Zahl von 70 Milliarden Euro Ausgaben für Fehlernährung aber beispielsweise auch die Kosten für Karies, Osteoporose oder Gicht – Krankheiten also, die mit Übergewicht und Adipositas nicht das Geringste zu tun haben – verstecken, wird nirgendwo erwähnt. Stattdessen kommentierte etwa Renate Künast die Zahl von 70 Milliarden Euro in ihrem Buch *Die Dickmacher* so:

»Die Bäuche haben sich mittlerweile in unseren Alltag gedrängt. Inzwischen verursacht die Fehlernährung über 70 Milliarden Euro Folgekosten im Jahr. Was wäre wohl los, wenn ein Virus oder eine Tierkrankheit derartige Schäden anrichtete? Sondersendungen im Fernsehen, Krisenstäbe, Rücktritte, Gesetzesänderungen. Doch Sondersendungen, die BSE, MKS und Nitrofen auslösten, die Debatten, die um Alkohol und Nikotin geführt werden, gibt es zum Thema Gewicht nicht.«[8]

Zwar fällt die Wortwahl bei Künasts Nachfolgern etwas zurückhaltender aus, doch auf die Zahl von 70 Milliarden Euro Kosten für Fehlernährung wollen auch sie nicht verzichten, wenn sie sich zu den Folgen der Volkskrankheit Übergewicht äußern. Ganz im Gegenteil: Das Verbraucherschutzministerium setzt sogar noch einen drauf und betont auf seiner Webseite, dass die ebenfalls erheblichen Kosten von Bewegungsmangel in den 70 Milliarden Euro noch gar nicht enthalten seien.

Der Ursprung der 70 Milliarden wird dagegen nirgendwo genannt. Wer es genauer wissen will, muss sich schon die Mühe machen, beim Ministerium direkt nachzufragen. Dort verweist man auf eine Studie, die die Bundesregierung im Jahr 1993 zu den Kosten von »ernährungsabhängigen Krankheiten« erstellen ließ.[9] In dieser Studie wurden alle Krankheiten, die nach dem aktuellen Stand der Wissenschaft irgendwie in Zusammenhang mit Ernährung stehen, erfasst und die Kosten, die deren Behandlung jährlich verursacht, addiert. Unter den genannten Krankheiten befinden sich unter anderem zahlreiche Herz-Kreislauf-Erkrankungen, Gicht, Diabetes, Karies, Osteoporose sowie diverse Krebserkrankungen. 30,3 Prozent aller Kosten im Gesundheitswesen seien durch die genannten Krankheiten verursacht, schreiben die Autoren. Diese 30,3 Prozent werden seitdem regelmäßig auf die Gesamtausgaben im Gesundheitswesen angerechnet.

Um relative Risiken scherten sich die Autoren der Studie nicht. Die Mühe auszurechnen, wie hoch der Anteil einer mutmaßlich falschen Ernährung am Ausbruch jeder einzelnen der genannten Krankheiten tatsächlich ist, hat man sich also gespart. Ein solches Unterfangen wäre auch von vornherein zum Scheitern verurteilt gewesen, da viel zu viele Faktoren bei der Entstehung dieser Krankheiten eine Rolle spielen. Doch so, wie sie formuliert ist, legt die Studie den Schluss nahe, die genannten Krankheiten würden bei einer angemessenen Ernährung vollständig verschwinden. Welche Ernährung das sein soll, wissen die Wissenschaftler selbstverständlich nicht. Denn leider wurde das Geheimnis des ewigen Lebens bis heute noch nicht entdeckt.

Zurück zu den Kosten von Übergewicht: Seriöse Schätzungen nennen sehr viel bescheidenere Zahlen als die Bundesregierung. Auf gerade mal 530 Millionen Euro jährlich schätzen beispielsweise die Gesundheitsökonomen von Lengerke, Reitmeier und John die durch Übergewicht und Adipositas verursachten Kosten. In ihrer Studie haben sie darauf verzichtet, relative Risiken für vermeintlich übergewichtsbedingte Krankheiten auszurechnen. Stattdessen haben sie ein anderes Verfahren gewählt, um die zusätzlichen Belastungen des Gesundheitswesens durch Übergewicht und Adipositas zu ermitteln. Sie haben die Arztbesuche sowie die Länge und Dauer von Krankenhausaufenthalten nach dem BMI der Studienteilnehmer aufgeschlüsselt.[10] Ihr Ergebnis überrascht, denn deutlich häufiger zum Arzt bzw. zur Behandlung ins Krankenhaus mussten einzig die schwer Adipösen mit einem BMI größer 35. Bei ihnen war auch der durchschnittliche Krankenhausaufenthalt länger als bei den Studienteilnehmern mit niedrigerem BMI. Während sich Personen mit moderater Adipositas (BMI 30–35) in ihren direkten medizinischen Kosten statistisch nicht signifikant von Normalgewichtigen bzw. Übergewichtigen (BMI 25–30) unterschieden hätten, ergäben sich für Personen mit starker Adipositas eine erhöhte Nutzung des Gesundheitswesens und damit einhergehend höhere Kosten, fassen die Gesundheitsökonomen ihre Ergebnisse zusammen. Die Hälfte der 530 Millionen Euro Kosten sei auf die erhöhte Inanspruchnahme des Gesundheitswesens zurückzuführen, während die restlichen Kosten aus den häufigeren Arbeitsausfällen stark Adipöser resultierten.

Diese 530 Millionen sind angesichts eines Volumens von über 240 Milliarden Euro Gesamtkosten im Gesundheitswesen tatsächlich nicht mehr als die sprichwörtlichen Peanuts. Das gilt besonders im Vergleich zu den vielen Milliarden Euro, die Übergewichtige hierzulande aus eigener Tasche für Diätlebensmittel, Diätratgeber, Schlankheitspillen etc. ausgeben.

Die Mär von der Kostenexplosion im Gesundheitswesen *oder* Wo bleibt eigentlich das viele Geld?

In Westdeutschland begann mit dem 1977 verabschiedeten Krankenversicherungs-Kostendämpfungsgesetz (KVKG) ein bis heute anhaltender Leistungsrückbau der gesetzlichen Krankenversicherung. Hinter dem Kürzel KVKG verbarg sich eine Vielzahl von Maßnahmen, darunter auch durchaus sinnvolle wie etwa Preisvergleichslisten für Medikamente, die auf demselben Wirkstoff basieren, eine Großgeräteplanung mit dem Ziel, die Anschaffung teurer medizinischer Geräte zu koordinieren, sowie der Ausbau der ambulanten Pflege zur Entlastung der Krankenhäuser.

Doch das Krankenversicherungs-Kostendämpfungsgesetz war zugleich der Einstieg in eine Politik der Leistungskürzungen für die Versicherten, die sich über die nächsten Jahre weiter verschärften. So wurden 1977 erstmals Rezeptgebühren, Beteiligung an den Kosten für Zahnersatz, Badekuren und Krankenhausaufenthalte eingeführt. Schon 1981 wurden die Sparpläne noch einmal deutlich ausgeweitet und die Kostenbeteiligungen für Arzneimittel und Zahnersatz empfindlich erhöht. 1989 folgten weitere Einschränkungen des Leistungskatalogs und erheblich erhöhte Zuzahlungen für Medikamente. 1997 war das Jahr der bis dahin massivsten Kürzungen: Unter anderem wurden das sogenannte Krankenhausnotopfer – eine Gebühr von 20 DM für jeden Tag Krankenhausaufenthalt –, die ersatzlose Streichung von Beiträgen für Brillengestelle sowie die Einstellung der Kostenübernahme von Zahnersatz für Menschen, die ab dem 1. Januar 1979 geboren wurden, beschlossen.

Nach dem rot-grünen Regierungswechsel 1998 wurden einige der umstrittenen Reformen zurückgenommen: So wurde zum Beispiel das »Krankenhausnotopfer« gestrichen, und auch Zahnersatz für Jüngere wurde jetzt wieder teilweise bezahlt, außerdem wurden die Zuzahlungen für Arzneimittel gesenkt. Doch ein echter Politikwechsel war das nicht. Denn unter Rot-Grün erlebte das Gesundheitswesen 2004 seinen radikalsten Umbau.

Die rot-grüne Bundesregierung brach mit der Co-Finanzierung der Beiträge für die Krankenkassen durch Arbeitnehmer und Arbeitgeber. Erstmals in der Geschichte der Bundesrepublik wurden die Beiträge für eine Sozialversicherung nicht mehr paritätisch, das heißt von beiden Parteien gleichberechtigt, getragen. Stattdessen wurde den Arbeitnehmern ein 0,9-prozentiger Aufschlag abgefordert. Dieselbe Regierung, die das unbeliebte »Krankenhausnotopfer« in einer großen medialen Inszenierung gestrichen hatte, führte die Praxisgebühr ein, die die Versicherten viel stärker belastete als die alte Krankenhausgebühr. Außerdem erhöhte sie die Zuzahlungen für Medikamente und strich eine Vielzahl von Leistungen.

Begründet wurden die in den vergangenen drei Jahrzehnten von Sozial- wie Christdemokraten gleichermaßen durchgeführten Kürzungen im Gesundheitswesen mit dem Argument, anders sei der Kostenexplosion nun mal nicht beizukommen. Eine alternde Bevölkerung, eine übertriebene Anspruchshaltung der Versicherten, der teure medizinische Fortschritt und die unvernünftige Lebensweise der Bevölkerung machten das Gesundheitssystem in der gegenwärtigen Form unbezahlbar, lautet das Credo der Kostenkontrolleure.

Jedes einzelne dieser Argumente ist falsch. Wenn überhaupt, dann hat eine Kostenexplosion in den Jahren 1970 bis 1975 stattgefunden. Damals wurde das Gesundheitswesen massiv ausgebaut; Krankenhäuser wurden modernisiert. Ursprünglich hoffte man, diese überfälligen Investitionen würden sich durch ein weiter steigendes Wirtschaftswachstum schnell refinanzieren. Doch die Wirtschaftskrise von 1974 machte den Beteiligten einen Strich durch die Rechnung.

Seit dem Ende der 1970er Jahre aber sind die Kosten im Gesundheitswesen, gemessen an ihrem Anteil am Bruttoinlandsprodukt, nur noch moderat gestiegen – von 1977 bis heute um ca. 30 Prozent. Mit anderen Worten: In den letzten drei Jahrzehnten stiegen die Ausgaben für Gesundheit im Durchschnitt um ein Prozent schneller als das Volkseinkommen. Seit Mitte der 1990er Jahre sind die Ausgaben im Gesundheitswesen nicht mehr schneller gewachsen als die gesamte Wirtschaftsleistung. Das gegenwärtige Ausgabenniveau stagniert seit zehn Jahren zwischen zehn und elf Prozent der gesamten Wirtschaftsleistung der Bundesrepublik Deutschland.

Der Anstieg der Gesundheitskosten der letzten dreißig Jahre, gemessen in Prozent des Bruttosozialprodukts, liegt in Deutschland zudem niedriger als in den meisten anderen Industriestaaten. Lediglich in Schweden fällt er mit zehn Prozent geringer aus. In den USA dagegen haben sich die Aufwendungen für das Gesundheitswesen in Prozent des Bruttosozialprodukts in den letzten dreißig Jahren beinahe verdoppelt, obwohl dort ein Sechstel der Bevölkerung überhaupt nicht und ein weiteres Sechstel völlig unzureichend versichert ist.

Die Tatsache, dass die Bevölkerung älter wird, ist ebenfalls kein Grund für steigende Ausgaben im Gesundheitswesen. Achtzig Prozent der Krankheitskosten werden im letzten Lebensjahr verursacht, unabhängig vom Alter. Menschen, die früher sterben, verursachen im Durchschnitt sogar höhere Kosten, da sie meist an sehr kostenintensiven Krankheiten wie Krebs sterben.

Auch das Argument, der unverantwortliche Lebensstil der Bevölkerung sei für das Gros der Kosten im Gesundheitswesen verantwortlich, ist falsch. Die Bevölkerung verhält sich heute viel gesundheitsbewusster als noch vor wenigen Jahrzehnten. Immer mehr Menschen meiden die Produkte, die als gesundheitsschädlich gelten. So ist nicht nur die Zahl der Raucher und der gerauchten Zigaretten insgesamt deutlich gesunken, auch der durchschnittliche Alkoholkonsum ist seit Jahren rückläufig. Dasselbe gilt für den Bereich Ernährung: Der angebliche Gesundheitskiller Fett zum Beispiel trägt heute nur noch mit rund 30 Prozent zur durchschnittlichen Kalorienzufuhr bei. Dies entspricht annähernd den ernährungswissenschaftlichen Vorgaben. Trügen Alkohol, Tabak und fettiges Essen tatsächlich einen so großen Anteil an den Gesundheitskosten, wie landläufig behauptet wird, hätten die Ausgaben für das Gesundheitswesen in den letzten Jahren eigentlich sinken müssen.

Dass die Bevölkerung nicht immer kränker, sondern immer gesünder wird, zeigt sich nicht nur daran, dass die Lebenserwartung pro Jahrzehnt um etwa 2,5 Jahre ansteigt, sondern auch daran, dass immer weniger Menschen in jungen Jahren schwere chronische Krankheiten erleiden. Ob dafür tatsächlich die Veränderung der Konsummuster oder andere Gründe wie der medizinische Fortschritt oder der Rückgang von gesundheitsgefährdenden Arbeitsplätzen in der Schwerindustrie verantwortlich sind, bleibt offen. Jedenfalls leben die Menschen heute so lange und so gesund wie nie zuvor.

Warum die Kosten im Gesundheitswesen dennoch steigen, wird häufig mit dem medizinischen Fortschritt begründet. Immer teurere Gerätschaften, die das Leben oft künstlich immer weiter verlängern, werden als Grund für auch zukünftig weiter steigende Ausgaben im Gesundheitswesen angeführt. Doch auch dieses Argument bedarf der Differenzierung. Grundsätzlich ist der medizinische Fortschritt nicht unbedingt ein Kostentreiber, denn teure Geräte können Krankheiten früher erkennen oder die Behandlung von Krankheiten erleichtern. Im Idealfall bedeutet das langfristig sogar sinkende Behandlungskosten.

Problematisch wird es allerdings, wenn teure medizinische Geräte über den tatsächlichen Bedarf hinaus angeschafft werden.

In Deutschland verfügen nicht nur die Krankenhäuser, sondern auch die ambulanten Arztpraxen über medizinisches Großgerät. In den Ballungsräumen existiert daher eine Doppelversorgung. Versuche des Gesetzgebers, wie etwa im Krankenversicherungs-Kostendämpfungsgesetz von 1977, durch eine effektive Großgeräteplanung die Überversorgung mit teuren Behandlungsgeräten zu verhindern, sind regelmäßig gescheitert. 1997 wurde die Großgeräteverordnung daher abgeschafft. Wie dringend es aber einer effektiven Planung bedürfte, wird anschaulich an der Tatsache, dass es zur Jahrtausendwende allein in Berlin und München mehr Computertomographen und Magnet-Resonanz-Tomographen als in ganz Italien gab.[11]

Und was angeschafft wird, wird auch genutzt. So wurden in Deutschland 2003 im Verhältnis zur Einwohnerzahl doppelt so viele Röntgenuntersuchungen vorgenommen wie in den Niederlanden und Norwegen. Auch die Zahl der Herzkatheter-Labors hat sich zwischen 1993 und 2003 mehr als verdoppelt. Die Zahl der Katheteruntersuchungen ist im gleichen Zeitraum sogar um 250 Prozent gestiegen.[12] Das alles hat nichts mehr mit einer angeblich notwendigen medizinischen Versorgung zu tun, wohl aber mit knallharten Geschäftsinteressen, wie auch das folgende Zitat aus der *Ärzte-Zeitung* verdeutlicht. Darin heißt es: »Das im Gesundheitswesen erbrachte Leistungsspektrum orientiert sich primär – völlig zu Recht – an den wirtschaftlichen Überlebenschancen der Leistungsbringer und nicht an den Bedürfnissen der Leistungsnehmer«[13], sprich der Versicherten.

Doch nicht allein die Gerätemedizin treibt die Kosten im Gesundheitswesen in die Höhe, ohne dass dies irgendeinen greifbaren Nutzen für die Versicherten hätte. Dasselbe gilt für die Ausgaben für Arzneimittel. Sie sind im Jahr 2007 pro Mitglied der Gesetzlichen Krankenversicherung um 6,7 Prozent angestiegen. War dieser deutliche Anstieg zu einem gut Teil der Erhöhung der Mehrwertsteuer zum Jahresanfang geschuldet, kann dies für die Entwicklung im ersten Halbjahr 2008 nicht mehr geltend gemacht werden. Allein in den ersten sechs Monaten des

Jahres 2008 aber stiegen die Ausgaben für Arzneimittel der gesetzlichen Krankenkassen um weitere 5,7 Prozent.[14]

Dass das keine neue Entwicklung ist, belegen Zahlen des Robert Koch-Instituts. Nach dessen Angaben stiegen die Ausgaben der GKV für Medikamente je Mitglied zwischen 1994 und 2004 um 43,7 Prozent und damit wesentlich schneller als ihre Gesamtausgaben.[15] Der tatsächliche Anstieg der Kosten liegt sogar noch höher, da die steigenden Ausgaben der Versicherten für Arzneimittel aufgrund höherer Zuzahlungen darin noch gar nicht berücksichtigt sind.

Sinnvolle Maßnahmen, um diesen Trend einzudämmen, wären der Verzicht auf Scheininnovationen und die Umstellung auf Generika. Generika sind Medikamente, deren Patente abgelaufen sind und die daher von jedem Hersteller produziert werden können. Sie sind entsprechend kostengünstig. Mit Scheininnovationen bezeichnet man Medikamente, die nur scheinbar einen zusätzlichen Nutzen bringen, aber deutlich teurer als entsprechende Konkurrenzprodukte bzw. Generika sind. Mit einer Positivliste, also mit einer Liste, auf der für alle Wirkstoffe ausschließlich die jeweils preisgünstigsten Medikamente aufgeführt sind und in die neue Mittel nur dann aufgenommen werden, wenn sich nach einer unabhängigen Überprüfung nicht nur die Unbedenklichkeit des Medikaments, sondern auch ein messbarer Zusatznutzen gegenüber bereits bestehenden Präparaten erwiesen hat, ließen sich die Flut an Arzneimitteln, die heute noch von den Krankenkassen erstattet werden, eindämmen und so die Ausgaben massiv senken. Die meisten Mitgliedsstaaten der Europäischen Union verfügen über solche Listen. In Deutschland scheitert der Versuch, durch eine Positivliste endlich effektiv die Kosten zu senken, ohne die medizinische Versorgung zu beeinträchtigen, seit über dreißig Jahren an der hartnäckigen Lobbyarbeit der Pharmakonzerne.

Dass billiger nicht schlechter sein muss und hohe Arzneimittelkosten nichts mit der Versorgungsqualität zu tun haben, beweisen Finnland und Dänemark: beides Länder, deren Gesundheitswesen über einen guten Ruf verfügt. Trotz des bekannttermaßen hohen Preisniveaus in diesen Ländern betrugen die Pro-Kopf-Ausgaben für Medikamente 2003 dort lediglich 254 bzw. 211 Euro. In Deutschland lagen sie im selben Jahr dagegen bei 354 Euro.[16]

Das Finanzierungsproblem der Gesetzlichen Krankenversicherung (GKV) hat seine Ursachen also weder im angeblichen Anspruchsdenken der Versicherten noch in der Altersstruktur und erst recht nicht in vermeintlichen Risikofaktoren wie Übergewicht oder falscher Ernährung. Viel eher schon spielen die Geschäftsinteressen der Hersteller von medizinischem Großgerät und der Pharmaindustrie eine Rolle. Doch auch sie allein können die Finanzierungsprobleme der GKV nur zum Teil erklären. Denn die Notlage der Gesetzlichen Krankenversicherung ist nicht vorrangig durch höhere Ausgaben bedingt, sondern in erster Linie durch sinkende Einnahmen. Das klingt zunächst paradox, denn tatsächlich sind die Beiträge für die GKV in den letzten Jahren deutlich angestiegen. Doch die Erhöhung der Beiträge hängt weniger mit gestiegenen Ausgaben als mit dem stetig sinkenden Anteil der Löhne am Volkseinkommen zusammen.

Der Finanznotstand der Gesetzlichen Krankenversicherung wird vor allem durch eine sinkende Lohnquote und steigende Arbeitslosenzahlen verursacht. Der Anteil des Volksvermögens, der über Löhne, Lohnersatzleistungen und Erwerbsrenten ausgeschüttet wird, sinkt seit Jahrzehnten. Von ihrem Höchststand 1980, als die Bruttolohnquote in Westdeutschland bei über 75 Prozent lag, sank sie 2008 auf unter 64 Prozent ab.[17] Steigende Arbeitslosenzahlen, sinkende Reallöhne und die Zunahme prekärer, nicht-sozialversicherungspflichtiger Beschäftigungsverhältnisse führen zu einem dramatischen Einnahmerückgang der GKV. Gerade die unteren und mittleren Einkommen sind in den letzten Jahrzehnten inflationsbereinigt gesunken oder haben stagniert, hohe Einkommen dagegen sind gestiegen. Diese Einkommen aber kommen der GKV nicht zugute, da sie oberhalb der Beitragsbemessungsgrenze liegen und sich ihre Bezieher privat versichern.

Kleine Ökonomie des Gesundheitswesens *oder* Warum ein billigeres Gesundheitssystem nicht unbedingt ein schlechteres ist

Im Prinzip gibt es drei Möglichkeiten, die Kosten für das Gesundheitssystem zu finanzieren. Die erste Möglichkeit: Die Kosten werden über private Versicherungen getragen. Die Prämien der Versicherung orientieren sich in diesem Fall an dem Risikoprofil des Versicherungsnehmers. Die Leistungen können individuell festgelegt werden.

Die zweite Möglichkeit ist die einer umfassenden Sozialversicherung, in der Arbeitnehmer, Rentner und Arbeitslose Mitglieder sind. Die Beiträge richten sich nach den Einkünften, und die Leistungen sind für alle gleich.

Die dritte Möglichkeit: Der Staat finanziert das Gesundheitswesen aus dem gesamten Steueraufkommen und stellt es allen Bürgern, gleich ob sie werktätig, vermögend oder mittellos sind, gleichberechtigt zur Verfügung.

In den USA dominiert das Modell der privaten Versicherung. Hier sind die Ausgaben mit derzeit 16 Prozent der Wirtschaftsleistung die höchsten. Die Versorgung ist die schlechteste, denn ein Drittel der US-Amerikaner ist entweder überhaupt nicht oder völlig unzureichend versichert und daher im Krankheitsfall schnell ruiniert. Private Versicherungen in den USA sind so teuer, dass sie sich nur wenige leisten können. Viele werktätige US-Amerikaner haben allerdings betriebliche Versicherungen. Die Betriebsversicherungen unterscheiden sich massiv in ihren Leistungen. Der Umfang der Leistung ist Teil der Gehaltsverhandlungen und damit vom Wohl des Chefs ebenso abhängig wie vom Wohl des Unternehmens. Mit einem Jobwechsel geht der Versicherungsschutz häufig verloren oder wird eingeschränkt. Arbeitslosigkeit geht in der Regel mit einem Verlust der Krankenversicherung einher. Den Steuerzahler kommt das US-amerikanische Gesundheitssystem trotz der weitgehenden Privatisierung teuer zu stehen, denn Menschen über 65 werden, wenn sie sich keine private Versicherung leisten können, staatlich versichert. Auch Sozialfälle, also beispielsweise Arbeitsunfähige oder alleinerziehende Mütter, werden, solange sie Sozialhilfe beziehen, staatlich versichert. Das US-amerikanische System ist zudem äußerst ineffizient, denn fast ein Drittel der Kosten im Gesundheitswesen sind Verwaltungskosten.

Das deutsche Gesundheitssystem liegt, was die Kosten angeht, mit Ausgaben in Höhe von 10,6 Prozent des Bruttosozialprodukts international im oberen Mittelfeld. Der Versorgungsgrad ist im weltweiten Vergleich gut, Wartezeiten sind die Ausnahme, und niemand muss sich Sorgen machen, dass Behandlungskosten für lebensbedrohliche Krankheiten nicht übernommen werden. Besonders sozial ist das Gesundheitssystem dennoch nicht. Finanziert werden die Kosten im Gesundheitswesen von Arbeitnehmern und Arbeitgebern über die sogenannten Lohnnebenkosten. Eigentlich teilen sich Arbeitgeber und Arbeitnehmer die Kosten, doch seit 2004 wird von den Arbeitnehmern ein 0,9-prozentiger Aufschlag kassiert. Bezahlt wird im Gegensatz zur Einkommensteuer ab dem ersten Euro Verdienst, die prozentualen Abgaben sind für alle Einkommensklassen gleich. Spitzenverdiener fallen nicht unter die Versicherungspflicht und sind fast immer privat versichert. Ein immer größerer Teil an Leistungen muss aus eigener Tasche bezahlt werden, darunter zunehmend auch medizinisch notwendige Leistungen.

Das britische Gesundheitssystem steht für die dritte Variante, es wird ausschließlich durch den Staat organisiert und über Steuern finanziert. Die Kosten für den National Health Service (NHS) liegen bei rund acht Prozent der gesamten Wirtschaftsleistung. Zuzahlungen für Arzneimittel und Behandlungen sind im internationalen Vergleich sehr gering. Die Grundversorgung ist zwar gesichert, doch das britische System ist trotzdem alles andere als perfekt. Die Kürzungen im Gesundheitswesen in den Thatcher-Jahren haben die Strukturen ausgezehrt. Lange Wartezeiten für Operationen und überfüllte Krankenhausflure waren die Folge. Bis heute hat sich der NHS davon noch nicht vollständig erholt.

Wenn man sich die Statistiken ansieht, könnte man den Eindruck bekommen, dass Kosten und Leistung im Gesundheitssystem zumindest in den Industriestaaten in einem umgekehrt proportionalen Verhältnis zueinander stehen. Der Beweis für diese These: Die Ausgaben für die international angesehenen Gesundheitssysteme in Japan, Dänemark und Schweden liegen zwischen acht und neun Prozent des Bruttosozialprodukts und damit nur etwa halb so hoch wie in den USA.

Gesundheit als Konsumgut – Zur Privatisierung von Lebensrisiken

Die Problemanalyse ist immer dieselbe. Egal, ob das Gesundheitssystem wie in Großbritannien über Steuern, wie in Deutschland über Sozialversicherungen oder wie in den USA weitgehend privat finanziert wird; gleich, ob die Ausgaben für das Gesundheitswesen bei acht Prozent der Wirtschaftsleistung wie in Großbritannien, bei 10,6 Prozent wie in Deutschland oder bei 16 Prozent wie in den USA liegen: Überall werden dieselben Horrorszenarien an die Wand gemalt, überall »explodieren« die Kosten, überall muss gespart werden, »bis es quietscht« (Thilo Sarrazin), überall sind »Einschnitte«, »Aderlasse« oder gar »Kataloge der Grausamkeiten« (Gerhard Schröder) unvermeidlich. Und überall steht dieselbe Drohung im Raum. Wenn die Bevölkerung weiterhin älter und dicker wird, dann bricht das ohnehin schon angeschlagene Gesundheitssystem endgültig zusammen.

»Natürliche Ursachen« wie das Durchschnittsalter oder den durchschnittlichen Bauchumfang der Bevölkerung als Grund für Kürzungen im Sozialen anzuführen, ist beliebt, denn so wird unterstellt, dass Reformen, die die Bevölkerungsmehrheit materiell beschneiden, keine Frage von Verteilungskämpfen oder Lobbyinteressen seien. Ganz im Gegenteil entsteht der Eindruck, dass das, was Technokraten dort an Grausamkeiten ersonnen haben, schmerzhaft, aber notwendig sei, um das System insgesamt am

Leben zu erhalten. Gerne wird in diesem Zusammenhang die Metapher vom schlanken Staat bemüht, der sich überflüssiger Aufgaben und Ausgaben entledigen müsse, um endlich wieder fit und leistungsfähig zu werden.

Tatsächlich hat sich der Staat in den letzten zwanzig Jahren auf der Einnahmenseite eine strenge Diät verordnet. Der Spitzensteuersatz ist um über zehn Prozent auf heute 42 Prozent gesenkt worden. Auch die Unternehmensteuersätze wurden massiv gesenkt, von 57,5 Prozent im Jahr 1997 auf heute gerade mal 38,3 Prozent. Damit liegen die Unternehmensteuersätze in Deutschland heute sogar niedriger als in den USA. Steuern aus Kapitalerträgen werden seit dem 1. Januar 2009 pauschal mit 25 Prozent besteuert und nicht mehr wie früher mit bis zu 45 Prozent. Die Gewerbesteuer wird nur noch in wirtschaftlich prosperierenden Zeiten fällig. Die Vermögensteuer wurde 1997 abgeschafft, die Erbschaftsteuer ist im internationalen Vergleich extrem niedrig. Gestiegen sind dagegen die Steuern auf Konsumartikel wie die Mineralölsteuer, die Tabaksteuer und natürlich die Mehrwertsteuer.

Sinkende Steuereinnahmen sind kein Naturgesetz, sondern politisch gewollt. Doch davon ist selten die Rede, wenn es um den angeblichen Kollaps der Sozialversicherungssysteme geht. Durch die staatstragenden Worthülsen von der Verantwortung für künftige Generationen lassen sich Partikularinteressen besonders gut als Sorge um das Gemeinwohl tarnen. Dass die Haushaltsnotlage nicht in erster Linie die Folge der früheren Verschwendungssucht der öffentlichen Hand, sondern der finanziellen Entlastung von Spitzenverdienern, Unternehmen und Vermögenden ist, fällt da schnell mal unter den Tisch. Denn wenn nur oft genug betont wird, wie katastrophal die Lage sei, fragt niemand so genau nach, ob die Behauptungen empirisch wirklich haltbar sind und wem bei all den »überfälligen« Reformen zur Rettung des Standorts Deutschlands eigentlich gegeben und wem genommen wird.

Der euphemistisch als »Reform« umschriebene Sozialabbau

der letzten Jahrzehnte wurde stets mit der Sorge um den Erhalt des Sozialstaates begründet, der durch die Herausforderungen der Globalisierung, des demographischen Wandels oder der Folgen von gesundheitsschädlichen Verhaltensweisen wie Fehlernährung und Bewegungsmangel in Gefahr geraten sei. Eine Politik, die Armut erst schafft, indem sie beispielsweise die sozialen Sicherungssysteme teilprivatisiert, erscheint im Orwellschen Neusprech der Reformer als Politik zur Bekämpfung von Armut.

Wenn Hilfeempfängern Leistungen gekürzt werden, nennt sich das neuerdings »Aktivierung« und gilt als Hilfe zur Selbsthilfe. Wenn Unternehmer und Spitzenverdiener steuerlich entlastet werden, dann handelt es sich dabei ebenfalls um ein Programm zur Armutsbekämpfung, weil das Geld, das den Wohlhabenden jetzt zusätzlich zur Verfügung steht, auf wundersame Weise Arbeit und Hoffnung für die Ärmsten schaffen soll. Wenn die gesetzlich Krankenversicherten nicht nur höhere Beiträge, sondern auch immer mehr leistungsabhängige Zuzahlungen schultern müssen, dann dient es ihrer Gesundheit, weil sie nur so deren wahren Wert begreifen.

Dass irgendjemand ein finanzielles Interesse an dieser Politik haben könnte und dass es sich bei der Teilprivatisierung der sozialen Sicherungssysteme nicht um eine Senkung, sondern um eine bloße Umverteilung von Kosten von der Gemeinschaft auf das Individuum handelt, fällt dabei unter den Tisch.

Denn im Grunde geht es auch bei der Diskussion um überbordende Kosten im Gesundheitswesen nicht darum, Einsparungen vorzunehmen, sondern darum, Kosten umzuverteilen. Besonders deutlich zeigt das ein Positionspapier zur Gesundheitspolitik des Manager-Kreises der SPD-nahen Friedrich-Ebert-Stiftung aus dem Jahr 2006. In diesem Papier formulieren die Genossen unter den Bossen ihre Vorstellungen davon, wie sich gutes und schlechtes Wachstum im Gesundheitswesen voneinander unterschieden.

»›Gutes Wachstum‹ zeichnet sich (…) dadurch aus, dass angesichts der zahlreichen alten Menschen in diesem Lande und dank eines anhaltenden medizinischen Fortschritts die Gesundheit der Menschen besser wird und sie mehr gesunde Lebensjahre genießen können. (…) Nichts spräche dagegen, wenn dieser Sektor künftig seinen Anteil am Bruttosozialprodukt steigern würde. Entscheidend ist alleine die Frage der Effizienz und der Ergebnisse – und die Frage, wie möglichst jeder an den Fortschritten der Gesundheitsdienste teilhaben kann.«[18]

Unter der Überschrift »Falsche Anreize für die Versicherten« wird dann erläutert, was unter »schlechtem Wachstum« zu verstehen sei:

»Mit der Beitragszahlung entsteht ein Anspruch auf weitgehend unentgeltliche ärztliche und medizinische Versorgung (Sachleistungsprinzip). Damit wird auf jede Nachfragesteuerung über den Preis verzichtet. Niemand soll von den Gesundheitsleistungen ausgeschlossen werden. Dadurch wird eine ›Null-Kosten-Mentalität‹ gefördert, die zu übermäßiger Inanspruchnahme von Gesundheitsleistungen führt. Dieses Verhalten wird durch fehlende Transparenz hinsichtlich Höhe und Verteilung der entstandenen Kosten noch verstärkt. Die Versicherten führen tendenziell ein weniger gesundheitsbewusstes Leben, weil die Risiken sie finanziell nicht belasten.«

Zusammengefasst bedeutet diese Argumentation: »Gutes Wachstum« ist eine gute medizinische Versorgung, die nicht durch Steuern oder die Sozialversicherung abgedeckt wird, sondern durch Zuzahlungen oder Privatversicherungen. Schlechtes Wachstum dagegen sind Kosten, die über den allgemeinen Leistungsanspruch der Gesetzlichen Krankenversicherung, also über den Lohn, abgedeckt werden. Während sich diejenigen, die sich privat versichern, gesundheits- und kostenbewusst verhielten, ruinierten die gesetzlich Krankenversicherten ohne Reue ihre Gesundheit, weil sie ja ohnehin wüssten, dass die Kasse am Ende doch wieder alles bezahle. Durch diese Argumentation entsteht der Eindruck, GKV-Patienten würden fahrlässig Geld verpulvern.

Nicht nur der Managerkreis, sondern auch der Berliner Professor Paul Nolte argumentiert in diese Richtung. Nolte glaubt, dass sich erst dann ein verantwortliches Patientenhandeln herausbilden kann, wenn nicht nur der Privatpatient, sondern jeder Patient und jede Patientin vom Arzt eine Rechnung über die Behandlungskosten geschickt bekommt. Denn anders als im späten 19. Jahrhundert, der Geburtsstunde der Krankenversicherung, handle es sich bei der Krankenversicherung heute ja »im Grunde (…) um die Kollektivierung einer Grundfunktion der Daseinsvorsorge (…) vergleichbar der Ernährung, Wohnung und Bildung«. Darin sei sie von der Deckung anderer regelmäßiger Bedürfnisse wie Nahrung oder Kleidung manchmal nicht mehr zu unterscheiden. »Man stelle sich vor: Jeder zahlt, je nach Einkommen, bestimmte Abgaben, der Arbeitgeber tut etwas dazu, und dafür darf man sich beim Lebensmitteleinkauf frei bedienen.«[19]

Nolte unterstellt, Gesundheitsleistungen ließen sich wie Schuhe, Schokolade oder Urlaubsreisen konsumieren. Das ist völlig absurd, denn die meisten von uns gehen dann zum Arzt, wenn es ihnen schlechtgeht oder wenn sie eine Vorsorgeuntersuchung wahrnehmen wollen. Doch hinter der Formulierung von Nolte schwingt noch eine andere Unterstellung mit. Dass nämlich die Kosten für das Gesundheitswesen durch die Lohnnebenkosten nicht adäquat finanziert würden und die gesetzlich Krankenversicherten daher eigentlich keinen Anspruch auf den vollen Leistungskatalog hätten. Das ist auch deswegen ungerecht, weil gerade die Einkommensschwachen zwar relativ wenig Steuern zahlen, dafür aber über die Lohnnebenkosten mit einem erheblichen Teil ihres Gehalts zur Finanzierung des Gesundheitswesens beitragen. Mit dieser Argumentation wird das ohnehin schon aufgeweichte Solidarprinzip der gesetzlichen Krankenversicherung vollends ausgebremst, und das dürfte auf lange Sicht zu US-amerikanischen Verhältnissen im Gesundheitswesen führen, mit allen bekannten Folgen.

Schuld und Krankheit –
Wenn der OP zum Gerichtssaal wird

Weil es in den westlichen Wohlfahrtsstaaten, mit Ausnahme der USA, politisch nicht vermittelbar ist, Einkommensschwache allein wegen ihrer Armut von teurer medizinischer Versorgung auszuschließen, werden entweder vermeintlich selbstverschuldete Gesundheitsrisiken oder das fortgeschrittene Alter der Patienten als Argumente vorgeschoben, um den Tabubruch dennoch zu begehen. Auch hier eignet sich die aufgeheizte Debatte um die Folgen von Übergewicht und Fehlernährung hervorragend dazu, die Politik der Umverteilung im Gesundheitsbereich durch Schuldzuweisungen zu radikalisieren.

2003 war der CSU-Abgeordnete Wolfgang Zöller der Meinung, Übergewichtige sollten zukünftig stärker an den Behandlungskosten ihrer Krankheit beteiligt werden. Doch mit seinem Tabubruch stieß er dabei ebenso auf Ablehnung wie der Vorsitzende der Jungen Union Philipp Mißfelder, der Menschen über 85 kein neues Hüftgelenk und keine Zahnprothesen mehr zahlen wollte.

Anders ist die Situation in Großbritannien, denn obwohl man dort im internationalen Vergleich der OECD-Staaten eines der günstigsten Gesundheitssysteme hat, werden im Vereinigten Königreich Patienten, etwa weil sei rauchen, trinken oder wegen ihres BMIs, medizinisch notwendige Behandlungen verweigert. Die Ausgaben für Gesundheit liegen in Großbritannien ungefähr auf demselben Niveau wie in Deutschland und den USA vor dreißig Jahren, dennoch wird dem britischen Gesundheitssystem der finanzielle Untergang prophezeit. Hauptgrund natürlich: das grassierende Übergewicht. Doch nicht nur das, auch die Behandlung von Rauchern, Trinkern und älteren Mitbürgern glaubt man sich auf der Insel nicht länger leisten zu können.

Die Finanzierungsprobleme des National Health Service (NHS) sind vor allem Folge der sozialen Kahlschlagspolitik von Margaret Thatcher. Der NHS war bei den Briten so beliebt, dass selbst die eiserne Lady nicht wagte, ihn zu zerschlagen. Stattdessen hat sie ihn ausgehungert und seinen hervorragenden Ruf nachhaltig beschädigt. Die Kürzungspolitik von Thatcher hat unter anderem zu monatelangen Wartezeiten für Operationen und akutem Bettenmangel geführt. Patienten wurden auf den Krankenhausfluren untergebracht, frisch Operierte in bedenklichem Zustand nach Hause geschickt. Heute ist die Situation wieder etwas entspannter, doch die Klagen über den bevorstehenden Kollaps des Systems hören nicht auf.

Besonders eine Folge der Thatcherschen Reformen macht dem Gesundheitssystem bis heute massiv zu schaffen: die Dezentralisierung. Jede der zwölf Regionen verwaltet seit einer Reform aus dem Jahr 1989 ihr eigenes Budget. Die Dezentralisierung hat dazu geführt, dass ärmere Regionen benachteiligt werden. Häufig sind dort schon vor Ende des Jahres die Kassen leer. In den letzten Jahren haben einige Regionen mit ausdrücklicher Billigung der sozialdemokratischen Labour-Regierung in London damit begonnen, die Kostenkrise auf ihre Weise zu lösen. Raucher beispielsweise bekommen dort keine Prothesen für abgenommene Raucherbeine mehr gestellt. Adipöse erhalten keine künstlichen Kniescheiben und Hüften mehr, selbst dann nicht, wenn sie wegen Gelenkproblemen unter chronischen Schmerzen leiden. Adipösen Frauen wird die Kostenübernahme für künstliche Befruchtungen verweigert. Und Alkoholikern werden Lebertransplantationen versagt.

Rationierungen hat es immer wieder in der Geschichte des NHS gegeben, betont der britische Journalist Rob Lyons. Doch bisher sei man stets nach dem Prinzip verfahren: Wer zuerst kommt, wird zuerst behandelt. Menschen aufgrund ihres Lebensstils Behandlungen zu verweigern sei dagegen ein Novum für Großbritannien.

Allerdings ist es eines, das von vielen Ärzten offen unterstützt wird. Nach einer Umfrage für eine britische Ärztezeitung gaben 60 Prozent der Mediziner an, Patienten mit Risikoverhaltensweisen sollten an den durch sie verursachten Krankheitskosten beteiligt werden. Ein Drittel möchte älteren Patienten bestimmte Behandlungen verweigern. Die Hälfte lehnt Bypass-Operationen für Raucher und ein Viertel künstliche Hüften für adipöse Patienten ohne individuelle Zuzahlungen ab. Ganze 94 Prozent der Ärzte sträuben sich gegen Lebertransplantationen für Alkoholiker und das, obwohl Statistiken zeigen, dass 95 Prozent der alkoholkranken Patienten nach einer erfolgreichen Lebertransplantation trocken bleiben.[20]

Wohlgemerkt, es geht hier gar nicht um medizinische, sondern allein um moralische und ökonomische Kriterien. Die Ärzte setzen sich über den hippokratischen Eid hinweg, der sie dazu verpflichtet, alle Patienten ohne Ansehen der Person nach bestem Wissen und Gewissen zu behandeln. Stattdessen urteilen sie im Namen der Gesundheit über Gut und Böse. Sie strafen die Raucher, die sie ohne Beinprothese nach Hause humpeln lassen, und sie strafen die Übergewichtigen, die sie ohne künstliche Hüftgelenke unnötig Schmerzen leiden lassen. Die Einstellung, ein Arzt habe die Aufgabe, seinen Patienten zu ermöglichen, so lange und so gut es geht mit ihren Lastern zu leben, scheint nur noch eine Minderheit unter den Medizinern zu vertreten.

Denkt man die britischen Beispiele zu Ende – auch angesichts der Tatsache, dass ein sehr hoher Prozentsatz der Bevölkerung raucht oder übergewichtig ist –, dann werden in den Krankenhäusern bald nur noch diejenigen kostenlos behandelt, die jung sind und nachweislich Risikofaktoren gemieden haben. Die Zahl der Risikofaktoren ist dabei im Prinzip unendlich. Es müssen längst nicht immer die üblichen Verdächtigen Tabak, Alkohol und Fehlernährung sein. Manchmal trifft es ausgerechnet diejenigen, die sonst immer als Vorbilder genannt werden.

In Deutschland hat es in den 1990er Jahren immer wieder Versuche gegeben, sogenannte Risikopatientengruppen zur Kasse zu bitten. Dabei standen vor allem die Extremsportler auf der

Abschussliste der Kostenkontrolleure. Sachsen-Anhalts Ministerpräsident Wolfgang Böhmer beispielsweise hatte die Ansicht geäußert, dass es einen Unterschied machen müsse, »ob jemand gesundheitsbewusst lebt oder ob er jede Form von Extremsport treibt und jedes Genussmittel in Anspruch nimmt«.[21]

Bei der letzten Gesundheitsreform 2007 fanden sich dann zur Abwechslung mal die Folgeschäden von Piercings, Tätowierungen und Schönheitsoperationen im Mittelpunkt der Debatte um eine höhere Eigenbeteiligung für selbstverschuldete Gesundheitsrisiken wieder. Paragraph 52 des Gesundheitsreformgesetzes von 2007 besagt nämlich, dass die Krankenkassen Patienten bei einer selbstverschuldeten Erkrankung an den Behandlungskosten beteiligen können. Dieser Paragraph existiert im Prinzip schon länger, er war bisher nur irrelevant, da die ärztliche Schweigepflicht gilt. Jetzt aber wurden die Ärzte explizit aufgefordert, bei Erkrankungen, die mit besagten Eingriffen in Zusammenhang stehen, die Kassen zu informieren.

Die gesundheitlichen Folgeschäden von Piercings, Tattoos und Schönheitsoperationen sind mit Sicherheit nicht die ganz großen Kostentreiber im Gesundheitswesen. Doch für Gesundheitsministerin Ulla Schmidt offenbar wichtig genug, um die ärztliche Schweigepflicht und das verfassungsrechtlich geschützte Patientengeheimnis mir nichts, dir nichts über Bord zu werfen. Es steht zu befürchten, dass dieser Paragraph, wenn sich die Empörung unter der Ärzteschaft und in der Bevölkerung erst einmal gelegt hat, zum Einfallstor für Einsparungen zu Lasten der Patienten wird.

Warnhinweise und Fettsteuern –
Die falschen Lehren aus der Tabakprävention

Im Jahr 1960 konnten US-amerikanische Epidemiologen bei einer großangelegten Reihenuntersuchung in dem kleinen Ostküstenstädtchen Framingham erstmals zweifelsfrei nachweisen, dass das Rauchen die Wahrscheinlichkeit, an Lungenkrebs zu erkranken, massiv erhöht. Später folgten ähnliche Untersuchungen zum Zusammenhang von Tabakkonsum und Herz-Kreislauf-Erkrankungen und zu den gesundheitlichen Gefahren des Passivrauchens. Die Studien zogen eine in der jüngeren Geschichte beispiellose Gesundheitskampagne nach sich, die zur Degradierung eines bis dahin gesellschaftlich anerkannten Genussmittels zum Paria unter den legalen Drogen führte. Durch die Erkenntnisse der Epidemiologen wurde zunächst vor allem in den USA, später weltweit eine Lawine an Maßnahmen losgetreten. Darunter Werbeverbote, die Vervielfachung der Tabaksteuern und die Verbannung der Zigaretten aus dem öffentlichen Leben.

Nach und nach wurden die Glimmstengel aus den Straßenbahnwagen, Zügen, Bussen, Büros, Restaurants, ja sogar aus den traditionellen Orten des Lasters wie Bars und Diskotheken vertrieben. Zigarettenschachteln wurden mit immer größeren und immer drastischeren Warnhinweisen versehen. In Thailand, Kanada, Belgien und Großbritannien hat man angefangen, Fotos von Raucherbeinen, Raucherlungen, Gefäßoperationen oder von rauchzerfressenen Gebissen auf die Zigarettenpackungen zu drucken. Vergleichbares ist mittlerweile auch in Deutschland geplant. In Großbritannien soll selbst in Tabakwarengeschäften keine Reklame für Rauchwaren mehr erlaubt werden. Die Zigaretten sollen in den Läden nicht länger sichtbar sein und nur noch auf Nachfrage unter dem Ladentisch verkauft werden. Ganz so, als handele es sich schon um verbotene Ware.

Die meisten dieser radikalen Maßnahmen traten erst in den letzten Jahren in Kraft. Zu diesem Zeitpunkt war die Zahl der Raucher bereits stark zurückgegangen und waren weitere Erfolgsmeldungen daher ausgeblieben. Denn eigentlich waren die Präventionsbemühungen beim Thema Tabak ja durchaus erfolgreich. In allen westlichen Industriestaaten ist der prozentuale Anteil der Raucher an der Bevölkerung in den letzten Jahrzehnten deutlich geschrumpft. Am stärksten in den USA, wo er sich von über 40 Prozent in den 1960er Jahren auf heute rund 20 Prozent halbiert hat.

Doch von dem bis heute erreichten niedrigen Niveau scheint es schwierig zu sein, die Zahlen weiter nach unten zu drücken. Und so gibt es unterschiedliche Angaben über die jüngste Entwicklung des Tabakkonsums. Neuere Studien aus Deutschland legen einen nochmaligen Rückgang vor allem bei den Jüngeren nahe. In Spanien stieg die Zahl der verkauften Zigaretten dagegen zuletzt sogar wieder leicht an. Ein ähnlicher Trend ist in Großbritannien zu erkennen. Auch hier hat die erneute Verschärfung der Rauchergesetze nicht dazu geführt, dass der Abwärtstrend der letzten Jahrzehnte fortgesetzt wurde.

Waren die frühen Aktionen gegen das Rauchen noch mit dem Nichtraucherschutz und der Information über gesundheitliche Risiken des Rauchens begründet, stehen heute Abschreckung und Verbot im Vordergrund. Dabei werden die Maßnahmen in einigen Fällen so weit auf die Spitze getrieben, dass das Rauchen, obgleich de jure noch legal, faktisch illegal wird. Im US-Bundesstaat Ohio müssen Raucher, die auf der Straße vor ihrem Arbeitsplatz rauchen wollen, mindestens sechs Meter Abstand zu ihrem Arbeitsplatz halten. In einigen kalifornischen Gemeinden ist es, mit Verweis auf den Nichtraucherschutz, mittlerweile sogar schon untersagt, in den eigenen vier Wänden zu rauchen. Wer also weder ein freistehendes Haus besitzt noch einen Balkon, dem bleibt nicht einmal mehr der Gang in den Park, denn auch dort darf in vielen kalifornischen Gemeinden nicht mehr geraucht werden. Selbst wenn es Rauchern gelingen sollte, einen lauschigen Platz zu finden, wo sie weit und breit niemanden mit noch so mikroskopisch kleinen Rauchpartikeln belästigen können, eine Gefahr für die Allgemeinheit bleiben sie trotzdem.

Denn Passivrauchen bzw. Second-Hand-Smoke war gestern, heute dagegen werden Raucher, die mit Rücksicht auf Partner und Kinder zum Qualmen auf den Balkon oder vor die Tür gehen, mit Forschungsergebnissen zum Third Hand Smoke traktiert. Wissenschaftler des Deutschen Krebsforschungszentrums warnen schon seit Jahren vor den Gefahren toxischer Partikel, die sich nicht nur in Räumen, in denen regelmäßig geraucht wird, sondern selbst in der Kleidung und den Haaren von Rauchern wiederfänden. Jonathan Winickoff vom Massachusetts General Hospital for Children in Boston sieht vor allem die Kinder von Rauchenden als Leidtragende des Third Hand Smoke. Er gibt frischgebackenen Eltern, die glauben, nur weil sie ihrem Baby den Rauch ihrer Zigarette nicht ins Gesicht pusten, hätten sie schon alles richtig gemacht, Folgendes mit auf den Weg: »Wenn Sie in Kontakt mit Ihrem Baby kommen, dann kommt dieses wiederum mit den Giften in Kontakt – ob Sie gerade rauchen oder nicht.«[22] Die Entdeckung des Third Hand Smoke lässt offensichtlich nur noch eine Schlussfolgerung zu: Raucher sind toxisch, egal, ob sie im Moment rauchen, geraucht haben oder rauchen werden. Das Verbot von Zigaretten und die strafrechtliche Verfolgung von Rauchern erscheinen da als die einzig konsequente Weiterführung dieser Politik.

»Präventionsprogramme gleichen Kreuzzügen, ihre Logik ist die der antizipierenden Säuberung: Gegen welches Übel auch immer sie antreten, es soll eliminiert werden. Selbst wenn ein endgültiger Sieg den Protagonisten utopisch erscheint und sie sich mit bescheideneren Vorgaben zufriedengeben, als regulative Idee leitet dieses Ziel ihre Praxis«, schreibt der Soziologe Ulrich Bröckling.[23] Sieht man sich das Beispiel Rauchen an, dann kann man dem nur zustimmen.

Bis vor wenigen Jahren war in den USA davon die Rede, Übergewicht sei dabei, das Rauchen als mutmaßlich häufigste Todesursache abzulösen. Diese Ansicht gilt mittlerweile als überholt. Das staatliche Gesundheitsinstitut CDC hat die Zahlen deutlich nach unten korrigiert und den Risikofaktor Übergewicht in der Statistik auf die hinteren Plätze verwiesen. Was dagegen das Interesse der Medien und die Aufmerksamkeit der Politik angeht, wurde der Risikofaktor Rauchen schon vor Jahren vom Übergewicht abgehängt.

Adipositas-Experten sehen die Maßnahmen der Tabakprävention als Vorbild für den Kampf gegen die neue Volkskrankheit. Das Argument geht – kurz gesagt – so: Übergewicht sei fast genauso gefährlich wie das Rauchen. Aber während die Zahl der Raucher seit Jahren zurückgehe, steige die Zahl der Übergewichtigen immer weiter an. Beim Rauchen habe es lange gedauert, bis die Öffentlichkeit endlich von den Gefahren überzeugt gewesen sei. Das könnten wir uns beim Übergewicht nicht noch mal leisten. Zwar wüssten wir, dass Maßnahmen zur Bekämpfung des Übergewichts nicht sonderlich populär sind. Und wir gestünden uns auch ein, dass wir selbst noch nicht so genau wüssten, wodurch der Anstieg des Übergewichts bedingt sei und erst recht nicht, wie wir Übergewicht effektiv bekämpfen könnten. Aber wir haben keine Zeit zu verlieren und fangen deshalb trotzdem schon mal an.

Führende deutsche Adipositas-Experten haben dieses Dilemma in einem Artikel für das *Ärzteblatt* mal so ausgedrückt:

»Die Maßnahmen im Kampf gegen das Übergewicht entsprechen (...) nicht den gegenwärtig häufigen Wertvorstellungen und Wünschen der Menschen, die eher durch Gewinn, Konsum, Genuss und Lebensfreude charakterisiert seien. Die genannten Strategien würden deshalb zu erheblichen Einschnitten in die Gesellschaft führen. Hiervon wären nicht nur übergewichtige, sondern auch normalgewichtige Personen betroffen. Keine der genannten Maßnahmen hat eine ausreichende wissenschaftliche Evidenz. Aber die bisherigen Präventionsstrategien zur Bekämpfung des Rauchens deuten darauf hin, dass nicht immer gewartet werden muss, bis sich eine spezifische Maßnahme als nachweislich wirksam herausstellt.«[24]

Ähnlich argumentiert die Gesundheitsexpertin Illona Kickbusch, die selbst jahrelang bei der Weltgesundheitsorganisation (WHO) gearbeitet hat. Sie drückt das Problem in einem Interview für den Deutschlandfunk folgendermaßen aus:

»Das Adipositas-Problem ist in gewisser Weise sehr viel komplizierter als das Rauchen, wo es um ein Produkt geht, einen

Glimmstengel, den ich rauche oder nicht rauche. (...) Zugleich hat es auch beim Tabak über 50 Jahre gebraucht, bis wir wirklich wussten, in welchen Bereichen der Gesellschaft wir am besten eingreifen müssen, und ich glaube, auch bei Adipositas werden wir teilweise diese Erfahrungen erst machen, obwohl ich glaube, hier können wir uns keine 50 Jahre mehr leisten, hier müssen wir sehr viel schneller handeln, als wir es beim Rauchen getan haben.«[25]

Dass sich die Phänomene Rauchen und Adipositas nicht wirklich miteinander vergleichen lassen, wie Kickbusch immerhin eingesteht, scheint für die Praxis keine große Rolle zu spielen. Viel entscheidender ist, dass man beim Rauchen schon Erfahrungen damit gesammelt hat, wie eine erfolgreiche Kampagne gegen gesundheitsschädigendes Verhalten aufgezogen werden kann. Und so sind die Maßnahmen, die derzeit gegen Fehlernährung – und Übergewicht als deren mutmaßliche Folge – ergriffen werden, allesamt der Tabakprävention nachempfunden.

Beispiel Warnhinweis: Seit einigen Jahren gibt es nun schon eine Debatte darum, wie Informationen über die Zusammensetzung von Lebensmittelprodukten gestaltet werden sollen. Genügt es, die Inhaltsstoffe und die Kalorienzahl anzugeben, so dass sich jeder selbst ein Bild machen kann; oder ist es, wie Gesundheitsexperten glauben, notwendig, durch eine gut sichtbare Farbgebung den Konsumenten mitzuteilen, ob ein Produkt als gesund oder als ungesund eingestuft wurde?

In Großbritannien hat man sich dafür entschieden, durch eine sogenannte Lebensmittelampel Nahrungsmittel in gut und böse einzuteilen. Ein ähnliches System ist nach wie vor auch in Deutschland im Gespräch.

Doch weil Nahrungsmittel, jedenfalls dann, wenn es sich nicht um Rohprodukte handelt, immer aus einer Vielzahl von Bestandteilen bestehen, ist das mit der Farbgebung gar nicht so einfach. In Großbritannien hat man sich dafür entschieden, vier Kategorien auszuwählen: Zucker, Fett, gesättigte Fettsäuren und Salz.

Bei Grün ist alles super, bei Gelb ist schon Vorsicht geboten, und von zu viel Rot sollte man lieber ganz die Finger lassen. Das Problem an der Kennzeichnung ist, dass jeder einzelne der Lebensmittelbestandteile für sich genommen wichtig und unersetzlich ist. Ohne Fett, gleich ob tierisch oder pflanzlich, gesättigt oder ungesättigt, lässt sich genauso wenig leben wie ohne Zucker. Denn Zucker ist ja nicht einfach nur der weiße Raffinadezucker, sondern ein Kohlenhydrat, das als Laktose in Milch und als Fruchtzucker in Obst und Säften enthalten ist. Auch Salz ist sowohl aus geschmacklichen als auch aus ernährungsphysiologischen Gründen unverzichtbar. Die Frage, was als zu viel gilt, ist dabei vielmehr eine des individuellen Geschmacks oder der kulturellen Prägung als eine gesundheitliche.

Gegenüber der Tabakprävention, die ein isoliertes Produkt zum Gegner hatte, haben es die Gesundheitsschützer im Fall der Adipositas-Prävention mit einer komplexen Vielfalt von Stoffen zu tun, die in unzähligen Kombinationen auftreten und die größtenteils für eine ausgewogene Ernährung unersetzlich sind. Eine Einteilung in wenige Kategorien zeugt dagegen von einer großen Hilflosigkeit.

Das System, so wie es nach britischem Vorbild auch in Deutschland eingeführt werden soll, ist zudem noch nicht einmal in der Lage, die ohnehin viel zu simplen Faustregeln einer gesunden Ernährung richtig wiederzugeben. Schlecht abschneiden nämlich nur ein Teil der Produkte, die gemeinhin als gesundheitsschädlich gelten: zum Beispiel Schokoriegel, denn die sind fettig und süß und können nur in der Salzkategorie punkten: also dreimal rot und einmal grün. Auch viele Fertiggerichte kommen nicht gut weg, denn allein der üppige Käsebelag auf der Pizza steht für drei rote Ampeln: zweimal beim Fett und einmal beim Salz. Limonaden dagegen, die unter Gesundheitsexperten als dringend tatverdächtig in Sachen Übergewicht geführt werden, signalisieren gleich dreimal freie Fahrt: Lediglich beim Zucker steht die Ampel auf Rot. Auch Fruchtsäfte zeigen dreimal Grün und einmal Rot, denn Fruchtzucker ist ja auch Zucker, und deshalb enthält Fruchtsaft mindestens so viele Kalorien wie Cola. Auch der naturtrübe Apfelsaft aus dem Reformhaus ist ein Dickmacher! Den Zähnen schadet der Fruchtsaft möglicherweise sogar noch mehr als die Zuckerbrause, da die Kombination aus süß und sauer als besonders aggressiv gilt. Insofern ist es aus Gründen der Übergewichts- oder der Kariesprävention nicht einmal inkonsequent, wenn es nach der Ampelkennzeichnung keinen Unterschied macht, ob man seinen Kindern frischgepressten Orangensaft oder Cola zu trinken gibt. Und dennoch würde diese Kennzeichnung in der Bevölkerung mit Sicherheit auf breite Ablehnung stoßen. Denn Obstsäfte gelten als Naturprodukt und als wichtige Vitaminquelle, Cola dagegen als künstliches Zuckerwasser ohne jeden Nährwert.

Angesichts solcher Schwierigkeiten davon zu sprechen, die Ampel ermögliche es den Menschen, sich beim täglichen Einkauf darüber zu informieren, ob ein Produkt gesund oder ungesund ist, ist völlig absurd. Im Gegenteil, die Lebensmittelampel wird wahrscheinlich mehr Schaden als Nutzen anrichten. Sie wird für Verwirrung statt für Klarheit sorgen und so die Verbraucher weiter verunsichern. Zu befürchten ist nämlich, dass noch mehr Menschen beim Einkaufen ein schlechtes Gewissen bekommen und bestimmte Produkte, die sie gerne essen, die aber aufgrund willkürlicher Kriterien als ungesund eingestuft wurden, entweder gar nicht mehr oder nur mit Reue verzehren. Auch der soziale Druck auf Übergewichtige würde weiter steigen. Schon heute meiden viele Übergewichtige Fast-Food-Ketten, weil sie die Blicke der anderen, nach dem Motto – »kein Wunder, dass die so fett ist« – nicht ertragen. Durch eine Lebensmittelampel könnte dasselbe Schicksal jetzt auch im Supermarkt drohen.

Sollte sich die Ampel erst einmal durchsetzen, dann steht zu befürchten, dass das noch nicht das Ende vom Lied war. Denn dass die Bevölkerung mit Hilfe der Ampel dünner wird, glauben selbst die größten Befürworter der Ampel nicht. Das Beispiel der Anti-Tabak-Prävention zeigt aber, dass – ein entsprechendes gesellschaftliches Klima vorausgesetzt – nicht lange gewartet wird, bis die Maßnahmen radikalisiert werden. Warnhinweise auf Lebensmitteln wären der nächste logische Schritt. Beim Gang durch den Supermarkt könnten wir dann zukünftig womöglich Folgendes lesen: »Der Verzehr dieses Schokoriegels kann zu Übergewicht und Schlaganfällen führen«, oder: »Dieses Schinken-Käse-Sandwich lässt ihre Haut altern.«

Mit der Zeit dürften die Warnhinweise noch drastischer werden. Vielleicht heißt es dann bald schon auf der Verpackung von Schokoladenflakes schlicht: »Choco Pops töten!« Und wer weiß, vielleicht sehen wir in einigen Jahren auf der Verpackung der Kinderschokolade statt eines breit lächelnden Jungen mit Oliver-Bierhoff-Frisur ein von Karies zerfressenes Kindergebiss. Von den Coladosen grüßen dann statt des geschwungenen Schriftzugs bald Bilder von amputierten Beinen, die uns daran erinnern sollen, dass ein durch Übergewicht und Fehlernährung ausgelöster Diabetes im fortgeschrittenen Stadium zu Amputationen der Extremitäten führen kann. Oder wir finden auf der Pizzaschachtel Bilder von aufgeschnittenen Mägen, die uns die leidvolle Erfahrung einer Magenverkleinerung vor Augen führen sollen, die uns beim Konsum von zu vielen Tiefkühlpizzas unweigerlich droht.

In Großbritannien warnt die British Heart Foundation schon heute auf großen Plakaten vor dem Konsum von Kartoffelchips. Darauf ist eine junge Frau zu sehen, die aus einer großen Plastikflasche Küchenöl trinkt. Das Öl läuft ihr in einem breiten Strom über das Kinn und die Mundwinkel den Hals herunter und bekleckert ihr T-Shirt. Das Bild soll Ekel auslösen und schockieren. Die Botschaft ist klar: Kartoffelchips sind eklig, und wer viel davon isst, ist es auch. Neben dem Bild steht zu lesen: »Was in Kartoffelchips drin ist, stopfst auch du in dich rein«, und darunter, etwas kleiner: »Wussten Sie, dass manche Sorten Kartoffelchips bis zu 33 Prozent Küchenöl enthalten?«

Doch nicht nur in Großbritannien wird auf Schockwerbung gegen »ungesunde« Lebensmittel gesetzt. Wer einmal einen

Blick auf die Informationsseiten seiner Krankenkasse wirft, der findet dort ganz ähnlich aufbereitete Informationen. Auf der Webseite der AOK beispielsweise lässt sich unter dem Menüpunkt »Tschüss ihr Pfunde« ein Computerspiel mit Namen »Fettjagd« anklicken: Darin muss eine schlanke Frau »Fettfallen« (Currywurst, Pommes, Fertigpizza, Schokoriegel und Eisbecher) durch Ausweichbewegungen entgehen und gleichzeitig versuchen, »gute« Lebensmittel (Obstkörbe, Vollkornbrötchen, fettarme Joghurts und Gummibärchen) einzusammeln. Während die »guten Lebensmittel« Punkte einbringen, führt der Kontakt mit den »Fettfallen« dazu, dass die anfangs noch schlanke und bewegliche Frau immer dicker und unbeweglicher wird. Diese Unbeweglichkeit verhindert einerseits, dass die gesunden Nahrungsmittel erreicht werden können, und andererseits, dass den »Dickmachern« ausgewichen werden kann. Am Ende heißt es dann scheinbar ganz wie im richtigen Leben: Game Over.

Auch bei anderen Maßnahmen gegen ungesunde Lebensmittel wird dem Beispiel der Tabakprävention nachgeeifert. Beispiel Steuern. In den USA wird seit Jahren eine sogenannte Twinkie Tax, also eine »Keks-Steuer« auf Süßwaren und andere als ungesund eingestufte Lebensmittel, diskutiert. Auch in Deutschland wurden wiederholt von Politikern fast aller Parteien, aber auch vom Präsidenten der Bundesärztekammer, Jörg-Dietrich Hoppe, Forderungen laut, auf ungesunde Lebensmittel den erhöhten Mehrwertsteuersatz von 19 Prozent zu erheben. Doch diese Steuererhöhung würde allein dem Finanzministerium nutzen. Eine Veränderung des Konsumverhaltens ließe sich mit dieser vergleichsweise niedrigen Steuer sicher nicht erreichen.

Eine in der Höhe mit der Tabaksteuer vergleichbare Abgabe auf Chips, Cola und Schokoriegel allerdings würde wohl tatsächlich zu einem Rückgang des Konsums solcher Produkte führen. Doch ist es zulässig, alles, was nach der sich ständig ändernden Meinung der Ernährungswissenschaften gerade als schädlich gilt, mit massiven Strafsteuern zu belegen?

In Großbritannien ist die Idee aufgekommen, Gemüsegutscheine an Bedürftige zu verteilen. Da es in den Armenvierteln der Großstädte aber häufig gar keine Läden gibt, die frisches Obst oder Gemüse anbieten und ohne eigenes Auto erreichbar sind, sollen die Bedürftigen den Transport und die Verteilung der Vitaminbomben selbst organisieren: ehrenamtlich versteht sich. Man darf nicht vergessen: Es geht hier um eines der reichsten Länder der Erde und nicht um ein Entwicklungsland, in dem es nötig wäre, die Bevölkerung mit Gutscheinen und dem selbstorganisierten Transport von Lebensmitteln vor Mangelernährung zu bewahren. Wenn der freie Markt nicht in der Lage ist, die Bevölkerung mit Grundnahrungsmitteln zu versorgen, muss der Staat einspringen und eine entsprechende Infrastruktur bereitstellen. Und was die Idee mit den Gemüsegutscheinen angeht: Gutscheine sind stigmatisierend und allenfalls als Übergangslösung nach Kriegen oder Naturkatastrophen akzeptabel: also nur dann, wenn ein echter Mangel besteht und alle davon betroffen sind.

Nicht Gutscheine, sondern mehr Geld für Niedriglohnbeschäftigte und Sozialhilfeempfänger heißt deshalb die Lösung. Jeder muss in einem Land, das in der Lage ist, von heute auf morgen Kreditinstitute mit dreistelligen Milliardensummen zu versorgen, die finanzielle Möglichkeit haben, eine große Bandbreite an Lebensmitteln zu konsumieren. Und gleichzeitig muss es in einer Demokratie möglich sein, unabhängig von Ansehen und Person selbst zu entscheiden, was auf den Tisch kommt.

Essstörungen und Gewichtsdiskriminierung – Die Kollateralschäden im »War on Fat«

Nach Angaben der Bundeszentrale für gesundheitliche Aufklärung (BZgA) sind bundesweit mehr als 100 000 Frauen zwischen 15 und 35 Jahren von Magersucht und 600 000 Frauen von Ess-Brech-Sucht betroffen. Etwa jede zehnte Magersüchtige überlebt ihre Erkrankung nicht, schätzt die Organisation. Die Zahl ist vor allem deswegen erschreckend, weil es sich hier ganz überwiegend um sehr junge Frauen und Mädchen handelt.

Dazu passt das Ergebnis einer ebenfalls von der BZgA in Auftrag gegebenen Umfrage, in der 56 Prozent der befragten 13- und 14-Jährigen erklärten, sie fühlten sich zu dick.[26] Nach einer Untersuchung des Münchner »Therapiezentrums für Essstörungen« macht bereits unter den sieben- bis zehnjährigen Mädchen jede Vierte Diäten, bei den Sieben- bis 15-Jährigen ist es sogar schon jede Zweite.[27]

Der Zusammenhang zwischen Essstörungen und der Angst vor Übergewicht ist offensichtlich. Zwar spielen persönliche Krisen, familiäre Konflikte, sexuelle Missbrauchserfahrungen, Versagensängste und Leistungsdruck eine große Rolle bei der Entstehung von Essstörungen. Doch das extrem repressive Schönheitsideal und die allgegenwärtige Diskriminierung von Übergewichtigen sind zu einem erheblichen Teil für die Zunahme von Essstörungen in jüngster Zeit verantwortlich.

Dass junge Menschen und ganz besonders junge Frauen nicht dick werden wollen, liegt auf der Hand, denn Übergewichtige werden in jedem Bereich des öffentlichen Lebens diskriminiert. Los geht es spätestens mit der Einschulung. Schon Grundschüler geben an, lieber mit einem behinderten oder körperlich entstellten Kind befreundet zu sein als mit einem übergewichtigen, wie erst kürzlich wieder eine Studie der Uni Tübingen feststellte.[28] Leider sieht es bei ihren Lehrerinnen und Lehrern nicht unbedingt besser aus. Jeder zweite Grundschulpädagoge glaubt, dass mangelnde Selbstkontrolle und psychologische Probleme die Hauptursachen von Übergewicht seien. Eine andere Untersuchung fand heraus, dass jeder fünfte Lehrer der Meinung ist, übergewichtige Kinder seien unordentlicher, weniger erfolgreich und hätten häufiger Familienprobleme als normalgewichtige Kinder. Fatalerweise sind solche Klischees bei Sportlehrern besonders weit verbreitet.[29] Wie unter solchen Umständen übergewichtigen Kindern Spaß an Sport und körperlicher Bewegung vermittelt werden soll, bleibt schleierhaft. Solange sich die Einstellung der Sportpädagogen gegenüber dicken Kindern nicht grundsätzlich ändert, kann die immer wieder geäußerte Forderung nach einer dritten Sportstunde im Kampf gegen kindliches Übergewicht für die betroffenen Kinder nur als Drohung verstanden werden.

Mit verbaler Diskriminierung und abschätzigen Blicken im Alltag ist es aber längst noch nicht getan. Übergewichtige werden seltener eingestellt, verdienen weniger und werden seltener befördert. Vor allem Frauen sind von dieser Form der Diskriminierung betroffen. Eine Studie von US-amerikanischen und deutschen Wissenschaftlern fand heraus, dass adipöse Frauen in beiden Ländern etwa 20 Prozent weniger verdienen als normalgewichtige.[30] Adipöse schneiden auch bei Vorstellungsgesprächen wesentlich schlechter ab als normalgewichtige Kandidaten. Darauf verweisen experimentelle Studien in den USA. Die Auswirkungen sind auch hierbei für dicke Frauen schlimmer als für dicke Männer.[31]

Jeder vierte übergewichtige Angestellte in den USA berichtete, dass ihm eine betriebliche Krankenversicherung, die in den USA aufgrund des privatwirtschaftlich organisierten Gesundheitssektors besonders wichtig ist, vorenthalten worden sei. Jeder Sechste beklagt, aufgrund seines Gewichts entweder gekündigt oder unter Druck gesetzt worden zu sein, selbst zu kündigen.

Am schlimmsten sind die Vorurteile offensichtlich unter denjenigen, die Übergewichtigen eigentlich helfen sollten: den Ernährungsberatern. In einer US-amerikanischen Studie gaben 87 Prozent der befragten Ernährungsberater an, Adipöse seien zügellos, 74 Prozent glauben, sie hätten familiäre Probleme, und 32 Prozent vermuteten einen Mangel an Willenskraft hinter den vielen Kilos.[32]

In anderen Gesundheitsberufen sieht es leider nicht viel besser aus. In einer ebenfalls US-amerikanischen Studie wurden Krankenschwestern nach ihrer Einstellung gegenüber Menschen mit starkem Übergewicht befragt. 63 Prozent bejahten die Aussage, dass sich starkes Übergewicht allein durch Willenskraft besiegen ließe, 23 Prozent meinten, dass adipöse Menschen keinen Erfolg im Leben hätten, 43 Prozent bezeichneten adipöse Patienten als maßlos, 22 Prozent als faul. Die Vermutung, dass diese Einstellungen Auswirkungen auf die Versorgungsqualität schwergewichtiger Patienten haben könnten, scheint nicht besonders weit hergeholt. Und siehe da: 48 Prozent der befragten Krankenschwestern gaben an, dass sie sich in der Gegenwart adipöser Patienten unwohl fühlten. 31 Prozent würden es bevorzugen, adipöse Patienten überhaupt nicht versorgen zu müssen.[33]

Während es in den USA aber immerhin Anti-Diskriminierungs-Gesetze gibt, die Dicke zumindest auf dem Papier vor derartigen Benachteiligungen schützen, werden Übergewichtige in Deutschland durch Gesetze schlechter gestellt als ihre schlanken Mitmenschen. Adipöse Menschen werden in den meisten Bundesländern nicht verbeamtet. Das trifft längst nicht nur für Berufe mit hoher körperlicher Anforderung wie Polizei oder Feuerwehr zu, sondern zum Beispiel auch auf den Lehrerberuf. Die Lehrergewerkschaft GEW hat deswegen eigens eine Broschüre mit dem Titel »Der schlanke Staat will schlanke Beamt/innen« herausgebracht. Darin sind zahlreiche Fälle dokumentiert, bei denen angehenden Lehrerinnen und Lehrern allein aufgrund ihres BMI trotz teilweise hervorragender fachlicher Eignung die Verbeamtung verweigert wurde.

Doch nicht nur die Staatsdiener haben rank und schlank zu sein, auch die Almosenempfänger sollen sich ruhig ein bisschen am Riemen reißen, findet jedenfalls das Sozialamt in Lübeck. Es hat 2001 einer seiner Klientinnen die Gewichtsabnahme regelrecht verordnet. Einmal im Monat musste die 53-Jährige zu ihrem Arzt auf die Waage steigen; nur wenn die Pfunde purzelten, gäbe es weiterhin Geld, so die Drohung vom Amt. Die Betroffene ist Diabetikerin und deswegen arbeitsunfähig. Das Arbeitsamt aber war der Meinung, sie könne nach einer Diät wieder arbeiten. Die Ironie an der Geschichte: Einen Antrag auf Zuschuss für eine gemüsehaltigere Öko-Kost lehnte das Amt ab. Zur Begründung hieß es: »Gesunde Ernährung ist nicht teurer, sondern weniger Fleisch zu essen billiger.«[34] Ein Wunder, dass das Sozialamt ihrer adipösen Kundschaft die Leistungen nicht gleich generell kürzt. Dann kämen die Ärmsten wenigstens nicht in Versuchung, das Geld der Steuerzahler zur Ruinierung ihrer Gesundheit zu missbrauchen.

Angesichts dieser massiven Diskriminierung von Übergewichtigen sprechen manche bereits von einem neuen »Rassismus«. Der Vergleich erscheint auf den ersten Blick vielleicht überzogen. Doch wenn man sich ansieht, wie Übergewichtige im Alltag und sogar vor dem Gesetz benachteiligt werden, ist er womöglich gar nicht so unangebracht. Tatsächlich sind Adipöse von der sonst allgegenwärtigen Political Correctness weitgehend ausgenommen. Zur Überprüfung dieser These schlägt der Journalist Thilo Spahl folgendes Gedankenexperiment vor:

> »Probieren Sie es einmal aus: Sie sitzen mit Freunden im Straßencafé und schauen sich die Passanten an. Sie verweisen auf einen ›Neger‹, einen ›dreckigen Juden‹, einen ›Zigeuner‹, einen ›Kanaken‹, einen ›Spasti‹. Die Reaktionen werden eindeutig sein. Wenn Sie aber ein ›dickes Schwein‹ ausmachen, kann es Ihnen gut passieren, dass Sie nicht nur zustimmendes Nicken, sondern auch bekräftigende Äußerungen von der Art ›Echt widerlich!‹ ernten.«[35]

Dass die Diskriminierung Übergewichtiger gesellschaftlich kaum geächtet wird, liegt vor allem daran, dass 85 Prozent der Befragten der Überzeugung sind, Übergewicht sei selbstverschuldet, glaubt Anja Hilbert von der Universität Marburg. Sie hofft, dass sich die Vorurteile durch die Aufklärung über die komplexen Ursachen von Übergewicht abbauen lassen.

Die Entdeckung genetischer Ursachen ist insofern tatsächlich eine Entlastung für die Übergewichtigen, denn sie bewahrt sie vor Schuldzuweisungen und schafft die Voraussetzung für ihren Schutz vor Benachteiligungen durch Anti-Diskriminierungs-Gesetze.

Gleichzeitig birgt die Debatte um die genetischen Ursachen von Übergewicht aber auch Gefahren. Denn wenn Übergewicht allgemein als Folge eines Gen-Defekts angesehen würde, dann käme Adipösen der gesellschaftliche Status von Behinderten zu. Von Menschen also, die einerseits einen gesellschaftlichen Schutz vor Diskriminierung für sich in Anspruch nehmen dürfen, die aber andererseits immer noch mit dem Label, unvollkommen zu sein, leben müssen und deswegen auch nicht als gleichberechtigte Gesprächspartner wahrgenommen werden.

In den USA gibt es schon seit Ende der 1960er Jahre Bewegungen, die sich für die Akzeptanz übergewichtiger Menschen einsetzen. Sie fordern, Übergewicht und Adipositas nicht länger als einen Makel, eine Krankheit oder gar eine Epidemie zu betrachten, sondern als Teil einer Vielfalt von Körperformen. »We Come in All Sizes«, wir kommen in allen Größen und Formen, heißt der Leitspruch der National Association to Advance Fat Acceptance (NAAFA). Ziel von Betroffenenorganisationen wie der NAAFA ist es, die Akzeptanz von Körpern, gleich ob dick oder dünn, groß oder klein, schwarz oder weiß, zu fördern und aus der körperlichen Andersartigkeit keine Rückschlüsse auf das Verhalten, den Charakter oder eine besondere Hilfsbedürftigkeit abzuleiten.

Den Aktivitäten von Organisationen wie NAAFA ist es zu verdanken, dass die Diskriminierung Übergewichtiger in den USA mittlerweile in vielen Bundesstaaten und Gemeinden durch Gesetze und Verordnungen verboten wird. Außerdem haben es die Organisationen geschafft, dass Sport und Übergewicht nicht länger zwangsläufig als Gegensätze betrachtet werden.

In den USA haben mittlerweile sogar die staatlichen Gesundheitsbehörden diesen Trend erkannt und propagieren unter dem Motto »Health at Any Size« Sportprogramme speziell für Adipöse. In Deutschland dagegen heißt es von offizieller Seite immer noch »Fit statt Fett«. Dass ein solcher Slogan nicht nur diskriminierend, sondern auch demotivierend wirkt, scheint in den Köpfen der Verantwortlichen noch nicht angekommen zu sein. Immer noch gilt hierzulande körperliche Betätigung vor allem als ein Mittel zur Gewichtsabnahme, und Übergewichtige gelten im Umkehrschluss als Bewegungsmuffel.

Höchste Zeit also, dass auch in Deutschland die Interessen der Dicken lautstark artikuliert werden und ihr Bild in der Gesellschaft verbessert wird. Mittlerweile ist die »Fat-Acceptance-Bewegung« auch hier angekommen. Die Gesellschaft gegen Gewichtsdiskriminierung arbeitet nun schon seit einigen Jahren daran, das Image der Übergewichtigen hierzulande zu verbessern. Auf ihrer Webseite fordert sie, »dass Vorurteile basierend auf Gewicht nicht besser und anders« behandelt werden sollen »als Vorurteile basierend auf Hautfarbe, Geschlecht, Religion, Körperbehinderung oder sexueller Orientierung«.

Lebensfreude
statt schlechten Gewissens

Viel ist nicht übriggeblieben von der »Übergewichts-Epidemie«. Weder ist Übergewicht ein Killer, noch sind die gegenwärtigen Grenzwerte medizinisch gerechtfertigt. Hinter der Nachricht von mehr als einer Milliarde Übergewichtigen weltweit und mehr als 50 Prozent Übergewichtigen in Deutschland stehen Zahlen ohne Aussagekraft. Diese Menschen sind weder krank, noch laufen sie Gefahr, krank zu werden: Von ihrer Behandlung profitiert nicht ihre Gesundheit, sondern allein die Bilanzen der Pharma- und der Diätindustrie.

Die neue Gesundheitsnorm, die in der öffentlichen Diskussion in erster Linie eine Gewichtsnorm ist, verpflichtet uns unter Androhung des wirtschaftlichen Zusammenbruchs und des Endes sozialstaatlicher Daseinsfürsorge dazu, uns wie Vorzeigeathleten zu verhalten. Das ist nicht nur anmaßend, sondern auch ungerecht. Denn unser Körpergewicht hat, von Extremwerten auf beiden Seiten der Skala abgesehen, nichts mit unserer Gesundheit und nur sehr bedingt etwas mit unserem Verhalten zu tun. Und es liegt mit Sicherheit nicht an unserem Bauchumfang, wenn der Staatshaushalt und die Krankenkassen pleite sind. Eher schon an der mittlerweile über drei Jahrzehnte währenden Politik der Umverteilung von unten nach oben: der Vergesellschaftung von Verlusten und der Privatisierung von Gewinnen.

Umgekehrt ist es wohl kein Zufall, dass Übergewicht gerade jetzt ins Visier der Sozial- und Gesundheitspolitiker gerät. Die teuren Dicken passen ins Konzept einer Politik, die unter dem Stichwort Eigenverantwortung Lebensrisiken privatisiert und Krankheit und Armut als selbstverschuldet porträtiert.

Alle Behauptungen, die im Kampf gegen das Übergewicht geäußert werden, sind ökonomisch, politisch, kulturell und persönlich motiviert. Denn wenn – wie der Kabarettist Eckart von Hirschhausen schreibt – Wissenschaft nur der aktuelle Stand des

Irrtums ist, dann hängt der Stand dieses Irrtums immer auch von gesellschaftspolitischen Auseinandersetzungen und den persönlichen Interessen der Beteiligten ab.

Gleichzeitig sind die Themen Körpergewicht und Ernährung gute Beispiele dafür, dass manche Dinge durch mehr Wissen manchmal nicht einfacher, sondern immer komplizierter werden. Das scheint besonders für chronische Krankheiten zu gelten, die der Medizin weiterhin viele Rätsel aufgeben.

Wenn wir auch nicht mit letzter Sicherheit sagen können, wo die überflüssigen Pfunde herkommen, und vor allem nicht, wie wir sie wieder loswerden, lässt sich dem Ganzen dennoch auch Positives abgewinnen. Denn zu wissen, dass man nichts weiß, hat auch sein Gutes. So müssen wir wenigstens nicht länger in den sauren Apfel beißen, wenn er uns nicht schmeckt. Weder vor unserer Wurstsemmel auf unserem Teller noch vor den Rettungsringen um unsere Bäuche müssen wir uns fürchten. Zwar haben wir das Geheimnis des ewigen Lebens noch nicht gefunden, dafür können wir uns aber zufrieden zurücklehnen und endlich mal feststellen, dass wir nicht nur immer dicker werden, sondern auch immer älter und immer seltener krank. Und das ist doch für den Anfang schon mal gar nicht so schlecht!

Leider sieht das aber die Mehrheit in den Ministerien und den Gesundheitsinstituten anders, und deshalb wird der Kampf gegen das Übergewicht mit den alten Drohszenarien und den bekannten Nebenfolgen unvermindert weitergeführt. Zwei Schwerpunkte im Kampf gegen die »Übergewichts-Epidemie« sind dabei besonders bedenklich. Erstens die Verteufelung von vermeintlich dickmachenden Lebensmitteln und zweitens die Maßnahmen im Kampf gegen Übergewicht bei Kindern.

Die Kampagnen gegen dickmachende Lebensmittel werden nicht dazu führen, dass die Menschen gesünder oder dünner werden, wobei gar nicht oft genug betont werden kann, dass dies keine Synonyme sind. Stattdessen steht zu befürchten, dass diejenigen, die – gleich, ob aus Geldmangel oder aus Geschmacksgründen – auf diese Lebensmittel nicht verzichten wollen, in der

Öffentlichkeit unter Druck geraten. Das gilt besonders für Übergewichtige, die dann noch stärker als jetzt schon in ihrem Alltag unter Beobachtung stehen und sich für ihren Konsum werden rechtfertigen müssen.

Im Kampf gegen Übergewicht wird gerne betont, wie wichtig es sei, bei den Kleinsten anzufangen. Denn bekanntermaßen hätten dicke Kinder ja nun mal keine Zukunft. Leider wird dabei nicht bedacht, dass genau diese Behauptung zur selbsterfüllenden Prophezeiung wird. Denn wenn die trüben Zukunftsaussichten dicker Kinder permanent wiederholt werden, dann glauben die Kinder es irgendwann selbst und nicht nur sie, sondern auch alle, die mit ihnen zu tun haben: die Mitschüler, die Lehrer, die Ärzte, die späteren Arbeitgeber, im schlimmsten Fall sogar die eigenen Eltern. Der Druck, der auf dicke Kinder ausgeübt wird, verschärft nicht nur ihre Ausgrenzung, er belegt auch die Eltern mit dem Zwang, sich für das Gewicht ihrer Kinder rechtfertigen zu müssen.

Dass dicke Kinder glücklicher und zufriedener aufwachsen, wenn die Eltern sie nach außen abschirmen und ihr Gewicht in Schutz nehmen, erkennen mittlerweile auch angesehene Epidemiologen wie Bärbel-Maria Kurth vom Robert-Koch-Institut in Berlin. »Dicke Kinder kommen oft aus dicken Familien, die in der Nachbarschaft dicker Familien leben. Die haben eine Familienkultur, die für die Psyche gar nicht schlecht ist«, sagt Kurth dem Nachrichtenmagazin *DER SPIEGEL*.[1]

Kurth und ihre Kollegen haben allen Familien, deren Kinder am vom Robert Koch-Institut organisierten Kinder- und Jugendgesundheitssurvey KiGGS teilgenommen haben, einen Befundbrief nach Hause geschickt. Darin wiesen sie Familien mit adipösen Kindern behutsam auf die Möglichkeit einer Ernährungsberatung hin. Viele Eltern reagierten empört und verbaten sich die Einmischung in ihre Angelegenheiten. Doch statt den Eltern Uneinsichtigkeit vorzuwerfen, kann Kurth deren Reaktion sogar verstehen. Schließlich habe man den Eltern ja auch keine Lösungen anzubieten.

Leider ist diese Einsicht unter den Gesundheitsexperten nach wie vor eine Minderheitenmeinung. Die Mehrzahl schäumt immer noch beim Anblick dicker Kinder und möchte am liebsten mit möglichst drakonischen Maßnahmen bis hin zum Sorgerechtsentzug gegen die »unverantwortlichen« Eltern vorgehen.

Doch wenn der Kampf gegen das Übergewicht den Übergewichtigen offensichtlich mehr schadet, als er ihnen nützt, sollte man ihn dann nicht besser einfach einstellen? Wäre dann im Prinzip nicht alles wieder in Ordnung? Könnten wir uns dann nicht endlich entspannt zurücklehnen und rund und zufrieden weiterleben?

Die Antwort darauf ist nicht so einfach. Den Übergewichts-Hype genauso schlagartig abzublasen, wie er vor rund zehn Jahren aufgeblasen wurde, ist sicher keine schlechte Idee. Doch mit abblasen allein ist es wohl nicht getan. Denn in Ordnung ist eigentlich gar nichts, wenn es ums Thema Essen und Gewicht geht. Das liegt allerdings nicht daran, dass wir uns alle falsch ernähren und zu dick sind, sondern daran, dass so viele das wirklich glauben. Viel zu viele Menschen sind mit ihrem Körper nicht zufrieden, fühlen sich zu dick, haben Angst vor krank machender Ernährung und essen nicht das, was ihnen schmeckt, sondern das, was angeblich schlank und gesund hält. Viel zu viele Menschen hangeln sich, unabhängig davon, wie viel sie wirklich auf die Waage bringen, von Diät zu Diät und werden dabei am Ende meistens nur dicker und vor allem unzufriedener.

Für sie alle gilt: Nicht wer nach willkürlichen Kriterien als zu dick definiert wurde, leidet unter seinem Gewicht, sondern derjenige, der sich zu dick fühlt. Und an diesem »Sich-zu-dick-Fühlen« hat die Diskussion um die Gefahren und Kosten des Übergewichts mindestens einen ebenso großen Anteil wie das allgegenwärtige Schönheitsideal.

Die Schuld an diesem Debakel allerdings allein den Kampagnen der Bundesregierung und der Pharmaindustrie oder der Modeindustrie mit ihren magersüchtigen Models in die Schuhe zu schieben greift zu kurz. Denn hinter dem kollektiven Unbehangen mit dem eigenen Körper steckt ein sehr viel tiefer gehendes gesellschaftliches Problem: der wachsende Leistungsdruck einer Gesellschaft, die ihren Mitgliedern ein stetiges Höher, Schneller, Weiter abverlangt. Eine Gesellschaft, die einerseits Konformität und unbedingten Anpassungswillen, andererseits Kreativität und Einzigartigkeit fordert. Eine Gesellschaft, in der die Konkurrenz nie schläft und die anderen immer schon schneller, schlanker, origineller und anpassungswilliger scheinen, als man es selbst je sein kann.

Während man im Berufsleben zunehmend weniger weiß, ob sich Anstrengung und Engagement für fremdbestimmte Aufgaben am Ende wenigstens auszahlen, ob der eigene Job die nächste Rationalisierungsrunde überlebt, ob man nach dem Praktikum übernommen wird, ob die Berufsausbildung oder das Studium nach dem Abschluss überhaupt noch irgendeinen Wert auf dem Arbeitsmarkt haben, ist der Körper das letzte Refugium, über das sich scheinbar noch selbstbestimmt verfügen lässt.

Der Körper ist unser Kapital, hatte Renate Künast einmal in einem Interview für den *SPIEGEL* gesagt. Mathias Heitmann drückt es in einem Beitrag für die Zeitschrift *NOVO* so aus: »Die Fixierung auf den eigenen Körper stellt in Wirklichkeit einen Rückzug aus der als feindlich und chancenarm wahrgenommenen Welt dar. Der Körper erscheint als der einzig verbliebene Bereich, um der eigenen Persönlichkeit Ausdruck zu verleihen.«[2] Wenn aber der eigene Körper zum einzigen Ort wird, mit dem sich Persönlichkeit noch ausdrücken lässt, dann kann er ebenso schnell zum Symbol des Scheiterns werden. Dann werden ein paar Kilos an der falschen Stelle schnell zur Katastrophe.

Dass es sich dabei nicht um ein individuelles, sondern um ein gesellschaftliches Problem handelt, zeigt das Beispiel erfolgreicher Geschäftsfrauen. Beinahe alle Frauen in Führungspositionen erfüllen die Gewichtsnormen. Für ihren Erfolg ist die richtige Figur mindestens so wichtig wie das richtige Auftreten und die richtige Qualifikation. Der Preis, den sie dafür zahlen, ist hoch: permanenter Verzicht und eiserne Disziplin, nicht nur im

Beruf, sondern auch in der Freizeit, sind dafür Voraussetzung. Viele von ihnen leiden unter Essstörungen.[3]

Neben der Zunahme von Essstörungen zeigt auch die steigende Zahl von Schönheitsoperationen, wie sehr Schönheitsideale als Voraussetzung für gesellschaftlichen Erfolg akzeptiert werden und wie viel Geld und Energie vor allem Frauen bereit sind, dafür zu opfern. Manche mögen die Zahl von rund 250 000 Magenverkleinerungen, die in den USA jährlich vorgenommen werden, für unfassbar hoch halten, angesichts von 11,5 Millionen Schönheitsoperationen, ist sie jedoch nur die Spitze des Eisberges Schönheitswahn.

Auch in Deutschland ist die Zahl der Schönheitsoperationen rasant auf mittlerweile über eine Millionen Eingriffe jährlich gestiegen. Nicht nur die Falten eitler Damen im gesetzten Alter werden dabei geglättet. Zehn Prozent der Operierten sind unter 20 Jahre alt. Und für Nachwuchs ist bereits gesorgt. Unter den Neun- bis 14-Jährigen wünscht sich jeder Fünfte eine Schönheitsoperation. Achtzig Prozent der Operierten sind Frauen, die dafür durchschnittlich 2000 Euro bezahlen.[4]

Nicht allein die falsche Figur, auch das falsche Essen wird heute zum Symbol des Scheiterns. Immer schon war Essen auch ein Mittel zur Abgrenzung. Während es aber früher vorrangig um die Exklusivität der Lebensmittel ging, stehen heute die Selbstbeherrschung und der kultivierte Ekel vor allem, was als Dick- oder Krankmacher verschrien ist, im Vordergrund. Das kann im Extremfall selbst wieder krank machen. Neben den klassischen Essstörungen wie Magersucht und Ess-Brech-Sucht oder den gezügelten Essern, die die Angst vor dem Dickwerden eint, spricht man mittlerweile von der Orthorexie als der krankhaften Angst vor ungesundem Essen.

Nicht an den gesundheitlich unbedenklichen Pfunden und dem Hirngespinst der Fehlernährung, sondern an der ganz konkreten Unzufriedenheit mit dem eigenen Körper und dem gestörten Verhältnis zum Essen sollte sich also etwas ändern. Spaß am Kochen und Essen, am Ausprobieren und am gemeinsamen

Experimentieren schon bei Kindern zu fördern; Kindern und Jugendlichen dabei zu helfen, den Umgang mit und das Verhältnis zum eigenen Körper zu reflektieren; die Vielfalt von Körpern anzuerkennen und zu schätzen, statt sie schon im Kleinkindalter in Kategorien zu pressen; Lebensfreude zu fördern, statt Leistungsdruck und schlechtes Gewissen zu vermitteln: Das alles wären würdige Ziele für den nächsten Nationalen Aktionsplan.

Dank

Dieses Buch wäre nicht möglich geworden ohne die Ratschläge und kritischen Anmerkungen von Menschen, die das Manuskript vorab gelesen und kommentiert haben. Dafür bedanken möchte ich mich bei meinen Eltern Annette und Bernd Schorb sowie bei Christian Jakob und Uwe Helmert. Mein besonderer Dank geht an Stephanie von Liebenstein für ihre stilistischen, aber vor allem auch inhaltlichen Anregungen. Danken möchte ich nicht zuletzt meiner Wohngemeinschaft für die Geduld, mit der sie meine geistige und physische Abwesenheit während der Schaffensphase ertragen hat.

Anmerkungen

Die Fettpanik und ihre fatalen Folgen

1 Hammes, Sascha: »Ihren Fitness-Ausweis, bitte!«, in: *DIE ZEIT* 27/2008

2 vgl. Onishi, Norimitsu: Japan, Seeking Trim Waists, Measures Millions, in: *New York Times* 13.06.2008

3 Bundesministerium für Ernährung, Landwirtschaft und Verbraucherschutz, Bundesministerium für Gesundheit: IN FORM. Deutschlands Initiative für gesunde Ernährung und mehr Bewegung. Nationaler Aktionsplan zur Prävention von Fehlernährung, Bewegungsmangel, Übergewicht und damit zusammenhängenden Krankheiten. Berlin 2008, S. 7

I. Wie das Übergewicht zur Epidemie erklärt wurde

1 vgl. Edwards, Phil/Roberts, Ian: Population adiposity and climate change, in: *The International Journal of Epidemiology* 2009, http://ije.oxfordjournals.org/cgi/reprint/dyp172v1: letzter Zugriff 31.5.2009

2 vgl. Popkin, Barry: The World is Fat. More people in the developed world are now overweight than hungry. How can the poorest fight obesity?, in: *Scientific American Magazine* 19.08.2007

3 vgl. Kuczmarski, Robert/Flegal, Katherine: Criteria for definition of overweight in transition: background and recommendations for the United States. *American Journal of Clinical Nutrition 72* 2000, S. 1074–1081

4 IASO: Annual Review 2003–2004
http://www.iaso.org/docs/pdf/review2003.pdf: letzter Zugriff 31.05.2009:
IASO: Annual Review 2004–2005
http://www.iaso.org/docs/pdf/IASO Prozent20Annual Prozent20Review Prozent202004-2005.pdf: letzter Zugriff 31.5.2009

5 vgl. Moynihan, Ray: Obesity task force linked to WHO takes »millions« from drug firms. *British Medical Journal 332* 2006, S. 1412

6 vgl. Rigby, Neville: IASO-Reponse. 19.06.2006. http://www.bmj.com/cgi/eletters/332/7555/1412-a#135983: letzter Zugriff 31.5.2009

7 vgl. Social Issues Research Center: Sponsoring obesity. http://www.sirc.org/articles/sponsoring_obesity.shtml 2004: letzter Zugriff 31.05.2009

8 vgl. Finer, M., u. a.: One-year treatment of obesity: a randomized, double-blind, placebo-controlled, multicentre study of orlistat, a gastrointestinal lipase inhibitor, in: *The International Obesity Journal 24* 2000, S. 306–313; James, Philip, u. a.: Effect of sibutramine on weight maintenance after weight loss: a randomised trial. STORM Study Group. Sibutramine Trial of Obesity Reduction and Maintenance, in: *The Lancet 357* 2000, S. 1287–1288

9 vgl. Blech, Jörg: Die Krankheitserfinder. Frankfurt am Main 2003, S. 87

10 vgl. *Handelsblatt:* Generika-Konkurrenz belastet Pfizer. 20.04.2007

11 vgl. WHO: Appropriate body-mass index for Asian populations and its implications for policy and intervention strategies. *The Lancet 363* 2004, S. 159–163

12 vgl. ebenda

13 Fettverliebt aus tiefster Seele, in: *DER SPIEGEL.* 43/1976, S. 114 ff.; Dicke Kinder: »Von allem zuviel«, in: *DER SPIEGEL* 52/1977, S. 54 ff.

14 vgl. Robert Koch Institut: Gesundheit in Deutschland. Berlin 2006, S. 114

15 vgl. Deutsche Gesellschaft für Ernährung: Ernährungsbericht 1992. Bonn, S. 36

16 vgl. Max Rubener Institut: 2. Nationale Verzehrsstudie. Karlsruhe 2008, S. XI

17 Spiekermann, Uwe: Übergewicht und Körperdeutungen im 20. Jahrhundert – Eine geschichtswissenschaftliche Rückfrage, in: *Schmidt-Semisch, Henning/Schorb, Friedrich: Kreuzzug gegen Fette.* Wiesbaden. 2008, S. 40

18 vgl. Wang, Youfa, u. a.: Will All Americans Become Overweight or Obese? Estimating the Progression and Cost of the US Obesity Epidemic. *Obesity Research 16* 2008, S. 2323–2330

19 vgl. Mokdad, Ali, u. a.: Actual Cause of Death in the United States, 2000,in: *Journal of the American Medical Association 291* 2004: 1238–1245

20 vgl. Flegal, Katherine, u. a.: Excess Deaths Associated With Underweight, Overweight, and Obesity, in: *Journal of the American Medical Association 293* 2005, S. 1861–1867

21 Flegal, Katherine/Graubard, Barry/Williamson, David: Methods of Calculating Deaths. Attributable to Obesity. *American Journal of Epidemiology 160* (4) 2004, S. 331–333; Flegal, Katherine, u. a.: Estimating deaths attributable to obesity in the United States, in: *American Journal of Public Health 94* (9) 2004, S. 1486–1489

22 vgl. Max Rubner Institut: Nationale Verzehrsstudie II. Ergebnisbericht Teil 1. Karlsruhe 2008, S. 22

23 vgl. Bender, Ralf, u. a.: Effect of Age on Excess Mortality in Obesity, in: *Journal of the American Medical Association 281 (16)* 1999, S. 1498-1504

24 vgl. Max Rubner Institut 2008: a. a. O., S. 158

25 vgl. Ruhm, Christopher: Current and Future Prevalence of Obesity and Severe Obesity in the United States. Forum for Economy and Health Policy, in: *The Berkley Electronic Press 10 (2)* 2007, S. 7

26 WHO: Diet, Nutrition and the prevention of chronic diseases. Genf 2003, S. 1f.

27 zit. nach *Greenpeace Magazin:* Tischgespräch mit Jean Ziegler. 01/2007

II. Der vergebliche Kampf der Weißkittel gegen die Wampe

1 Klotter, Christoph: Adipositas als wissenschaftliches und politisches Problem. Zur Geschichte des Übergewichts, Heidelberg 1990, S. 75

2 zit. nach Merta, Sabine: Wege und Irrwege zum modernen Schlankheitskult. Mainz 2003, S. 314

3 zit. nach ebenda, S. 290

4 vgl. *Annals of Internal Medicine:* Summaries for Patients Evaluation of the Major Commercial Weight Loss Programs 2005. http://www.annals.org/cgi/reprint/142/1/I-42.pdf: letzter Zugriff 31.5.2009

5 vgl. Heshka, Stanley u. a.: Weight Loss With Self-help Compared With a Structured Commercial Program, in: *Journal of the American Medical Association 289(14)* 2003, S. 1792–1798

6 Williamson, David/Pamuk, Elsie: The association between weight loss and increased longvity. A review of the evidence, in: *Annals of Internal Medicine 119* 1993, S. 731–736
Garrow, J.: Penalties of shifting weight. *British Medical Journal 311* 1995, S. 1653–1654

7 zit. nach Klotter, Christoph: Adipositas als wissenschaftliches und politisches Problem. Zur Geschichte des Übergewichts, Heidelberg 1990, S. 100

8 Pudel, Volker: Grundlagen des Essverhaltens, in: *Petermann, Franz/Pudel, Volker (Hrsg.): Übergewicht und Adipositas.* Göttingen 2003, S. 70

9 Wirth, Alfred: Adipositas: Epidemiologie, Ätiologie, Folgekrankheiten, Therapie. Berlin/Heidelberg 1997, S. 93

10 Pudel, Volker: Grundlagen des Essverhaltens, a. a. O., S. 71

11 vgl. Saul, Stephanie: Drug makers race to cash in on fight against fat. *New York Times* 03.04.2004

12 vgl. Finer, M., u. a.: One-year treatment of obesity: a randomized, double-blind, placebo-controlled, multicentre study of orlistat, a gastrointestinal lipase inhibitor, in: *International Journal of Obesity 24* 2000, S. 306–313

13 http://www.verbraucherzentrale-sachsen.de/UNIQ122547145532131/link11099A.html: letzter Zugriff 31.5.2009

14 vgl. WHO: Appropriate body-mass index for Asian populations and its implications for policy and intervention strategies, in: *The Lancet 363* 2004, S. 159–163

15 vgl. James, Philip, u. a.: Effect of sibutramine on weight maintenance

after weight loss: a randomised trial. STORM Study Group. Sibutramine Trial of Obesity Reduction and Maintenance, in: *The Lancet 357* 2000, S. 1287–1288

16 Koch, Klaus: Appetithemmer Sibutramin: Forderung nach Marktrücknahme,in: *Deutsches Ärzteblatt 99 (14)*, S. A-897

17 Stiftung Warentest: Schlankheitspille Reductil. Rücknahme gefordert. *test* 12/2003

18 vgl. http://www.adipositas-online.de/news-212.htm: letzter Zugriff 31.5.2009

19 vgl. *Deutsches Ärzteblatt:* Todesfälle nach Einnahme von Rimonabant. 04.06.2008 http://www.aerzteblatt.de/v4/news/news.asp?id=32597: letzter Zugriff 31.5.2009

20 vgl. Rucker, Diana, u. a.: Long term pharmacotherapy for obesity and overweight: updated meta-analysis, in: *British Medical Journal 335* 2007, S. 1194–1199

21 vgl. Hocking, M. P., u. a.: Jejunoileal bypass for morbid obesity. Late follow-up in 100 cases, in: *New England Journal of Medicine 308* 1983, S. 995–999

22 vgl. Flum, David, u. a.: Early Mortality Among Medicare Beneficiaries Undergoing Bariatric Surgical Procedures, in: *Journal of the American Medical Association 294* 2005, S. 1903–1908

23 vgl. Bray, George: The Missing Link – Lose Weight, Live Longer, in: *New England Journal of Medicine 357* 2007, S. 818-820

24 vgl. Herrmann, Sebastian: Fressen für die Forschung, in: *Süddeutsche Zeitung* 06.02.2007

25 Robert Koch Institut: Was essen wir heute? Ernährungsverhalten in Deutschland 2002, S. 125–130

26 vgl. Bundesforschungsanstalt für Ernährung und Lebensmittel: Nationale Verzehrsstudie. Karlsruhe 1987, S. 110 f./S. 224

27 DGE: Fettkonsum und Prävention ausgewählter ernährungsmitbedingter Krankheiten 2006, S. 310

28 DGE: »5 am Tag"-Kampagne: Wissenschaftliche Begründung, in: *Forschung, Klinik und Praxis* Heft 07/2001

29 vgl. Max Rubener Institut: 2. Nationale Verzehrsstudie. Karlsruhe 2008, S. 183 ff.

30 Burger, Kathrin: Die Vollkornlüge und andere Ernährungsmythen. Freiburg 2008, S. 60

31 Di Pietro, Loretta: Physical activity in the prevention of obesity: current evidence and research issues. *Medicine & Science in Sports & Exercise 31(11)* November 1999, S. 542–546

32 vgl. Yeoman, Barry: Weight Loss. The New Myths in: *The Oprah Magazine* 03/2006

33 vgl. Gangwisch, James, u. a.: Inadequate Sleep as a Risk Factor for Obesity: Analyses of the NHANES I, in: *SLEEP 28 (10)* 2005, S. 1289–1296

34 vgl. Spiegel, Karine, u. a.: Sleep Curtailment in Healthy Young Men Is Associated with Decreased Leptin Levels, Elevated Ghrelin Levels, and Increased Hunger and Appetite, in: *Annals of the Internal Medicine 141 (11)* 2004, S. 846–852; vgl. Taheri, Sharad, u. a.: Short Sleep Duration Is Associated with Reduced Leptin, Elevated Ghrelin, and Increased Body Mass Index, in: *PloS Medicine 1 (3)* 2004, S. 211–217

35 vgl. Hebebrand, Johannes/Simon, Claus Peter: Irrtum Übergewicht. München 2008, S. 95

36 vgl. Dempfle A., u. a.: Large quantiative effect of melanocortin-4 receptor gene mutations on body mass index. *Journal of Medical Genetics 41* 2004, S. 795–800

37 vgl. Hebebrand/Simon: Irrtum Übergewicht, a. a. O., S. 100f.

38 ebenda, S. 102

III. Die fettfeindliche Gesellschaft

1 Pape, Detlef/Schwarz, Rudolf/Gilessen, Helmut: Gesund – Vital – Schlank: Fettverbrennung, der Königsweg zur dauerhaften Fitness, raus aus der Insulinfalle. Köln 2001, S. 6

2 vgl. Miller, Geoffrey: The Mating Mind: How Sexual Choice Shaped the Evolution of Human Nature. London 2001

3 vgl. Kurz, Robert: Schwarzbuch Kapitalismus. Frankfurt am Main 1999, S. 159ff.

4 Darwin, Charles: Die Abstammung des Menschen und die geschlechtliche Zuchtwahl. Wiesbaden 1986, S. 148

5 Dreher, Walter: Die B-Bombe – Explosion auf dem Blauen Planeten. *FOCUS* 34/1993

6 zit. nach Basham, Patrick/Gori, Gio/Luik, John.: Diet Nation. Exposing the obesity crusade. London 2006. Klappentext

7 zit. nach Elliot, Francis, u. a.: David Cameron tells the fat and the poor: Take resposibility. *The Times* 08.07.2008

8 zit. nach ebenda

9 zit. nach Prince, Rosa (2008): Parents have no excuse for allowing kids to become overweight, Tories say. *The Telegraph* 27.08.2008

10 zit. nach ebenda

11 Bundesministerium für Ernährung, Landwirtschaft und Verbraucherschutz, Bundesministerium für Gesundheit: IN FORM. Deutschlands Initiative für gesunde Ernährung und mehr Bewegung. Nationaler Aktionsplan zur Prävention von Fehlernährung, Bewegungsmangel, Übergewicht und damit zusammenhängenden Krankheiten. Berlin 2008, S. 7

12 Roll, Evelyn: Der Hypochonder wacht auf. *Süddeutsche Zeitung.* 11./12.09.2004, S. 3

13 Künast, Renate: Jedes Kind ist unsere Zukunft. *Frankfurter Rundschau* 11.02.2005, S. 7

14 Nolte, Paul: Generation Reform. München 2004, S. 63

15 Steingart, Gabor: Deutschland. Der Abstieg eines Superstars. München 2005, S. 256 f.

16 Bourdieu, Pierre: Die feinen Unterschiede. Kritik der gesellschaftlichen Urteilskraft. Frankfurt am Main 1987, S. 315

17 Barlösisus, Eva: Soziologie des Essens. Weinheim/München 1999, S. 225

18 vgl. Lehmkühler, Stefanie:»Was bedeutet es, sich mit wenig Geld zu ernähren?« Ergebnisse einer Untersuchung in einem Gießener sozialen Brennpunkt sowie: Kamensky, Jutta: Ernährung und Sozialhilfe: Ergebnisse eines Forschungsprojektes, beide in: *Hofrichter, Petra/Altgeld, Thomas/Strube Helga: Suppenküche im Schlaraffenland. Armut und Ernährung von Familien und Kindern in Deutschland.* Hannover 2000, S. 29–36/S. 37–43; vgl. auch Barlösius, Eva/Feichtinger, Elfriede/Köhler, Barbara: Ernährung in der Armut. Gesundheitliche, soziale und kulturelle Folgen in der BRD. Berlin 1995

19 zit. nach Miller, Tobias/Thomsen, Jan: Expertin: Sarrazins Diät reicht aus. *Berliner Zeitung* 13.02.2008

20 vgl. Kersting, Mathilde/Clausen, Kerstin: Wie teuer ist eine gesunde Ernährung für Kinder und Jugendliche? Die Lebensmittelkosten der optimierten Mischkost als Referenz für sozialpolitische Regelleistungen. *Ernährungs Umschau* 09/2007, S. 508–513

21 vgl. Dremnowski, Adam: Fat and Sugar: An Economic Analysis. *The Journal of Nutrition 133* 2003, S. 838–840

22 vgl. Adams, Elizabeth/Grummer-Strawn, Laurence/Chavez, Gilberto: Food Insecurity is Associated with Increased Risk of Obesity in California Women. *The Journal of Nutrition 133* 2003, S. 1070–1074

23 vgl. Center on Hunger and Poverty: The paradox of hunger and obesity in America. http://www.frac.org/pdf/hungerandobesity.pdf: letzter Zugriff 31.5.2009
vgl. Townsend, Marilyn, u. a.: Food Insecurity is Positively Related to Overweight in Women. *The Journal of Nutrition 131* 2001, S. 1738–1745

IV. Keine Angst vor dicken Kindern!

1 vgl. Siem, Dorothea: Kinder haben Angst vor schlechten Noten. *DIE WELT* 26.09.2007

2 vgl. Rolland-Cachera, Marie, u. a.: Adiposity rebound in children: a simple indicator for predicting obesity. *American Journal of Clinical Nutrition 39* 1983, S. 129–135

vgl. Rolland-Cachera, Marie, u. a.: Body Mass Index variations: centiles from birth to 87 years. *European Journal of Clinical Nutrition 45* 1991, S. 13–21

3 Kromeyer-Hauschild, Kathrin, u. a.: Perzentile für den Body-Mass-Index für das Kindes- und Jugendalter unter Heranziehung verschiedener deutscher Stichproben. *Monatsschrift Kinderheilkunde 149* 2001, S. 807–818

4 vgl. Bernd, Christina: Gewichtiger Kurvenknick. *Süddeutsche Zeitung.* 27.05.2008

5 vgl. Ogden, Cynthia, u. a.: High Body Mass Index for Age Among US Children and Adolescents 2003–2006. *Journal of the American Medical Association 299 (20)* 2008, S. 2401–2405

6 vgl. Danielzik, S., u. a.: Parental overweight, socioeconomic status and high birth weight are the major determinants of overweight and obesity in 5–7-year old children. Baseline data of the Kiel Obesity prevention study (KOPS), in: *International Journal of Obesity 28* 2004, S. 1494–1502

7 vgl. Guo, Shumei: The predictive value of childhood body mass index. Values for overweight at age 35. *American Journal of Clinical Nutrition 59* 1994, S. 810–819

8 vgl. Viner, Russell/Cole, Tim: Adult socioeconomic, educational, social, and psychological outcomes of childhood obesity: A national birth cohort study, in: *British Medical Journal 330* 2005, S. 1354

9 Kurth, Bärbel-Maria/Ellert, Ute: Gefühltes oder tatsächliches Übergewicht: Worunter leiden Jugendliche mehr?, in: *Deutsches Ärzteblatt 105 (23)* 2008, S. 406–412

10 ebenda

11 vgl. Campos, Paul: The Diet Myth. New York 2004, S. 99–107

12 vgl. Martin, Nicole: Doctors: Obese children could be put into care, in: *The Telegraph* 18.07.2007

13 Fröhlich, Edmund: Kindesmisshandlung mit Pommes, in: *Süddeutsche Zeitung* 12.05.2007

14 vgl. Heseker, Helmut: Fachwissenschaftliche Analyse von Ernährungsthemen in Schulbüchern. Paderborn 2001, S. 8

15 Heseker, Helmut: Die Darstellung von Ernährungsthemen in Schulbüchern. Eine fachwissenschaftliche Analyse,in: *Heseker, Helmut (Hrsg.). Neue Aspekte der Ernährungsbildung.* Frankfurt am Main 2005, S. 123

16 vgl. Ells, Louisa/Hillier, Francis/Sumerbell, Carolyn: A systematic review of the effect of nutrition. Middlesbough 2006

17 Davenport, Neil: Compulsory cookery: another half-baked idea. 31.01.2008. http://www.spiked-online.com/index.php?/site/article/4385/: letzter Zugriff 31.5.2009

18 zit. nach Burkel, Anja: Die dicken Kinder von London, in: *SPIEGEL ONLINE* 26.07.2005

19 Ottovay, Kathrin: Erziehung à la carte, in: *Blätter für deutsche und internationale Politik* 1/2009

20 Künast, Renate: Die Dickmacher. Warum die Deutschen immer fetter werden und was wir dagegen tun müssen. München 2004, S. 14

21 Desrues, Georg: Gut essen lernen, in: *Der Standard* 29.06.2007

V. Schlanke Bürger im schlanken Staat

1 zit. nach Pollmer, Udo: Esst endlich normal. München/Zürich 2005, S. 258 f.

2 ebenda

3 vgl. Laub, Gabriel: Steuer pro Kilo Lebendgewicht, in: *DIE ZEIT* 46/1970, S. 11

4 Menge, Marlies: Gegen die Fettsucht der Genossen, in: *DIE ZEIT* 11/1976, S. 56

5 Colditz, Graham: Economic costs of obesity, in: *American Journal of Clinical Nutrition 55* 1992, S. 503–507

6 Colditz, Graham : Economic costs of obesity and inactivity, in: *Medicine and Science in Sport and Exercise 31 (11)* 1999, S. 663–667

7 Stein, Cynthia/Colditz, Graham: The epidemic of obesity, in: *The Journal of Clinical Endocrinology & Metabolism 89 (6)* 2004, S. 2522–2525

8 Künast, Renate: Die Dickmacher. Warum die Deutschen zu fett sind und was wir dagegen tun können. München 2004, S. 17

9 vgl. Kohlmeier, Leonore, u. a.: Ernährungsabhängige Krankheiten und ihre Kosten. Baden-Baden 1993

10 vgl. von Lengerke, T./Reitmeir, P./John, J.: Direkte medizinische Kosten der (starken) Adipositas: ein Bottom up-Vergleich über- vs. normalgewichtiger Erwachsener in der KORA-Studienregion, in: *Gesundheitswesen 68 (2)* 2006, S. 110–115

11 vgl. verdi (2002): Infodienst Krankenhäuser (15) 03/2002, S. 9

12 vgl. Rakowitz, Nadja: Alternativen zur Zwei-Klassen-Medizin 2003. http://www.peter-imandt.de/archiv_2003_17b.html: letzter Zugriff 31.05.2009

13 zit. nach ebenda

14 vgl. http://wido.de/fileadmin/wido/downloads/pdf_arzneimittel/wido_arz_pk_avr2008_0908.pdf: letzter Zugriff 31.5.2009

15 vgl. Gesundheitsberichterstattung des Bundes 2006. Berlin, S. 151

16 vgl. Rakowitz, Nadja, a. a. O.

17 vgl. Schäfer, Claus: Anhaltende Verteilungsdramatik – WSI-Verteilungsbericht 2008. *WSI Mitteilungen* 11+12/2008, S. 587–596

18 Friedrich Ebert Stiftung: Empfehlung an die große Koalition: Eine Gesundheitsreform auf dem größten gemeinsamen Nenner, Berlin 2006, S. 2 ff.

19 Nolte, Paul: Generation Reform. München 2004, S. 177f.

20 vgl. Donnelly, Laura: Don't treat the old and unhealthy, say doctors, in: *The Telegraph* 26.09.2008

21 zit. nach Vestring, Bettina/Zylka, Regine: CDU-Spitze duckt sich weg. *Berliner Zeitung* 27.11.2004

22 Seidler, Christoph: Mediziner warnen vor miefiger Raucherkleidung. *SPIEGEL ONLINE* 05.01.2009

23 Bröckling, Ulrich: Prävention, in: *Bröckling, Ullrich/Krasmann, Susanne/Lemke, Thomas (Hrsg.): Glossar der Gegenwart.* Frankfurt am Main 2004, S. 271–276

24 Müller, Manfred/Reinehr, Thomas/Hebebrand, Johannes: Prävention und Therapie von Übergewicht im Kindes- und Jugendalter, in: *Deutsches Ärzteblatt 103* 2006, S. 334–340

25 zit. nach http://www.dradio.de/dlf/sendungen/studiozeit-ks/722650/, letzter Zugriff 31.5.2009

26 vgl. Riegger, Kathrin: Prominente gegen Magerwahn, in: *SPIEGEL ONLINE* 13.12.2007

27 Louis, Chantal: Der Körper wird zum Schlachtfeld, in: *Emma* 01/2001

28 Thiel, Ansgar, u. a.: Stigmatisierung von adipösen Kindern und Jugendlichen durch ihre Altersgenossen. *Psychotherapie Psychosomatik medizinische Psychologie 58 (12)* 2008, S. 462–470

29 Greenleafe, Christy/Weiller, Karen: Perceptions of youth obesity among physical educators, in: *Social Psychology of Education 8* 2005, S. 407–423

30 Cawley, John/Grabka, Markus/Lillard, Dean: A Comparison of the Relationship Between Obesity and Earnings in the US and Germany, in: *Schmollers Jahrbuch. Zeitschrift für Wirtschafts- und Sozialwissenschaften 125* 2005, S. 119–129

31 vgl. Puhl, Rebecca/Brownell, Kelly: Bias, Discrimination, and Obesity, in: *Obesity Research 9 (12)* 2001, S. 790

32 vgl. ebenda

33 vgl. ebenda

34 vgl. Diät Befehl: Sozialamt fordert Abspecken, in: *SPIEGEL ONLINE.* 07.11.2001

35 Spahl, Thilo: Die dicken Kinder von Deutschland, in: *NOVO 72* 2004

Lebensfreude statt schlechten Gewissens

1 zit. nach Lakotta, Beata: Lieber dick und froh. *DER SPIEGEL* 23/2008, S. 148

2 Heitmann, Mathias: Waschbrettbauch als Lebensziel. http://www.novo-argumente.com/magazin.php/novo_notizen/artikel/00088: letzter Zugriff 31.5.2009

3 vgl. Habermann-Horstmeier, Lotte: Restriktives Essverhalten bei Frauen in Führungspositionen. *Arbeitsmedizin Sozialmedizin Umweltmedizin 42* 2007, S. 326–337

4 vgl. Zahl der Schönheits-OPs stark gestiegen, in: *Welt Online* 29.10.2007